Kohlhammer

Die Herausgeber

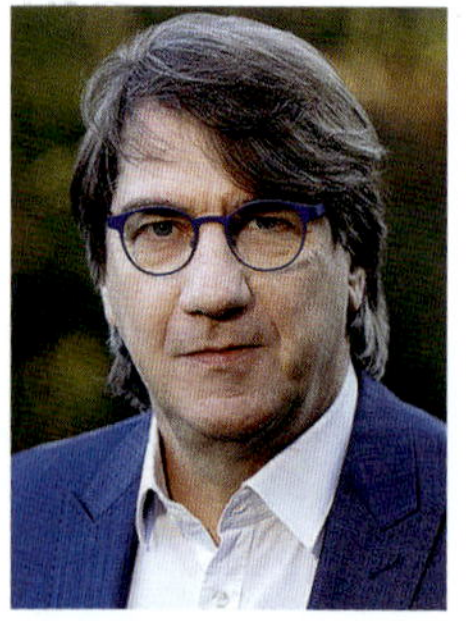

Prof. Dr. med. Johannes Pantel ist Professor für Altersmedizin mit Schwerpunkt Psychogeriatrie und klinischer Gerontologie an der Goethe-Universität Frankfurt und leitet dort am Institut für Allgemeinmedizin den gleichnamigen Arbeitsbereich.

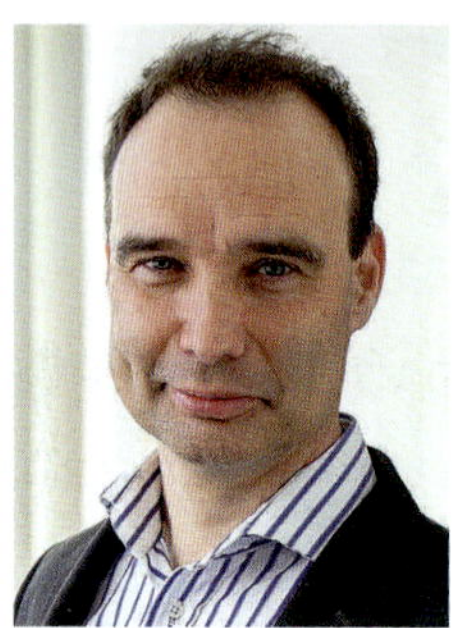

Prof. Dr. med. Stefan Teipel ist am Deutschen Zentrum für Neurodegenerative Erkrankungen, Rostock/Greifswald als Arbeitsgruppenleiter für klinische Demenzforschung tätig und leitet die Sektion für Gerontopsychosomatik und demenzielle Erkrankungen an der Klinik für Psychosomatik und Psychotherapeutische Medizin, Universitätsmedizin Rostock.

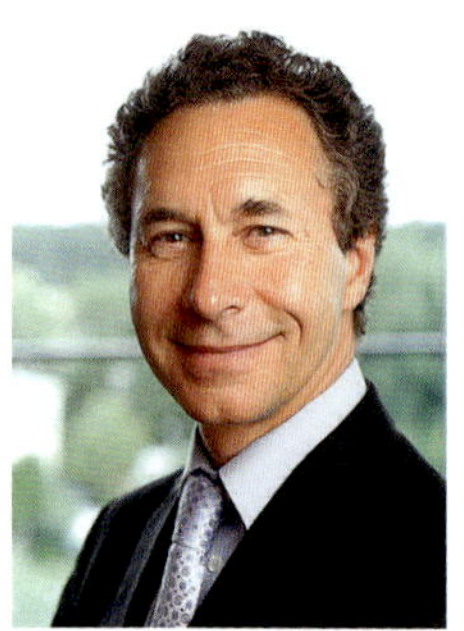

Prof. Dr. med. Lutz Frölich ist in der Abteilung für Gerontopsychiatrie am Zentralinstitut für Seelische Gesundheit und der Universität Heidelberg, Mannheim, tätig.

Johannes Pantel
Stefan Teipel
Lutz Frölich
(Hrsg.)

Neue Therapien der Alzheimer-Krankheit

Grundlagen und klinische Aspekte innovativer krankheitsmodifizierender Arzneimittel

Verlag W. Kohlhammer

Umschlagabbildung: Joachim – stock.adobe.com

1. Auflage 2026

Gesamtherstellung: W. Kohlhammer GmbH, Heßbrühlstr. 69, 70565 Stuttgart
produktsicherheit@kohlhammer.de

Print:
ISBN 978-3-17-045399-9

E-Book-Formate:
pdf: ISBN 978-3-17-045400-2
epub: ISBN 978-3-17-045401-9

Inhalt

VI Verzeichnisse

Einführung

Weltweit litten im Jahr 2025 mindestens 50 Millionen Menschen an einer Demenz, davon ca. 1,8 Millionen in Deutschland (Deutsche Alzheimer Gesellschaft[1]). Häufigste Ursache des Demenzsyndroms ist in bis zu zwei Dritteln der Fälle die Alzheimer-Krankheit. Trotz dieser beeindruckenden Zahlen und intensiver Bemühungen in Forschung und Entwicklung gab es jedoch im Indikationsgebiet Alzheimer seit der Zulassung lediglich symptomatisch wirksamer Arzneimittel vor nunmehr drei Jahrzehnten keine nennenswerten Innovationen mehr.

Das mag verwundern, denn seit ihrer Erstbeschreibung im Jahre 1906 handelt es sich bei der Alzheimer-Krankheit um eine neuropathologisch klar definierte Hirnerkrankung, die durch einen (regional unterschiedlich) ausgeprägten Nervenzell- und Synapsenverlust sowie durch die Ablagerung von aggregiertem Aβ-Protein (amyloide Plaques) und Tau-Protein (neurofibrilläre Bündel) gekennzeichnet ist. Der seit den frühen 1990er Jahren in der Grundlagenforschung dominierenden Amyloid-Kaskaden-Hypothese zufolge, besitzt dabei insbesondere die 42 Aminosäuren umfassende amyloidogene Variante des Aβ-Proteins zentrale pathogenetische Bedeutung. Parallel dazu setzte sich in den letzten Jahren die Erkenntnis durch, dass die Neurodegeneration bei der Alzheimer-Krankheit nicht monokausal und linear (ausschließlich) durch die Bildung und Ablagerung toxischer Aβ-Varianten erklärt werden kann, sondern auf komplexeren Zusammenhängen beruht, bei denen neben dem hyperphosphorylierten Tau-Protein auch neurometabolische und immunologische Prozesse eine Rolle spielen.

Je klarer sich die komplexe Pathogenese in den vergangenen Jahrzehnten abzeichnete, desto größer wurde die Hoffnung, pharmakologisch gezielt und damit krankheitsmodifizierend in den der Demenz zugrunde liegenden neurodegenerativen Prozess eingreifen zu können, um die Erkrankung in einem möglichst frühen Stadium aufhalten oder zumindest abbremsen zu können.

Mit der klinischen Verfügbarkeit neuartiger Anti-Amyloid-Therapien eröffnet sich nun erstmals auch in Deutschland diese Option und insofern scheint es nicht übertrieben, vom Beginn einer neuen Ära in der pharmakologischen Behandlung der Alzheimer-Krankheit zu sprechen.

Bislang liegen jedoch (außerhalb von klinischen Studien) nur spärliche Anwendungserfahrungen mit den neuen Substanzen vor, sodass sich praktisch tätige

1 https://www.deutsche-alzheimer.de/ueber-uns/presse-und-aktuelles, Zugriff: 17–09.2025.

Ärzte[2], versorgende Institutionen sowie Betroffene und ihre Familien vor einer möglichen Therapie zahlreichen Fragen gegenübersehen. Diese erreichten in der letzten Zeit in zunehmender Zahl auch die Herausgeber dieses Bandes.

Vor dem Hintergrund dieser Erfahrung möchten wir mit dem vorliegenden Kompendium dem angesprochenen Informationsbedürfnis auf mehreren Ebenen Rechnung tragen. Neben den theoretischen Grundlagen werden dabei insbesondere zentrale Erkenntnisse zur klinischen Wirksamkeit, Erfordernisse der Diagnostik und des Therapie-Monitorings sowie die korrekte Indikationsstellung fundiert und praxisnah vermittelt. Aber auch drängende gesundheitsökonomische, logistische und ethische Fragen des Einsatzes der neuen Substanzen speziell im deutschen Versorgungskontext sollen dabei nicht zu kurz kommen.

In ▶ Teil I wird zunächst ein aktueller Überblick über die pathogenetischen Ursachenmodelle der Alzheimer-Krankheit gegeben, auf denen die krankheitsmodifizierenden Therapien basieren, inkl. der Amyloidkaskade und der Rolle des Tau-Proteins (▶ Kap. 1). Aufbauend auf diesen molekularen Grundlagen werden jene Substanzen vorgestellt, die gezielt dafür entwickelt wurden, kausal und damit hemmend in den pathogenetischen Prozess einzugreifen (▶ Kap. 2). Neben der Pharmakodynamik werden dabei auch zentrale Ergebnisse klinischer Studien vorgestellt, die für zwei der krankheitsmodifizierenden Substanzen zwischenzeitlich zur Zulassung in zahlreichen Ländern, darunter auch die Staaten der Europäischen Union, geführt haben (Lecanemab und Donanemab). Es werden aber auch weitere Substanzen behandelt, die sich in einem fortgeschrittenen klinischen Entwicklungsstadium befinden und damit als Kandidaten für eine zukünftige Zulassung gelten können.

In ▶ Teil II – dem zentralen Teil des Buches – wird ausführlich auf praktische Fragen der Behandlung eingegangen. Dabei liegt der Schwerpunkt auf einer Therapie mit monoklonalen Anti-Amyloid-Antikörpern – dem einzigen bisher in Deutschland zugelassenen therapiemodifizierenden Behandlungsverfahren. Die korrekte Indikationsstellung (▶ Kap. 3) sowie Therapiedurchführung und Behandlungs-Monitoring (▶ Kap. 4) werden in enger Anlehnung an international konsentierte Diagnosekriterien, Vorgaben im Rahmen der Zulassung sowie Experten-Empfehlungen zur angemessenen Anwendung (sogenannte *Appropriate Use Recommendations*) dargestellt. Die wichtige Rolle, die Blut- und Liquor-basierte Biomarker (▶ Kap. 5), Amyloid-PET (▶ Kap. 6), MRT-Diagnostik (▶ Kap. 7) und Gendiagnostik (▶ Kap. 8) in der Behandlung einnehmen, wird in den sich anschließenden Kapiteln fundiert und auf dem aktuellen Stand des Wissens vertieft.

Ethische und gesundheitsökonomische Fragen, die mit der Einführung der neuen Therapien aufgeworfen wurden, werden in ▶ Teil III behandelt. Hier geht es u. a. um Nutzen-Risiko-Abwägungen im Rahmen der Frühdiagnostik, Fragen der Aufklärung und Entscheidungsfindung sowie sich hieraus ergebende Anforderungen bzw. Empfehlungen für die Beratungspraxis (▶ Kap. 9), aber auch um Fragen der Wirtschaftlichkeit und Kosteneffektivität von Frühdiagnostik und

2 Zugunsten einer lesefreundlichen Darstellung wird in diesem Text bei personenbezogenen Bezeichnungen in der Regel die männliche Form verwendet. Diese schließt, wo nicht anders angegeben, alle Geschlechtsformen ein (weiblich, männlich, divers).

krankheitsmodifizierender Therapie aus gesundheitssystemischer Perspektive (▶ Kap. 10). Welche Bedeutung den neuen Therapie-Optionen aus Sicht der Betroffenen und Angehörigen zukommt, wird in dem sich anschließenden Beitrag von Weiß et al. (durchaus kritisch) beleuchtet (▶ Kap. 11).

Der Einsatz der neuen Therapien ist jedoch nicht nur von ethischen und ökonomischen, sondern auch von logistischen und organisatorischen Herausforderungen begleitet (Stichwort »System Readyness«). Was dies im Einzelnen für den deutschen Versorgungskontext bedeutet, wird in ▶ Teil IV behandelt. Neben einem analytischen Blick auf die logistischen Voraussetzungen (▶ Kap. 12) kommen hier die jeweils spezifischen Versorgerperspektiven der Hausärzte (▶ Kap. 13), der (neuropsychiatrischen) Fachärzte (▶ Kap. 14), der Gedächtnisambulanzen (▶ Kap. 15) und der Versorgungskliniken (▶ Kap. 16) zur Sprache, wobei auch Hindernisse für eine breite Einführung der innovativen Therapien sowie Anforderungen, um diesen zu begegnen, diskutiert werden.

Einen Blick in die Zukunft der krankheitsmodifizierenden Therapien der Alzheimer-Krankheit, die neben einer (zusätzlichen) gezielten Behandlung von Tau und anderen neurodegenerativ relevanten Proteinen auch weitere Kombinationstherapien beinhalten könnte, wagen abschließend Hock et al. (▶ Kap. 17). Dieser ist (im Sinne der Herausgeber) von vorsichtigem Optimismus geprägt und verbunden mit der Hoffnung, dass wir erst am Anfang einer Entwicklung stehen, die der Alzheimer-Krankheit eines Tages ihren einstigen Schrecken nehmen wird.

Die Herausgeber, im Dezember 2025

Johannes Pantel *Stefan Teipel* *Lutz Frölich*

I Grundlagen

1 Molekulare Grundlagen und pathogenetische Modelle der Alzheimer-Krankheit

Rupert Sandbrink und Lutz Frölich

Zusammenfassung

Nachdem in den 1980er Jahren das Amyloid-β (Aβ) als Hauptbestandteil der für die Alzheimer-Krankheit typischen senilen Plaques identifiziert worden war, wurde Anfang der 1990er-Jahre die Amyloid-Kaskaden-Hypothese (AKH) formuliert, die seitdem das dominierende molekulare Modell zur Pathogenese der Alzheimer-Krankheit darstellt. Die Hypothese geht davon aus, dass eine Störung in der Balance zwischen Produktion von Aβ aus dem Vorläuferprotein APP und der Aβ-Clearance (aus dem Hirngewebe) eine initiale Rolle in der Krankheitsentwicklung spielt, indem eine die Clearance übersteigende Aβ-Produktion zur Bildung von Aβ-Aggregaten führt. Hierbei besitzen insbesondere die längeren, stärker aggregierenden Formen (Aβ42/Aβ43) eine zentrale Rolle: Zunächst bilden sich lösliche Oligomere, dann Protofibrillen, dann nicht mehr lösliche Fibrillen und später fibrilläre Plaques. Die löslichen Aβ-Aggregate (Oligomere und Protofibrillen) führen zur synaptischen Dysfunktion und lösen eine Kaskade nachgeschalteter pathologischer Ereignisse aus, darunter eine abnorme Hyperphosphorylierung des Mikrotubuli-asssoziierten Tau-Proteins, was dessen Bindung an Mikrotubuli schwächt und zur Bildung der »neurofibrillären Tangles« führt, dem zweiten histopathologischen Merkmal der Alzheimer-Krankheit. Aβ-Aggregation bewirkt zudem eine chronische Aktivierung von Mikroglia, sodass die Neuroinflammation als weiteres zentrales pathophysiologisches Merkmal der Alzheimer-Krankheit hinzukommt. Diese ist nicht nur Reaktion, sondern auch Katalysator der Progression der Alzheimer-Krankheit. Diese pathologischen Veränderungen und Prozesse und die hieraus resultierende Neurodegeneration verstärken sich gegenseitig, betreffen zunehmende Bereiche im Gehirn und führen zum klinischen Bild der manifesten Alzheimer-Krankheit im Sinne einer progredienten Demenz mit charakteristischem Verlauf.

1.1 Historische Entwicklung und »Amyloid-Kaskaden-Hypothese« (AKH)

Die Alzheimer-Krankheit wurde erstmals 1906 von Alois Alzheimer beschrieben, der bei einer Patientin mit fortschreitender Demenz charakteristische histopathologische Veränderungen im Gehirn beobachtete: extrazelluläre Ablagerungen und intrazelluläre Faserbündel. Diese Befunde wurden später als senile Plaques und neurofibrilläre Tangles identifiziert. Jahrzehntelang blieb die molekulare Zusammensetzung dieser Strukturen unklar, bis in den 1980er-Jahren Fortschritte in der biochemischen Analyse zur Identifikation des Hauptbestandteils der Plaques führten: einem kleinen, hydrophoben Peptid namens Amyloid-β (Aβ) (Glenner & Wong, 1984; Masters et al. 1985). Parallel dazu wurde das Mikrotubulus-assoziierte Protein Tau als Hauptbestandteil der neurofibrillären Tangles erkannt (Grundke-Iqbal et al., 1986). Diese Entdeckungen markierten den Beginn einer intensiven Forschung zur molekularen Pathogenese der Alzheimer-Krankheit. Die Identifikation des Vorläuferproteins von Aβ, dem Amyloid-Precursor-Protein (APP) (Kang et al., 1987), und die Aufklärung seiner Spaltungsmechanismen, darunter die proteolytische Freisetzung von Aβ durch β- und γ-Sekretasen, legten den Grundstein für die Formulierung pathogenetischer Modelle, die von einer zentralen Rolle von Aβ als initialen Trigger der Alzheimer-Pathologie ausgehen.

Die AKH wurde Anfang der 1990er-Jahre von Hardy und Higgins formuliert und bildet seither das dominierende molekulare Modell zur Pathogenese der Alzheimer-Krankheit. Die Hypothese geht davon aus, dass eine Störung in der Balance zwischen Produktion von Aβ aus dem Vorläuferprotein APP und der Clearance (aus dem Hirngewebe) von Aβ eine initiale Rolle in der Krankheitsentwicklung spielt. Diese Aβ-Dyshomöostase – im Sinne einer die Clearance übersteigende Aβ-Produktion – führt zur Bildung von Aβ-Aggregaten, wobei insbesondere die längeren, stärker aggregierenden Formen (Aβ42/Aβ43) eine zentrale Rolle besitzen: Zunächst bilden sich lösliche Oligomere, dann Protofibrillen, dann nicht mehr lösliche Fibrillen und später fibrilläre Plaques. Es sind wohl die löslichen Oligomere und Protofibrillen, die eine Kaskade nachgeschalteter pathologischer Ereignisse auslösen, darunter Tau-Pathologie, synaptische Dysfunktion, Neuroinflammation und Neurodegeneration. Diese pathologischen Veränderungen und Prozesse verstärken sich gegenseitig, betreffen zunehmende Bereiche im Gehirn, und führen zum klinischen Bild der manifesten Alzheimer-Krankheit im Sinne einer progredienten Demenz mit charakteristischem Verlauf (Hardy & Higgins, 1992; Selkoe & Hardy, 2016) (▸ Abb. 1.1).

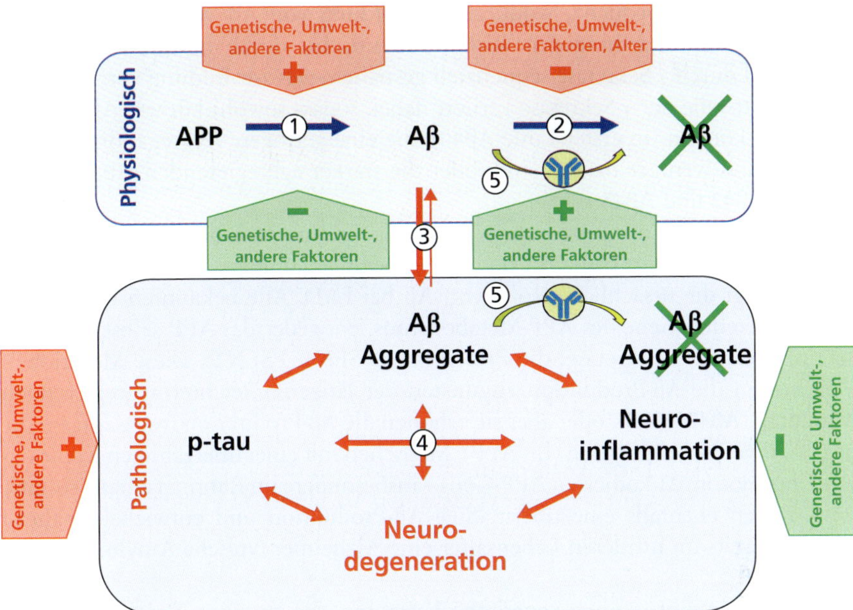

Abb. 1.1: Vereinfachtes Schema der Amyloid-Kaskade entsprechend der Amyloid-Kaskaden-Hypothese (AKH).
Eine Störung in der Balance zwischen Produktion von Aβ aus dem Vorläuferprotein APP (1) und der Aβ-Clearance (2) führt zur Bildung von Aβ-Aggregaten (3), wobei insbesondere die längeren, stärker aggregierenden Formen (Aβ42/Aβ43) eine zentrale Rolle besitzen. Zunächst bilden sich lösliche Oligomere, dann Protofibrillen, dann nicht mehr lösliche Fibrillen und später fibrilläre Plaques (im vereinfachten Schema nicht abgebildet). Die löslichen Oligomere und Protofibrillen lösen eine Kaskade nachgeschalteter pathologischer Ereignisse aus (4), darunter Tau-Pathologie, synaptische Dysfunktion, Neuroinflammation und Neurodegeneration, die sich gegenseitig verstärken und zur Alzheimer-Krankheit führen. Genetische und Umweltfaktoren, sowie andere Prozesse – zu denen insbesondere die im Alter eingeschränkte Aβ-Clearance über das glymphatische System gehört – beeinflussen die Aβ-Homöostase und die Kaskade der durch Aβ-Aggregate ausgelösten pathologischen Ereignisse (Beispiele im Text). Immuntherapeutika (monoklonale Antikörper) binden an Aβ-Aggregate und bewirken deren Eliminierung über die zelluläre Aβ-Clearance (5).

1.2 Molekulare Grundlagen der AKH und genetische Evidenz

APP kann über zwei unterschiedliche Stoffwechselwege metabolisiert werden: Im nicht amyloidogenen Weg erfolgt die proteolytische Spaltung durch α-Sekretase innerhalb der Aβ-Sequenz, wodurch die Bildung von Aβ verhindert wird. Im amyloidogenen Weg hingegen wird APP zunächst durch β-Sekretase und anschließend durch γ-Sekretase sequenziell gespalten, was zur Bildung von Aβ führt. Die Schnittstelle der γ-Sekretase variiert dabei, sodass sowohl kürzere Aβ-Formen entstehen können (in erster Linie Aβ40), die eine geringere Aggregationsneigung besitzen und weniger toxisch sind, oder die stärker aggregierenden längeren Aβ-Formen Aβ42 und Aβ43.

Die Aufklärung der genetischen Ursachen für eine autosomal-dominante Alzheimer-Krankheit mit frühem Erkrankungsbeginn (familiäre Alzheimer-Demenz, FAD) belegt die ursächliche Rolle von Aβ bei FAD. Alle bekannten FAD-Mutationen betreffen Gene des APP-Metabolismus, entweder das APP selbst oder Untereinheiten der γ-Sekretase, die Preseniline (PSEN1, PSEN2). Diese Mutationen verschieben die Aβ-Produktion zugunsten der längeren, leichter aggregierenden Varianten (Aβ42/Aβ43), oder aber sie erhöhen die Aβ-Produktion insgesamt (so die sog. »Schwedische Mutation« im APP). Menschen mit einer überzähligen Kopie des auf Chromosom 21 kodierten APP-Gens – insbesondere im Rahmen einer Trisomie 21 – zeigen ebenfalls eine übermäßige Aβ-Produktion und entwickeln nahezu obligat bereits im mittleren Lebensalter eine Alzheimer-typische Amyloidose und Demenz.

Umgekehrt gibt es auch genetische Varianten, die zu einer verminderten Aβ-Produktion und zu einem verminderten Risiko für die Alzheimer-Krankheit führen: So schützt eine seltene, »isländische« APP-Variante (A673T) vor Alzheimer-Erkrankung und kognitivem Abbau, indem sie die Spaltung durch die β-Sekretase – die auch als »Beta-Site APP Cleaving Enzyme«, kurz BACE, bezeichnet wird – und damit die Aβ-Produktion insgesamt hemmt (Selkoe & Hardy, 2016; Bellenguez et al., 2022).

Mittlerweile gibt es auch ein gutes Verständnis dafür, wie ApoE-ε4 sich auf den Aβ-Metabolismus auswirkt. Das ApoE-ε4-Allel ist der stärkste genetische Risikofaktor für die sporadische Alzheimer-Krankheit. Träger einer Kopie haben ein etwa 3-fach, Träger von zwei Kopien ein bis zu 15-fach erhöhtes Risiko im Vergleich zu Nichtträgern. ApoE-ε4 beeinflusst in mehrfacher Hinsicht den APP-Metabolismus und die Aβ-Homöostase: So fördert ApoE-ε4 die amyloidogene Spaltung des APP, indem es die β-Sekretase-Aktivität erhöht und APP-Trafficking in lipidreiche Membrandomänen begünstigt. (Lee et al., 2021; Wang et al., 2021; Chen et al., 2025) Dadurch steigt die Produktion von Aβ, insbesondere der aggregationsfreudigen Form Aβ42. Gleichzeitig bindet ApoE-ε4 Aβ weniger effizient als andere Isoformen, was die Aggregation beschleunigt. Zudem wird durch ApoE die Aβ-Clearance stark beeinträchtigt, und ApoE-ε4 verstärkt die durch die verstärkte Aβ-Akkumulation und -Aggregation hervorgerufenen neurodegenerativen Prozesse.

In genomweiten Assoziationsstudien (GWAS) wurden zudem mehr als 75 Loci identifiziert, die mit der Alzheimer-Krankheit assoziiert sind. Viele betreffen Gene, die für immunologische Proteine kodieren (z. B. Triggering Receptor Expressed on Myeloid Cells 2 (*TREM2*), *CD33*), eine Rolle im Lipidstoffwechsel aufweisen, oder aber die Endozytose und lysosomale Funktionen betreffen. (Bellenguez et al., 2022)

Die genetischen Befunde belegen nicht nur eine kausale Rolle des Aβ im Sinne der AKH, sondern sind auch die Grundlage für therapeutische Angriffspunkte, zu denen die Hemmung der β-Sekretase durch sog. BACE-Inhibitoren und die Modulation der γ-Sekretase gehören. Zudem steht die Verbesserung der Clearance von Aβ und der Aβ-Aggregate im Fokus der Therapieentwicklung, insbesondere durch aktive oder passive Immuntherapien, und die Zulassung der ersten monoklonalen Antikörper zur Behandlung einer Alzheimer-Krankheit im Frühstadium belegen die herausragende Bedeutung dieses therapeutischen Konzepts. Die Identifizierung der weiteren mit einer Alzheimer-Krankheit assoziierten Loci bilden zudem eine wichtige Basis für die Entwicklung von Alzheimer-Therapeutika mit einem anderen Wirkungsmechanismus.

1.3 Aβ-Homöostase und Aβ-Clearance

Aβ entsteht nicht nur unter pathologischen Bedingungen, sondern wird auch im Rahmen physiologischer Prozesse kontinuierlich produziert. Die Balance zwischen Produktion und Clearance ist daher entscheidend für die Aufrechterhaltung der neuronalen Homöostase, führt doch eine die Clearance übersteigende Aβ-Produktion (insbesondere der längeren Formen) zur Aβ-Akkumulation und -Aggregation und letztlich zur Neurodegeneration.

Ein zentraler Mechanismus zur Entfernung von Aβ ist das glymphatische System – ein glia-gestütztes Netzwerk, das den interstitiellen Raum des Gehirns durchströmt und Abfallprodukte über perivaskuläre Wege in den Liquor ableitet und erstmalig 2012 beschrieben wurde. (Nedergaard et al., 2012). Das glymphatische System ist insbesondere während des Schlafs aktiv, wobei Tiefschlafphasen eine entscheidende Rolle spielen. Studien zeigen, dass die Clearance von Aβ im Schlaf deutlich erhöht ist, was auf eine gesteigerte Funktion des glymphatischen Systems in diesen Phasen zurückzuführen ist. Mit zunehmendem Alter nehmen die Dauer und Qualität der Tiefschlafphasen ab, was zu einer reduzierten Effizienz der Aβ-Entsorgung führen kann. Diese altersbedingte Einschränkung des glymphatischen Systems könnte ein wesentlicher Faktor für die Assoziation zwischen Alter und Alzheimer-Erkrankung sein. (Iliff et al., 2013) (Varga, 2025).

Zudem übernehmen Mikroglia in einem frühen, regulierten Aktivierungsmodus eine entscheidende Funktion bei der Entfernung von Aβ-Peptiden und deren Aggregaten und tragen somit wesentlich zur Aβ-Clearance bei – dies wird auch als »zelluläre Aβ-Clearance« bezeichnet. Sie erkennen und phagozytieren lösliche Aβ-Oligomere sowie Plaques über spezifische Rezeptoren wie TREM2, CD36 oder Fc-Rezeptoren. Nach der Aufnahme erfolgt der Abbau in Lysosomen, unterstützt durch Autophagie-Mechanismen. Studien an Tiermodellen und postmortalen Geweben von Alzheimer-Patienten zeigen, dass eine effiziente Aβ-Clearance durch Mikroglia die Plaque-Last reduziert und neurotoxische Effekte abmildert. Auch genetische Faktoren wie TREM2-Varianten (R47H, R62H und T96K) beeinflussen diese Fähigkeit, indem sie zu einem Funktionsverlust des TREM2-Rezeptors oder zu Splicing-Defekten führen, was die Aktivität der Mikroglia beeinträchtigt. Dadurch wird die protektive Immunantwort im Gehirn geschwächt, die Aβ-Clearance erschwert und das Alzheimer-Risiko deutlich erhöht.

Die Mikroglia sind zudem ganz wesentlich für die therapeutische Wirksamkeit der neuen Immuntherapien Lecanemab (Leqembi®) und Donanemab (Kisunla™), die Aβ gezielt binden und so die Aβ-Clearance aus dem Gehirn fördern (▶ Kap. 2). Lecanemab ist ein humanisierter IgG1-Antikörper, der mit hoher Selektivität an lösliche Aβ-Protofibrillen bindet – also an toxische Aggregate, die sich in einem frühen Stadium der Plaque-Bildung befinden. Diese Spezies gelten als besonders neurotoxisch, da sie Synapsen schädigen und die Tau-Pathologie antreiben. Durch die Bindung an Protofibrillen verhindert Lecanemab deren weiteres Aggregieren zu fibrillären Plaques und markiert bestehende Aggregate für die Immun-Clearance. Die Entfernung erfolgt dann über Fc-vermittelte Aktivierung von Mikroglia: Nach der Opsonierung der Aβ-Aggregate binden Mikroglia über Fcγ-Rezeptoren an den Antikörper und initiieren Phagozytose. Donanemab ist ebenfalls ein IgG1-Antikörper, richtet sich aber gegen eine N-terminal verkürzte, Pyroglutamat-modifizierte Form von Aβ (pGlu3-Aβ), die in reifen Plaques vorkommt und besonders stabil ist. Durch die Bindung an diese modifizierte Form markiert Donanemab bestehende Plaques für die Immun-Clearance.

Auch ApoE hat einen Einfluss auf die Aβ-Produktion, Aggregation und Clearance. Bei der Entfernung von Aβ wirkt ApoE-ε4 doppelt negativ: Es verlangsamt den glymphatischen Abfluss von Aβ über mehrere Mechanismen, so wurde eine strukturelle Schrumpfung und Funktionsstörung der meningealen Lymphgefäße beschrieben. Diese »meningeale Lymphosklerose« reduziert den Abfluss von Aβ und anderen Makromolekülen und begünstigt so deren Akkumulation im Gehirn.

1.4 Toxizität des aggregierten Aβ als Trigger der neurodegenerativen Prozesse

Unter physiologischen Bedingungen liegt Aβ überwiegend als lösliches Monomer vor, das korrekt gefaltet ist und möglicherweise regulatorische Funktionen an der Synapse erfüllt. Im Rahmen der Alzheimer-Pathogenese kommt es zu einer konformationellen Instabilität einzelner Aβ-Moleküle. Bereits im Monomer-Zustand können strukturelle Veränderungen auftreten, die eine β-Faltblatt-reiche Konformation begünstigen – ein prä-aggregativer Zustand, der als Ausgangspunkt für die Oligomerisierung gilt. Diese fehlgefalteten, aber noch nicht aggregierten Aβ-Monomere stellen eine kritische Übergangsform dar, da sie als »Seeds« für die Ausbildung toxischer Oligomere fungieren können. (Penke, 2020; Zampar, 2024)

Die Aggregation verläuft über ein dynamisches Gleichgewicht, in dem Monomere, Oligomere, Protofibrillen und Fibrillen miteinander in Beziehung stehen. Eine die Clearance übersteigende Aβ-Produktion führt zu einer Verschiebung dieses Gleichgewichts zugunsten aggregierter Spezies – insbesondere löslicher Oligomere. Hierbei besitzen insbesondere die längeren Aβ-Varianten eine zentrale Rolle: Die Isoformen Aβ42 und Aβ43 besitzen eine viel höhere konformationelle Instabilität als Aβ40 und neigen daher stark zur Selbstaggregation, sodass zunächst lösliche Oligomere, dann Protofibrillen, anschließend unlösliche Fibrillen und schließlich fibrilläre Plaques entstehen. Dies ist mit synaptotoxischen Effekten, Tau-Pathologie, neuroinflammatorischen Prozessen und letztlich neuronaler Degeneration assoziiert. Die Existenz fehlgefalteter, nicht aggregierter Aβ-Spezies unterstreicht die Bedeutung früher pathophysiologischer Veränderungen und eröffnet potenzielle therapeutische Zielstrukturen, bevor irreversible Aggregationsprozesse einsetzen.

Besonders toxisch sind die löslichen Oligomere und Protofibrillen, die als zentrale pathogene Spezies gelten. In vitro und in vivo beeinträchtigen lösliche Aβ-Oligomere die synaptische Transmission, hemmen die Langzeitpotenzierung (LTP) und initiieren Tau-Hyperphosphorylierung. Mechanistisch binden Oligomere an synaptische Rezeptoren wie NMDA- und AMPA-Rezeptoren, stören die Kalzium-Homöostase und führen zu mitochondrialer Dysfunktion, oxidativem Stress und Aktivierung proteolytischer Enzyme. Diese Prozesse resultieren in einem progressiven Verlust synaptischer Funktion und letztlich neuronaler Degeneration. Protofibrillen, die intermediär zwischen Oligomeren und fibrillären Plaques entstehen, zeigen eine noch höhere Toxizität. Sie können membranaktive Strukturen bilden, die Ionenkanäle imitieren und unkontrollierte Ionenflüsse verursachen. Darüber hinaus aktivieren Protofibrillen das plasmatische Kontaktsystem, was Gerinnung und Entzündung koppelt und so vaskuläre Dysfunktion und Neuroinflammation verstärkt. Amyloid-Fibrillen selbst scheinen dagegen eher ein »Depot« darzustellen, das die Gleichgewichte der löslichen Formen beeinflusst. Die Hypothese hat sich daher von einer rein »Plaque-zentrierten« Sicht zu einem Modell der Aβ-Dynamik verschoben, in dem lösliche Aggregationszustände als zentrale pathogene Träger gelten (Selkoe & Hardy, 2016).

ApoE-ε4 beeinflusst die Toxizität von Aβ-Fibrillen und Protofibrillen auf mehreren Ebenen, indem es sowohl deren Bildung als auch deren biologische Wirkung moduliert. So unterscheiden sich ApoE-Isoformen in ihrer Fähigkeit, die Aggregation von Aβ zu beeinflussen. ApoE-ε2 und ApoE-ε3 hemmen die strukturelle Umwandlung von Protofibrillen in stabile Fibrillen, während ApoE-ε4 diesen hemmenden Effekt nicht zeigt. Im Gegenteil: In vitro beschleunigt ApoE-ε4 die Konversion von Protofibrillen zu Fibrillen, was die Bildung von stabilen, schwer abbaubaren Aggregaten begünstigt. In vivo führt die Kombination von Aβ-Protofibrillen mit ApoE-ε4 zu einer deutlich stärkeren Amyloid-Ablagerung als mit ApoE-ε3. Zudem sind Protofibrillen, die mit ApoE-ε4 interagieren, weniger stabil als solche, die an ApoE-ε2 oder ApoE-ε3 gebunden sind. Diese Instabilität begünstigt die Freisetzung toxischer, löslicher Aggregate, die synaptische Dysfunktion und neuronale Schädigung verursachen. Damit verstärkt ApoE-ε4 indirekt die neurotoxische Wirkung der intermediären Aβ-Spezies. (Hori et al., 2015)

Die durch ApoE-ε4 beschleunigte Aggregationsdynamik von Amyloid-β führt auch zu einer stärkeren Ablagerung von Aβ-Amyloid in den Gefäßwänden. Diese verstärkte Amyloidangiopathie ist ein zentraler Grund für das erhöhte Risiko von

»Amyloid-Related Imaging Abnormalities« (ARIA) bei ApoE-ε4-Trägern unter Antikörpertherapien wie Lecanemab oder Donanemab (▸ Kap. 7). Die rasche Mobilisierung von Amyloid aus parenchymalen und vaskulären Ablagerungen kann die Gefäßintegrität kompromittieren und zu Ödemen (ARIA-E) oder Mikroblutungen (ARIA-H) führen, was die klinische Überwachung und das Risikomanagement bei dieser Patientengruppe besonders wichtig macht. ApoE-ε4 erhöht aber auch die Vulnerabilität des Gehirns gegenüber den toxischen Effekten von Aβ. Es fördert oxidativen Stress, stört die Lipid- und Membranstabilität und aktiviert pro-inflammatorische Signalwege (z. B. NLRP3-Inflammasom, NF-κB) (Chen et al., 2025). Diese Prozesse verstärken die synaptische Dysfunktion und beschleunigen die Tau-Pathologie, die durch Aβ-Oligomere und Protofibrillen initiiert wird.

1.5 Präklinische und Biomarker-basierte Validierung der AKH

Anhand von Tiermodellen konnte die AKH auch experimentell belegt werden. So reproduzieren Alzheimer-Tiermodelle, die APP- und Presenilin-Mutationen kombinieren, wesentliche Merkmale der menschlichen Pathologie: Amyloid-Ablagerung, synaptische Dysfunktion und auch sekundäre Tau-Veränderungen. Während die Modelle selten eine vollständige Neurodegeneration zeigen, korrelieren Aβ-Ablagerungen mit Defiziten in Lern- und Gedächtnisaufgaben.

Im Menschen bestätigt die Biomarker-Chronologie diese Abfolge der molekularen Kaskaden (▸ Kap. 5). Ein charakteristisches Frühmerkmal der Alzheimer-Pathologie ist der Abfall (nicht: Anstieg!) von Aβ42 im Liquor cerebrospinalis (CSF), der übereinstimmend mit dem Auftreten von Amyloid-Signalen in der PET-Bildgebung (▸ Kap. 6) bereits oft 15–25 Jahre vor klinischen Symptomen nachweisbar ist. Dieser Rückgang spiegelt nicht eine verminderte Produktion, sondern die vermehrte Ablagerung von Aβ42 im Gehirn wider, insbesondere in Form von Protofibrillen und Plaques. Dieser Prozess macht CSF-Aβ42 zu einem hochsensitiven Biomarker für die frühe Alzheimer-Diagnostik. Während die Gesamtproduktion von Aβ intraindividuell weitgehend konstant bleibt und die Aβ40-Konzentration als die dominierende Isoform relativ stabil bleibt, so bestehen interindividuell doch Unterschiede in der Gesamt-Aβ-Produktion oder Liquor-Dynamik. Aus diesem Grund hat sich das Aβ42/Aβ40-Verhältnis als noch robusterer diagnostischer Marker etabliert: Es normalisiert die Aβ42-Konzentration auf die Gesamtproduktion und reduziert so die Variabilität, die nicht mit Amyloid-Ablagerung zusammenhängt. Ein erniedrigtes Aβ42/Aβ40-Ratio gilt daher als verlässlicher Indikator für eine amyloidopathische Phase, selbst in sehr frühen Krankheitsstadien.

Bei der Alzheimer-Krankheit steigen erst sekundär phosphoryliertes Tau (p-tau181/217), Marker der Neurodegeneration (NfL, FDG-Hypometabolismus) und strukturelle Atrophie an (Selkoe & Hardy, 2016; Jucker & Walker, 2023). Die Latenz zwischen Amyloid- und Tau-Pathologie impliziert, dass Aβ-Akkumulation den pathophysiologischen Prozess initiiert, während Tau-Pathologie und Neuroinflammation den klinischen Verlauf determinieren. Als therapeutische Konsequenz legt dies nahe, dass Interventionen gegen Aβ in sehr frühen Stadien der Alzheimer-Krankheit – bzgl. der Symptomausprägung bezeichnet als »präklinische Alzheimer-Krankheit« oder »Leichte kognitive Beeinträchtigung (MCI) bei Alzheimer-Krankheit« – die größten Erfolgschancen besitzen (Jucker & Walker, 2023).

1.6 Ergänzende Aspekte zur AKH und »Amyloid-Prion-Hypothese«

Lecanemab und Donanemab weisen eine differenzielle Affinität auf – Lecanemab bindet bevorzugt an Protofibrillen, während sich Donanemab gegen eine N-terminal verkürzte, Pyroglutamat-modifizierte Form von Aβ (pGlu3-Aβ) richtet, die in reifen Plaques vorkommt (▶ Kap. 2). Ungeklärt ist, welches denn die pharmakologisch effektivste Zielstruktur in der Amyloid-Kaskade oder unter den verschiedenen Stadien der Aβ-Aggregate ist. Die Evaluierung von weiteren monoklonalen Antikörpern mit einem modifizierten Affinitätsprofil gegenüber den verschiedenen Stadien sollte hierzu wichtige Erkenntnisse geben und so die Weiterentwicklung und therapeutische Optimierung der monoklonalen Immuntherapien erlauben. Es bleibt außerdem zu zeigen, ob z. B. neue technologische Entwicklungen (z. B. »Brain-Shuttle-Technologie«) (Grimm et al., 2023; Yang, 2025), die zu einer höheren Verfügbarkeit von monoklonalen Antikörpern im Gehirn führen, einen größeren klinischen Nutzen der Immuntherapie ermöglichen.

Eine Erweiterung der AKH ergibt sich aus der Beobachtung, dass sich die Alzheimer-Pathologie im Gehirn ähnlich wie bei Prionen-Erkrankungen ausbreitet – diese Vorstellung wird als »Amyloid-Prion-Hypothese« bezeichnet. Dabei wirken fehlgefaltetes Aβ – als fehlgefaltete Monomere oder lösliche Oligomere – wie infektiöse »Samen« (»Seeds«), die ihre abnorme Struktur auf gesunde Aβ-Proteine übertragen. Diese toxischen Aggregate verbreiten sich entlang neuronaler Netzwerke – insbesondere über synaptische Verbindungen – und führen dort zu strukturellen und funktionellen Schädigungen. Die Hypothese erklärt so die charakteristische, schrittweise Ausbreitung der Amyloid-Pathologie im Gehirn von Alzheimer-Patienten und liefert einen möglichen Mechanismus für das Fortschreiten der Erkrankung. Neuere Studien sprechen sogar von einer »Doppel-Prion-Erkrankung«, da auch Tau-Proteine Prion-ähnliche Eigenschaften zeigen. Dies gilt als weiteres Argument dafür, dass Immuntherapien bereits präklinisch – also vor Symptombeginn – eingesetzt werden sollten, um die initiale »Seed-Formation« zu verhindern (Jucker & Walker, 2023).

Kontrovers diskutiert wird die Frage, warum der kognitive Abbau bei vielen Patienten trotz deutlicher Amyloid-Reduktion weiter zunimmt. Der Grund hierfür könnte in der Irreversibilität der durch die Aβ-Akkumulation angestoßenen Prozesse liegen. Diese bewirken irreversible neuronale Schäden und befeuern zugleich neuroinflammatorische Prozesse, die sich selbst unterhalten. Daher ist es von grundlegender Bedeutung, die Aβ-Akkumulation frühzeitig zu reduzieren, um einen klinischen Therapieerfolg zu erzielen.

Es wird aber auch argumentiert, dass Aβ zwar eine notwendige, aber nicht hinreichende Bedingung für die Alzheimer-Krankheit ist. Diese Sichtweise wird auch in einem klinischen Krankheitskonzept postuliert (Dubois et al., 2024) und von einem rein deterministischen Modell abgegrenzt (Jack et al., 2024). Tau-Pathologie, Mikroglia-Aktivierung und metabolische Störungen stellen in diesem Modell eigenständige Verstärker der Krankheitspropagation dar.

Der bislang stärkste Hinweis darauf, dass Amyloid-Ablagerung allein nicht ausreicht, um die Demenz auszulösen, ergibt sich aus dem Fall der ApoE-ε3-Christchurch-Trägerin aus Kolumbien, bei der eine kognitive Resilienz trotz autosomal-dominanter Alzheimer-Mutation gefunden wurde. In einer kolumbianischen Kohorte mit der PSEN1-E280 A-Mutation, die typischerweise zu einem Krankheitsbeginn im vierten Lebensjahrzehnt führt, wurde eine von der PSEN1-Mutation betroffene Frau identifiziert, die trotz massiver Amyloid-Pathologie bis ins siebte Lebensjahrzehnt kognitiv intakt blieb. Trotz extremer Amyloid-Ablagerung zeigte die Patientin nur minimale Tau-Pathologie und keine klinisch relevante kognitive Beeinträchtigung. Genetisch war sie homozygot für eine seltene Variante des Apolipoprotein-E-Gens: ApoE-ε3-Christchurch (R136S). Diese Mutation verändert die Interaktion von ApoE mit Heparansulfat-Proteoglykanen, was möglicherweise die neuronale Aufnahme von Tau und die Ausbreitung der Pathologie hemmt (Arboleda-Velasquez, 2019). Diese Erkenntnisse eröffnen vielversprechende neue Perspektiven für präventive und therapeutische Strategien bei Alzheimer-Krankheit, die die Aβ-fokussierten Ansätze ergänzen könnten.

Der genannte Fall belegt, dass nicht jede Form der Aβ-Akkumulation zu einer Demenz führt. Dennoch: keine Alzheimer-Demenz entsteht ohne Aβ-Dyshomeostase, sodass diese als notwendige aber nicht in allen Fällen hinreichende Voraussetzung für eine Demenz-Symptomatik anzusehen ist. (Selkoe & Hardy, 2016)

1.7 Molekulare Grundlagen der Tauopathie

Das Mikrotubulus-assoziierte Protein Tau bildet den Hauptbestandteil der neurofibrillären Tangles, die von Alois Alzheimer neben den senilen Plaques als die die Alzheimer-Krankheit charakterisierenden pathologischen Veränderungen beschrieben wurden. Es wird vom MAPT-Gen auf Chromosom 17 kodiert und liegt in sechs Isoformen vor, die durch alternatives Spleißen entstehen. Diese unterscheiden sich in der Zahl der Mikrotubulus-Bindungsdomänen (3R/4R) und N-terminalen Insertionen (0N, 1N, 2N). In gesunden Nervenzellen stabilisiert Tau die Mikrotubuli, reguliert axonalen Transport und unterstützt synaptische Plastizität (Holtzman et al., 2016). Mutationen im MAPT-Gen können verschiedene neurodegenerative Erkrankungen verursachen, die sich im Allgemeinen in der Symptomatik von der Alzheimer-Krankheit unterscheiden und als familiäre Tauopathien bezeichnet werden (z. B. FTDP-17T). Diese Mutationen verändern entweder die Struktur des Proteins oder verschieben das Verhältnis von 3R- zu 4R-Isoformen (Holtzman et al., 2016). Damit ist Tau nicht nur ein sekundärer Marker, sondern auch ein primärer pathogenetischer Faktor. Im Verlauf der Alzheimer-Erkrankung wird Tau abnormal hyperphosphoryliert, was seine Bindung an Mikrotubuli schwächt und Aggregation in »Paired Helical Filaments« (PHFs) begünstigt (Iqbal, 2024). Neben der Phosphorylierung beeinflussen weitere posttranslationale Modifikationen (Acetylierung, Ubiquitinierung, O-GlcNAcylierung, Trunkierung) die Aggregationsneigung und Stabilität von Tau (Holtzman et al., 2016). Hierbei spielt ein Ungleichgewicht zwischen Kinase- und Phosphataseaktivität, welche die Hyperphosphorylierung regulieren, eine wichtige Rolle: GSK-3β, CDK5, PKA und CaMK-II fördern Hyperphosphorylierung, ebenso wie eine im an Alzheimer erkrankten Gehirn nachweisbare verminderte Aktivität der Proteinphosphatase-2 A (PP2 A) (Iqbal, 2024). In der Summe führt dies dazu, dass Tau seine physiologische Funktion der Polymerisierung von Tubulin nicht mehr ausübt, sondern durch »Sequestration« normales Tau bindet und Mikrotubuli destabilisiert (Grundke-Iqbal et al., 1986).

Ähnlich wie fehlgefaltetes Aβ kann pathologisch verändertes Tau von Zelle zu Zelle übertragen werden, indem fehlgefaltete Tau-Spezies als »Seeds« wirken, die endogenes, lösliches Tau in eine pathologische Konformation überführen (Busche & Hyman, 2020). Dieses prionartige Verhalten erklärt das hierarchische Fortschreiten der Tau-Pathologie entlang der Braak-Stadien der Neurofibrillen-Pathologie: von der Entorhinalrinde und dem Hippocampus in limbische und schließlich assoziative Neokortizes (Braak & Braak, 1991). Die Übertragung erfolgt sowohl synaptisch wie auch möglicherweise durch exosomale Transportmechanismen, an denen aktivierte Mikroglia beteiligt sind (Holtzman et al., 2016). Dies eröffnet neue pharmakologische Zielpunkte, etwa durch Blockade der Tau-Sekretion oder Aufnahme.

1.8 Präklinische Validierung der Rolle von Tau bei der Alzheimer-Krankheit und therapeutische Perspektiven

Tierexperimentelle Daten deuten auf ein synergistisches Zusammenspiel zwischen Amyloid- und Tau-Pathologie hin, wobei Aβ und Tau nicht unabhängige Effekte haben, sondern sich in ihrer Toxizität gegenseitig verstärken. In transgenen

Mausmodellen (APP/PS1 × P301 L-Tau) führt die Kombination beider Mutationen zu einer verstärkten Tau-Aggregation, Gliose und Synapsenverlust, während Anti-Aβ-Behandlung im Frühstadium Tau-Pathologie abschwächen kann (Busche & Hyman, 2020). Die funktionellen Konsequenzen dieser Interaktion auf neuronaler Ebene sind komplex: Aβ-Pathologie allein führt zu neuronaler Hyperexzitabilität durch Glutamat-Reuptake-Störungen und GABA-Interneuronen-Dysfunktion. Tau-Pathologie allein bewirkt Hypoexzitabilität, indem es die Neurotransmitterfreisetzung (z. B. über Synaptogyrin-3-Bindung) hemmt. Beide zusammen resultieren in einer Netto-Suppression neuronaler Aktivität, die sich in gestörter Netzwerksynchronisation und Gedächtnisdefiziten äußert (Busche & Hyman, 2020). Dies erklärt u. a., warum Aβ-Plaques allein ohne klinische Symptome auftreten können, während die zusätzliche Tau-Pathologie den kognitiven Einbruch markiert.

Pharmakologische Forschung zur Tau-Pathologie fokussiert derzeit auf Therapiestrategien, um die frühe Aβ-getriggerte Tau-Fehlfaltung zu hemmen oder aber bestehende Tau-Aggregationen abzubauen, (Suzuki et al., 2024; Cummings et al., 2025; ▶ Kap. 17). Eine Inhibition der Hyperphosphorylierung von Tau könnte über Kinasehemmer oder PP2 A-Aktivatoren erfolgen (Alagazzawi et al., 2025). Immuntherapeutische Ansätze zum Abbau von Tau-Aggregationen umfassen eine aktive (z. B. AADvac-1) (Novak et al., 2021) oder passive Immuntherapie mit Antikörpern wie Semorinemab, Gosuranemab oder Posdinemab (Suzuki et al., 2024). Zudem werden Antisense-Oligonukleotide (ASO) zur Hemmung der Proteinexpression von Tau entwicklelt (Mummery et al., 2023). Kleine Moleküle und Aggregationshemmer wie LMTM (Wilcock et al., 2018) sind noch in frühen Phasen der klinischen Entwicklung. Bisher haben aber keine der derzeitigen klinischen Studien zu Tau klinisch relevante Ergebnisse im Sinne einer therapeutischen Wirksamkeit erbracht.

1.9 Molekulare Grundlagen der Neuroinflammation bei Alzheimer-Krankheit: chronische Mikroglia-Aktivierung im Zentrum

Mikroglia sind die residenten Immunzellen des Gehirns und übernehmen Aufgaben der Phagozytose, Antigenpräsentation und Homöostase (Webers, 2020). Akut aktivierte Mikroglia tragen über die zelluläre Aβ-Clearance wesentlich zur Aβ-Homöostase und entscheidend zur therapeutischen Wirkung der Immuntherapie mit monoklonalen Anti-Aβ-Antikörpern bei. Demgegenüber steht die pathologische, pro-inflammatorische Aktivierung von Mikroglia, die typischerweise bei chronischer Exposition gegenüber Aβ-Plaques auftritt. In diesem Zustand schalten Mikroglia auf ein stark entzündliches Profil um, das gekennzeichnet ist durch die Freisetzung von Zytokinen wie IL-1β und TNF-α sowie durch oxidativen Stress, d.h. die Freisetzung reaktiver Sauerstoffspezies, die Neurone schädigen. Diese Reaktion führt nicht nur zu einer Schädigung von Synapsen und Neuronen, sondern geht paradoxerweise auch mit einer verminderten Phagozytosekapazität einher – ein Phänomen, das als »Phagozytose-Exhaustion« beschrieben wird. Anstatt Aβ effizient zu entfernen, tragen die Zellen so zur Progression der Neurodegeneration bei.

Mikroglia sind also nicht nur in der Lage, Aβ und dessen Aggregate in einem frühen, kontrollierten Aktivierungszustand effektiv zu beseitigen, was als protektiv gilt. Wird dieser Zustand jedoch in eine chronische, pro-inflammatorische Aktivierung überführt, kippt die Balance: Die Clearance-Funktion geht verloren, und die Zellen werden zu Treibern der Neurodegeneration. Diese entzündliche Komponente ist nicht bloß eine Begleitreaktion, sondern ein aktiver Treiber der Neurodegeneration. Insbesondere Mikroglia und Astrozyten, als zentrale Effektorzellen des angeborenen Immunsystems im ZNS, orchestrieren ein komplexes Netzwerk pro- und antiinflammatorischer Signalkaskaden, das sowohl protektiv als auch schädigend wirken kann. (Kinney et al., 2018). Daher wurde in den letzten Jahren Neuroinflammation als drittes pathologisches Hauptmerkmal der Alzheimer-Krankheit identifiziert, neben den Aβ-Plaques und den durch hyperphosphoryliertes Tau gebildeten neurofibrillären Tangles (Heneka, 2025; Webers, 2020).

Genom-weite Assoziationsstudien (GWAS) haben gezeigt, dass viele Alzheimer-Risikogene in immun-relevanten Signalwegen liegen, u.a. TREM2, CD33, CR1 (Komplementrezeptor 1) und ABI3 und MS4 A4 A (Webers, 2020). Diese Gene modulieren die Phagozytoseleistung, Signaltransduktion und Zytokinproduktion der Mikroglia. Besonders TREM2 reguliert die Aufnahme von Aβ und den Übergang zwischen homeostatischen und pathologisch aktivierten Mikroglia-Zuständen (Heneka, 2025). Ein zentraler molekularer Schalter ist das NLRP3-Inflammasom, das in Mikroglia aktiviert wird und die Prozessierung von Pro-IL-1β zu IL-1β sowie die Ausschüttung von IL-18 vermittelt (Heneka, 2025). Darüber hinaus wurden cGAS–STING-Signalwege und NF-κB-abhängige Transkription als zusätzliche proinflammatorische Achsen identifiziert, die mit oxidativem Stress und mitochondrialer Dysfunktion interagieren (Chen, 2023).

Astrozyten sind ebenfalls aktiv an der Immunantwort beteiligt, indem sie chemotaktische Mediatoren (CCL2, CXCL10) freisetzen und die Permeabilität der Blut-Hirn-Schranke beeinflussen. Reaktive Astrozyten (A1-Phänotyp) fördern die Neurodegeneration durch Sekretion toxischer Lipide und Zytokine, während A2-Astrozyten neuroprotektiv wirken (Heneka, 2025). Tau-Pathologie kann die astrozytäre Reaktivität über NF-κB- und STAT3-Signalwege verstärken, wodurch ein pathologischer Teufelskreis zwischen neuronaler Tau-Aggregation und Glia-Aktivierung entsteht (Chen, 2023).

1.10 Neuroinflammation im Kontext von Aβ- und Tau-Pathologie

Aβ-Ablagerungen aktivieren Mikroglia über Mustererkennungsrezeptoren (PRRs), darunter TLR2, TLR4, CD36 und RAGE (Webers, 2020). Diese Rezeptoren erkennen fibrilläres Aβ und lösen Signalkaskaden über MyD88 und NF-κB aus, was zur Sekretion von proinflammatorischen Mediatoren führt. Kurzzeitig kann dies die Aβ-Clearance verbessern, langfristig jedoch chronische Entzündung und neuronalen Schaden induzieren. BACE1, das Schlüsselenzym der amyloidogenen APP-Spaltung, wird selbst durch inflammatorische Signale (z. B. IL-1β) verstärkt, wodurch Aβ-Produktion und Entzündung eine pathologische Rückkopplungsschleife bilden (Webers, 2020).

Die Tau-Hyperphosphorylierung wird durch proinflammatorische Kinasen wie GSK3β, CDK5 und p38 MAPK verstärkt (Chen & Yu, 2023). Gleichzeitig begünstigen IL-1β und TNF-α die Aggregation und Zell-zu-Zell-Ausbreitung von Tau über exosomale Transportwege. Aktivierte Mikroglia internalisieren pathologisches Tau und setzen es über Exosomen wieder frei, was zur Prion-ähnlichen Propagation beiträgt. Tau-Oligomere wiederum stimulieren Mikroglia über TREM2- und P2RX7-Rezeptoren, wodurch das NLRP3-Inflammasom erneut aktiviert wird und ein selbstverstärkender Kreislauf entsteht (Chen, 2023).

1.11 Pharmakologische Bedeutung der Neuroinflammation und therapeutische Ansätze

Derzeitige therapeutische Ansätze zielen nicht auf eine globale Unterdrückung der Immunreaktion, sondern auf eine selektive Reprogrammierung und Verbesserung der mikroglialen Funktionsbalance. Die Wiederherstellung einer kontrollierten, adaptiven Immunantwort – durch TREM2-Aktivierung, Inflammasom-Hemmung, metabolische oder komplement-basierte Modulation – bietet eine realistische Perspektive hin zu krankheitsmodifizierenden Therapien. Die Aktivierung des TREM2-Signalweg wirkt nicht immunsuppressiv, sondern reaktiviert gestörte Homöostasepfade der Mikroglia, wodurch sowohl Aβ-Clearance als auch neuronale Schutzmechanismen verbessert werden können. TREM2-aktivierende Antikörper wurden aber nach ersten klinischen Studien wegen Wirkungslosigkeit und Nebenwirkungsprofil nicht weiterentwickelt (https://www.alzforum.org/therapeutics/al002). Ein weiterer wichtiger Angriffspunkt ist das NLRP3-Inflammasom, ein intrazellulärer Multiproteinkomplex, der durch Aβ und Tau aktiviert wird und zur Freisetzung der proinflammatorischen Zytokine IL-1β und IL-18 führt. Selektive NLRP3-Inhibitoren reduzierten in präklinischen Modellen die neuroinflammatorische Aktivierung und gleichzeitig Amyloid- und Tau-Pathologien. Neben synthetischen Hemmstoffen haben auch mehrere natürliche Substanzen antiinflammatorische Wirkungen durch Hemmung der NLRP3/Caspase-1-Aktivierung gezeigt (Zu et al., 2025). Auch metabolische Interventionen können in die neuroinflammatorische Kaskade eingreifen. Deshalb wurde die gezielte Modulation mikroglialer Metabolismuspfade untersucht, z. B. über PPARγ-Agonisten wie Pioglitazon oder Rosiglitazon. Deren Effekte in klinischen Studien blieben aber uneindeutig (Liu et al., 2015). Dieser Wirkmechanismus wird auch für den GLP-1 Antagonisten Semaglutid diskutiert, dessen klinische Wirksamkeit derzeit in einer großen klinischen Studie untersucht wird, deren Ergebnisse für Ende 2025 erwartet werden (Cummings et al., 2025; ▸ Kap. 17).

1.12 Fazit

- Genetische Mutationen für eine autosomal-dominante Alzheimer-Krankheit (familiäre Alzheimer-Demenz, FAD) belegen die ursächliche Rolle von Aβ bei der familiären Alzheimer-Krankheit.
- Eine die Clearance übersteigende Aβ-Produktion (insbesondere der längeren Formen) führt zur Aβ-Akkumulation und -Aggregation und Neurodegeneration, ohne dass spezifische Mutationen vorliegen müssen.
- Die therapeutische Wirksamkeit von Anti-Amyloid-Antikörpern stärkt den heuristischen Wert der Amyloid-Kaskaden-Hypothese als wesentliches Modell der frühen Ätiopathogenese der Alzheimer Krankheit.
- Tau-Pathologie, Mikroglia-Aktivierung und metabolische Störungen sind Folge der Aβ-Aggregation und zugleich eigenständige Verstärker der Krankheitspropagation.
- Im Verlauf der Alzheimer-Erkrankung wird Tau-Protein abnormal hyperphosphoryliert, was seine Bindung an Mikrotubuli schwächt und Aggregation in »Paired Helical Filaments« (PHFs) begünstigt.
- Über prionartiges Verhalten können Aβ-Aggregate und pathologisch verändertes Tau von Zelle zu Zelle übertragen werden, indem diese als »Seeds« wirken. Dieses erklärt das hierarchische Fortschreiten der Aβ- und Tau-Pathologien entlang der Braak-Stadien.
- Neuroinflammation ist das dritte pathologische Hauptmerkmal der Alzheimer-Krankheit, neben den Aβ-Plaques und den durch hyperphosphoryliertes Tau gebildeten neurofibrillären Tangles. Eine pathologische, pro-inflammatorische Aktivierung von Mikroglia, die typischerweise bei chronischer Exposition gegenüber Aβ-Aggregaten auftritt, schafft ein toxisches Mikro-Environment, das ein aktiver Treiber der Neurodegeneration ist.

1.13 Literatur

Algazzawi, H., Abujamai, J., Alshanberi, A.M. et al. (2025). Role of GSK-3 Inhibition in Alzheimer's Disease Therapy. Curr Alzheimer Res. Epub ahead of print.

Andrews, S.J., Renton, A.E., Fulton-Howard B et al. (2023). The complex genetic architecture of Alzheimer's disease: novel insights and future directions. EBioMedicine, 90, 104511.

Arboleda-Velasquez, J.F. et al. (2019). Resistance to autosomal dominant Alzheimer's disease in an APOE-E3 Christchurch homozygote. Nature Medicine, 25(11), 1680–1683.

Braak, H., Braak, E. (1991). Neuropathological stageing of Alzheimer-related changes. Acta Neuropathol, 82(4), 239–259.

Busche, M.A., Hyman, B.T. (2020). Synergy between amyloid-β and tau in Alzheimer's disease. Nat Neurosci, 23(10), 1183–1193.

Chen, Y., Yu, Y. (2023). Tau and neuroinflammation in Alzheimer's disease: interplay mechanisms and clinical translation. J Neuroinflammation, 20(1), 165.

Chen, Y., Jin, H., Chen, J. et al. (2025). The multifaceted roles of apolipoprotein E4 in Alzheimer's disease pathology and potential therapeutic strategies. Cell Death Discovery, 11(312), 1–14.

Cummings, J.L., Atri, A., Feldman, H.H. et al. (2025). evoke and evoke+: design of two large-scale, double-blind, placebo-controlled, phase 3 studies evaluating efficacy, safety, and tolerability of semaglutide in early-stage symptomatic Alzheimer's disease. Alzheimers Res Ther, 17(1), 14.

Cummings, J.L., Zhou, Y., Lee, G. et al. (2025). Alzheimer's disease drug development pipeline: 2025. Alzheimers Dement (N Y), 11(2), e70098.

Dubois, B., Villain, N., Schneider, L. et al. (2024). Alzheimer Disease as a Clinical-Biological Construct – An International Working Group Recommendation. JAMA Neurol, 81(12), 1304–1311.

Glenner, G.G., Wong, C.W. (1984). Alzheimer's disease: initial report of the purification and characterization of a novel cerebrovascular amyloid protein. Biochem Biophys Res Commun, 120(3), 885–980.

Grimm, H.P., Schumacher, V., Schäfer, M. et al. (2023). Delivery of the Brainshuttle™ amyloid-beta antibody fusion trontinemab to non-human primate brain and projected efficacious dose regimens in humans. MAbs, 15(1), 2261509.

Grundke-Iqbal, I., Iqbal, K., Tung, Y.C. et al. (1986). Abnormal phosphorylation of the microtubule-associated protein tau (tau) in Alzheimer cytoskeletal pathology. Proc Natl Acad Sci U S A, 83(13), 4913–4917.

Hardy, J.A., Higgins, G.A. (1992). Alzheimer's disease: the amyloid cascade hypothesis. Science, 256(5054), 184–185.

Heneka, M.T., Morgan, D., Jessen, F. (2024). Passive anti-amyloid β immunotherapy in Alzheimer's disease-opportunities and challenges. Lancet, 404(10468), 2198–2208.

Heneka, M.T., van der Flier, W.M., Jessen, F. et al. (2025). Neuroinflammation in Alzheimer disease. Nat Rev Immunol, 25(5), 321–352.

Holtzman, D.M., Carrillo, M.C., Hendrix, J.A. et al. (2016). Tau: From research to clinical development. Alzheimers Dement, 12(10), 1033–1039.

Hori, Y., Hashimoto, T., Nomoto, H. et al. (2015). Role of apolipoprotein E in beta-amyloidogenesis: Isoform-specific effects on protofibril to fibril conversion of Abeta in vitro and brain Abeta deposition in vivo. J Biol Chem, 290(24), 15163–74.

Iliff, J.J., Wang, M., Liao, Y. (2012). A paravascular pathway facilitates CSF flow through the brain parenchyma and the clearance of interstitial solutes, including amyloid β. Sci Transl Med, 4(147), 147ra111.

Iqbal, K. (2024). Tau and Alzheimer's disease: Past, present and future. Cytoskeleton, 81, 116–121.

Jack, C.R. Jr., Andrews, J.S., Beach, T.G. et al. (2024). Revised criteria for diagnosis and staging of Alzheimer's disease: Alzheimer's Association Workgroup. Alzheimers Dement, 20(8), 5143–5169.

Jucker, M., Walker, L.C. (2023). Alzheimer's disease: From immunotherapy to immunoprevention. Cell, 186(20), 4260–4270.

Kang, J., Lemaire, H.G., Unterbeck, A. et al. (1987). The precursor of Alzheimer's disease amyloid A4 protein resembles a cell-surface receptor. Nature, 325(6106), 733–736.

Kinney, J.W., Bemiller, S.M., Murtishaw, A.S. et al. (2018). Inflammation as a central mechanism in Alzheimer's disease. Alzheimers Dement (NY), 4, 575–590.

Lee, S. I., Jeong, W., Lim, H. et al. (2021). APOE4-carrying human astrocytes oversupply cholesterol to promote neuronal lipid raft expansion and Aβ generation. Stem Cell Reports, 16(9), 2128–2137.

Liu, J., Wang, L.N., Jia, J.P. (2015). Peroxisome proliferator-activated receptor-gamma agonists for Alzheimer's disease and amnestic mild cognitive impairment: a systematic review and meta-analysis. Drugs Aging, 32(1), 57–65.

Masters, C.L., Simms, G., Weinman, N.A. et al. (1985). Amyloid plaque core protein in Alzheimer disease and Down syndrome. Proc Natl Acad Sci U S A, 82(12), 4245–9.

Mummery, C.J., Börjesson-Hanson, A., Blackburn, D.J. et al. (2023). Tau-targeting antisense oligonucleotide MAPT in mild Alzheimer's disease: a phase 1b, randomized, placebo-controlled trial. Nat Med, 29(6), 1437–1447.

Novak, P., Kovacech, B., Katina, S. et al. (2021). ADAMANT: a placebo-controlled randomized phase 2 study of AADvac1, an active immunotherapy against pathological tau in Alzheimer's disease. Nat Aging, 1(6), 521–534.

Penke, B., Szűcs, M., Bogár, F. (2020). Oligomerization and Conformational Change Turn Monomeric beta-Amyloid and Tau Proteins Toxic: Their Role in Alzheimer's Pathogenesis. Molecules, 25(7), 1659.

Selkoe, D.J., Hardy, J. (2016). The amyloid hypothesis of Alzheimer's disease at 25 years. EMBO Mol Med, 8(6), 595–608.

Si, Z.Z., Zou, C.J., Mei, X. et al. (2023). Targeting neuroinflammation in Alzheimer's disease: from mechanisms to clinical applications. Neural Regen Res, 18(4), 708–715.

Suzuki, N., Hatta, T., Ito, M. et al. (2024). Anti-amyloid-β Antibodies and Anti-tau Therapies for Alzheimer's Disease: Recent Advances and Perspectives. Chem Pharm Bull (Tokyo), 72(7), 602–609.

Varga, A.W. (2025). Exploring tools to target the glymphatic system and Alzheimer disease risk. NeurologyLive, 2025.

Wang, H., Kulas, J. A., Wang, C. et al. (2021). Regulation of beta-amyloid production in neurons by astrocyte-derived cholesterol. Proceedings of the National Academy of Sciences of the United States of America, 118(33), e2102191118.

Webers, A., Heneka, M.T., Gleeson, P.A. (2020). The role of innate immune responses and neuroinflammation in amyloid accumulation and progression of Alzheimer's disease. Immunol Cell Biol, 98(1), 28–41.

Xie, L., Kang, H., Xu, Q. et al. (2013). Sleep drives metabolite clearance from the adult brain. Science, 342(6156), 373–377.

Yang, H.M. (2025). Recent Advances in Antibody Therapy for Alzheimer's Disease: Focus on Bispecific Antibodies. Int J Mol Sci, 26(13), 6271.

Zampar, S., Di Gregorio, S.E., Grimmer, G. et al. (2024). »Prion-like« seeding and propagation of oligomeric protein assemblies in neurodegenerative disorders. Front Neurosci, 18, 1436262..

2 Die Substanzen

Lutz Frölich, Lucrezia Hausner, Niels Hansen und Jens Wiltfang

Zusammenfassung

Amyloid-Targeting-Therapien (ATT) in Form von humanisierten monoklonalen Immunglobulin-Gamma-1-(IgG1)-Antikörpern sind ein qualitativ neuer Therapieansatz für die frühe Alzheimer-Krankheit. Die Innovation und der qualitative Unterschied zu bisherigen symptomatischen Therapien begründet sich durch (1) den Wirkmechanismus, der auf die Reduktion der pathologisch erhöhten Produktion von Amyloid-Peptiden und ihrer Aggregationsprodukte abzielt und somit in zentrale Aspekte der Pathophysiologie der Erkrankung eingreift, (2) die indizierte Zielpopulation, nämlich die leichte kognitive Störung, das erste symptomatische Vorstadium der Demenz sowie die leichte Demenz bei Alzheimer-Krankheit und schließlich (3) die Indikationsvoraussetzung, dass eine Amyloid-Pathologie positiv zu belegen ist, was mittels Biomarker-Nachweis erfolgt. Eine klinische Konsequenz dieser Voraussetzungen ist, dass als Therapieeffekt keine symptomatische Verbesserung, sondern eine Abmilderung der Pathophysiologie und des natürlichen Krankheitsverlaufs mit Verlangsamung der klinischen Progression zu erwarten ist, weswegen die Therapie auch als krankheitsmodifizierende Therapie bezeichnet wird. In Europa bzw. Deutschland zur Therapie zugelassen und verfügbar sind derzeit (November 2025) Lecanemab (Handelsnamen Leqembi®) und Donanemab (Handelsnamen Kisunla™). Für beide Substanzen ist ein moderater, aber klinisch relevanter Effekt auf den Krankheitsverlauf dokumentiert. Aducanumab bleibt aufgrund methodischer Kontroversen und eingeschränkter Verfügbarkeit von untergeordneter Bedeutung. Gantenerumab, Solanezumab und Crenezumab hatten trotz deutlicher Amyloid-Reduktion keine klinische Wirksamkeit gezeigt, weswegen deren weitere klinische Entwicklung eingestellt wurde. Mit Trontinemab steht erstmals ein bispezifischer Antikörper mit verbesserter Blut-Hirn-Schranken-Penetranz in der klinischen Prüfung, dessen frühe Ergebnisse auf eine sehr effiziente Plaque-Clearance bei vergleichsweise niedriger ARIA-Rate hinweisen. Ob sich dieser Ansatz in Phase-III-Studien in klinisch relevanten Endpunkten bestätigt, bleibt abzuwarten.

2.1 Monoklonale Antikörper

Die pathophysiologische Schlüsselrolle von Amyloid-β (Aβ) und seine Aggregationsstufen in der Entstehung der Alzheimer-Krankheit (▶ Kap. 1) bildet die Grundlage für die Entwicklung monoklonaler Antikörper, die auf unterschiedliche Aβ-Spezies (monomer, oligomer, fibrillär) abzielen. Die monoklonalen Antikörper können aufgeteilt werden in solche, die präferentiell an N-terminale Epitope des Aβ binden und andere, die sich gegen N-terminales und zentrale Epitope des Aβ-Peptids richten. Zudem gibt es eine Gruppe von Antikörpern, die präferentiell auf die zentrale Region des Aβ42 als Target zielen. (▶ Kap. 1). Aducanumab, Donanemab, Lecanemab sowie Bapineuzumab werden zu den Antikörpern gegen N-terminales Aβ42 gezählt, wobei Donanemab eine spezifisch an eine Pyroglutamat-modifizierte Bindungsstelle an N-terminalen Epitope bindet. Crenezumab und Solanezumab haben demgegenüber die zentrale Region des Amyloid-β als Zielstruktur. Gantenerumab ist sowohl gegen die N-terminale als auch zentrale Region gerichtet (Aljuhani et al., 2024; Ivan et al., 2025; Kim et al., 2024). Die molekularen Bindungsstellen (Epitope) verschränken sich in komplexer Weise mit der präferentiellen Bindung an unterschiedliche Aggregationsstufen des Aβ-Peptids (Monomere, Oligomere, lösliche und nicht lösliche Protofibrillen, Fibrillen und Plaques) (Perneczky et al., 2023; ▶ Abb. 2.1).

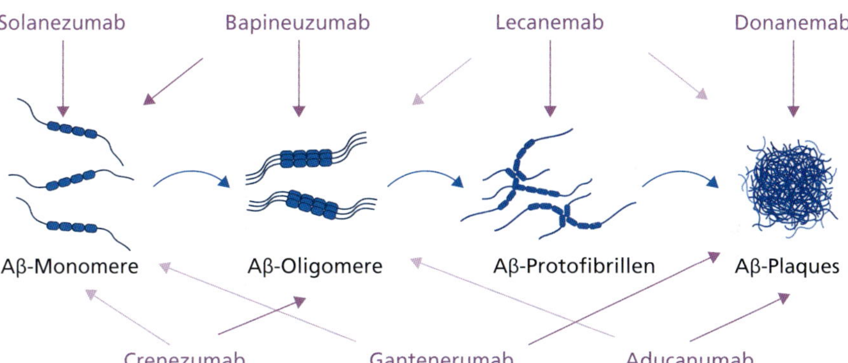

Abb. 2.1: Schematischer Vergleich verschiedener Amyloid-Antikörper, die gegen unterschiedliche Aggregationsprodukte des β-Amyloids gerichtet sind (modifiziert nach Perneczky et al., 2023)

In randomisierten Phase-III-Studien haben bisher nur Lecanemab und Donanemab eine signifikante Reduktion der Amyloid Plaques bei gleichzeitig klinisch konsistenten Effekten auf Kognition und Alltagsfunktion gezeigt. Deren Sicherheitsprofil wird vor allem durch das Auftreten Amyloid-assoziierter Bildgebungsanomalien (ARIA-E und ARIA-H) geprägt (▶ Kap. 7, ▶ Kap. 4). Häufig kommt es auch zu infusionsbedingten Reaktionen, i. S. von Cytokin-Releasing-Reaktionen, die bei ca. ⅔ der betroffenen Patienten medikamentöse Therapiemaßnahmen erfordern. Neuere Entwicklungen wie Trontinemab, ein bispezifischer Antikörper mit

»Brainshuttle«-Technologie, zielen auf eine verbesserte ZNS-Penetranz bei gleichzeitig reduziertem Nebenwirkungsrisiko ab (Kulic et al., 2025).

Die wichtigste Substanz-spezifische und mit dem Wirkmechanismus verbundene Nebenwirkung aller bisher zugelassenen Amyloid-Antikörper sind die Amyloid-assoziierten Bildgebungsanomalien (in Form von ARIA-E mit lokalen Ödemen oder Flüssigkeitsansammlungen im Bereich der Sulci und ARIA-H (Haemorrhagie oder Hämosiderinablagerung), d. h. in Form von Mikroblutungen und superfizieller Siderose. Pathogenetisch werden die Phänomene als Folge der Herauslösung von Amyloid aus den Blutgefäßwänden und begleitender Immunreaktionen verstanden. Sie gehen im schwersten Fall mit dem Risiko eines Status epilepticus oder einer Massenblutung einher. ARIA-E und ARIA-H treten selten auch bei unbehandelten Patienten auf, und gehen als Zerebrale Amyloidangiopathie mit Inflammation (CAAri) mit einem erhöhten Risiko intrazerebraler Blutungen einher. Homozygote ApoE-ε4-Träger weisen eine deutlich erhöhte ARIA-Inzidenz auf (mehr als das Doppelte des Risikos bei Heterozygotie), deshalb wurde diese Patientengruppe von den Zulassungsbehörden in der EU und im Vereinigten Königreich von der Indikation für Lecanemab und Donanemab ausgeschlossen (▶ Kap. 3). Andere Zulassungsbehörden, z. B. in den USA, China, Japan oder Israel sehen diesen Ausschluss nicht vor. ARIA sind ein primär radiologisches Phänomen und in 75 % der Fälle asymptomatisch, Sie lassen sich nur mit einer MRT mit definierten Messsequenzen (nicht über eine CT) nachweisen. Sie treten am häufigsten in den ersten 6 Monaten der Anwendung auf, weshalb zum Monitoring ein festes MRT-Schema in den ersten 6 Anwendungsmonaten vorgesehen ist (▶ Kap. 4). Zusätzlich müssen MRT Untersuchungen bei klinischem Verdacht auf ARIA erfolgen. ARIA gehen mit einem erhöhten Blutungsrisiko einher, was wesentlich die Ausschlusskriterien und Kontraindikationen für die Substanzen mitbestimmt (▶ Kap. 3.3, ▶ Kap. 7).

Ausschlusskriterien und Kontraindikationen für Amyloid-Antikörper

- Überempfindlichkeit gegen den Wirkstoff oder einen der sonstigen Bestandteile
- Nicht adäquat kontrollierte Gerinnungsstörungen
- Vorbestehende intrazerebrale Blutung, mehr als 4 Mikroblutungen, superfizielle Siderose, vasogenes Ödem, andere Befunde, die im MRT vor Behandlung auf eine CAA hindeuten
- Therapie mit Antikoagulanzien (außer Thrombozytenaggregationshemmer)

Die Anwendung der Amyloid-Antikörper (▶ Kap. 4) erfolgt als 14-tägig (Lecanemab) bzw. 4-wöchentlich (Donanemab) zu wiederholende i. v.-Infusionen, solange die Krankheit des Patienten noch nicht in das Stadium der mittelschweren Demenz vorangeschritten ist (Lecanemab), bzw. für maximal 18 Monate Behandlung (Donanemab). Die intravenöse Infusion über eine Stunde muss von qualifiziertem medizinischem Fachpersonal verabreicht werden, welches in der Erkennung, Behandlung sowie Überwachung auf infusionsbedingte Reaktionen geschult ist. Nach der ersten Infusion ist der Patient noch 2 Stunden zu überwachen, im Verlauf kann die Überwachungszeit verkürzt werden. Infusionsreaktionen treten häufig (bei ca. 25 % der Patienten) auf, bei ca. ⅔ der betroffenen Patienten erfordert die klinische Symptomatik medikamentöse Therapiemaßnahmen.

Typische Symptome für Infusionsreaktion

- Fieber
- Grippeähnliche Symptome (Schüttelfrost, generalisierte Schmerzen, Zittern und Gelenkschmerzen)
- Übelkeit und Erbrechen
- Hypotonie und Hypertonie
- Kopfschmerzen und Verwirrtheit
- Sehstörungen
- Schwindel
- Fokalneurologische Symptome und Krampfanfälle

Der Patient muss ausführlich über die Anwendung und Nebenwirkungen aufgeklärt werden, wofür es umfangreiches Informations- und Schulungsmaterial für Patienten und behandelnde Ärzte gibt (Behördlich genehmigtes Schulungsmaterial – Eisai Deutschland: https://www.eisai.de/therapiebereiche/behoerdlich-genehmigtes-schulungsmaterial/, Lilly Deutschland: https://www.lilly.com/de/unsere-produkte/produktuebersicht). Diese sind Teil der Zulassung und wurden als Maßnahme zur Minimierung von Arzneimittel- und Anwendungsrisiken von den Zulassungsbehörden beauflagt, um sicherzustellen, dass die Anwender sowie Betroffene und Betreuende die besonderen Sicherheitsanforderungen der Antikörper kennen und berücksichtigen. Behördlich genehmigte Schulungsmaterialien sind an dem Blaue-Hand-Symbol zu erkennen. Die Patienten müssen ausführlich, möglichst schriftlich aufgeklärt werden und die vom Hersteller konzipierte Patientenkarte erhalten. Die Patientenkarte sollten die Patienten möglichst immer mit sich tragen, weil die Informationen bei medizinischen Notfällen wie Verdacht auf Schlaganfall oder periphere Embolien wichtig sind.

Die Anwendung der bisher zugelassenen Amyloid-Antikörper Lecanemab und Donanemab ist derzeit für das medizinische Personal an verschiedene Bedingungen geknüpft (»Controlled Access Program« [CAP]). Die Anwendung soll von in der Alzheimer-Diagnostik und -Therapie erfahrenen Fachärzten für Neurologie und Psychiatrie durchgeführt werden. Die Fachkunde in der Diagnostik von ARIA durch Radiologen muss über eine Schulung nachgewiesen werden. Es empfiehlt sich, eine gut organisierte Infrastruktur vorzuhalten, über die regelmäßige MRT-Untersuchungen im Verlauf und bei Bedarf auch ungeplant ermöglicht werden. Das Fortbestehen der Indikation unter Behandlung ist regelmäßig, d. h. etwa alle 6 Monate, durch den behandelnden Arzt zu evaluieren und dokumentieren.

Die Kostenerstattung der Substanzen, der spezifischen Diagnostik und der Therapiedurchführung inkl. der wiederholten MRT-Untersuchungen ist noch Gegenstand von Verhandlungen mit den Kostenträgern.

2.2 Die Substanzen im Einzelnen

2.2.1 Aducanumab

Aducanumab ist ein humaner monoklonaler Antikörper, der sich gegen aggregiertes Amyloid-β richtet und insbesondere lösliche Oligomere und unlösliche Fibrillen von Amyloid-β erfasst (Sevigny et al., 2016). Zwei große randomisierte, Placebo-kontrollierte klinische Phase-III-Studien (Budd Haeberlein et al., 2022) namens ENGAGE (n = 1.647 Patienten) und EMERGE (n = 1.638 Patienten) mit zusammen 1.640 Teilnehmern hatten in den USA zur Zulassung von Aducanumab bei Patienten mit früher Alzheimer-Krankheit geführt. Diese Studien wurden aufgrund einer Zwischenauswertung nach etwa zwei Dritteln der Laufzeit der Studien vorzeitig abgebrochen, da die Wahrscheinlichkeit, dass beide Studien den primären Endpunkt erreichen, als gering eingeschätzt wurde. Infolgedessen konnten 37 % der Teilnehmer die 78-wöchige Studiendauer nicht vollständig absolvieren. Nach der Endauswertung gab der Hersteller bekannt, dass die Ergebnisse nach einer Neubewertung aller verfügbaren Daten die klinische Wirksamkeit des Medikaments belegen konnten. Diese neue Schlussfolgerung basierte auf neuen Daten von weiteren 318 Teilnehmern, die vor dem Abbruch der Studien, aber nach dem Stichtag für die Zwischenauswertung erhoben wurden. In einer der beiden Studien verlangsamte die höchste Aducanumab-Dosis die klinische Verschlechterung auf der Clinical Dementia Rating Scale-Sum of the Boxes (CDR-SB) signifikant um 22 %. Eine niedrigere Dosis in dieser Studie und beide Dosen in der zweiten Studie zeigten keine statistisch signifikante Überlegenheit gegenüber Placebo. Nur eine nachträgliche Subgruppenanalyse der höchsten kumulativen Dosis in der negativen zweiten Studie lieferte Hinweise auf eine Wirksamkeit. Wie bei anderen gegen Aβ gerichteten monoklonalen Antikörpern traten unter Aducanumab Nebenwirkungen auf. Besonders relevant waren Amyloid-assoziierte Bildgebungsanomalien mit Ödemen (ARIA-E) und/oder Mikroblutungen (ARIA-H). In den beiden Phase-III-Studien lag die Inzidenz bei 35 % bzw. 36 %, wobei rund ein Viertel der Betroffenen Symptome entwickelte. Ein erhöhtes Risiko zeigte sich insbesondere bei Trägern des ApoE-ε4-Allels. In der EMERGE- und ENGAGE-Studie wurde auf Biomarker-Ebene eine relevante Zunahme von Aβ42 im Liquor gegenüber dem Ausgangswert in der höheren Dosierung (10 mg/kg KG) von Aducanumab nach 18 Monaten beobachtet. In der niedrigeren Dosierung (3–6 mg/kg KG) von Aducanumab konnte nur in der EMERGE-Studie eine signifikante Zunahme des Aβ42 im Liquor gegenüber dem Ausgangswert festgestellt werden. Ebenso zeigte das p-tau181- und das Gesamt-Tau-Protein-(t-tau)-Level im Liquor eine relevante Reduktion in der hohen (10 mg/kg KG) und in der niedrigen (3–6 mg/kg KG) Dosierung gegenüber der Basisbedingung in der EMERGE-, nicht jedoch in der ENGAGE-Studie. Die FDA erteilte die Zulassung von Aducamumab bei diesen Studienergebnissen nicht aufgrund Wirksamkeit anhand klinischer Endpunkte, sondern wegen Erreichen eines Surrogat-Parameters: den durch PET-Bildgebung nachgewiesenen Rückgang von Aβ-Plaques. Dieses Vorgehen entspricht dem von der US-amerikanischen Food and Drug Administration (FDA) gewählten beschleunigten Zulassungsverfahren für Arzneimittel gegen schwere Erkrankungen, bei denen ein signifikanter therapeutischer Zusatznutzen erwartet wird, auch wenn die klinische Wirksamkeit noch nicht abschließend gesichert ist. Für eine solche vorläufige Zulassung ist ein belegter Effekt auf einen krankheitsrelevanten Surrogat-Marker ausreichend, ohne dass ein klinischer Nutzen nachgewiesen werden muss. Für eine vollständige Zulassung wird eine zusätzliche konfirmatorische Studie gefordert, die klinische Wirksamkeit und ein positives Nutzen-Risiko-Verhältnis belegen muss. Während die FDA also den Biomarker-Nachweis für ausreichend erachtete, verfolgte die Europäische Arzneimittelagentur (EMA) eine restriktivere Linie, die Bedingungen der vollständigen Zulassung voraussetzt, und empfahl keine europäische Zulassung. Daher zog der Hersteller den Zulassungsantrag zurück, sodass Aducanumab in der Europäischen Union nicht vermarktet wird (Perneczky et al., 2023).

Nach Zulassung von Lecanemab in den USA brach der Hersteller die inzwischen begonnene konfirmatorische Phase-III-Studie ab und nahm die Vermarktung von Aducanumab in den USA zurück.

2.2.2 Bapineuzumab

Bapineuzumab ist ein humanisierter monoklonaler IgG1-Antikörper, der gegen das N-terminale Epitop von Aβ (Aβ1–5) gerichtet ist. Er bindet sowohl lösliche als auch aggregierte Aβ-Spezies, zeigt jedoch eine relativ starke Affinität zu Plaque-assoziiertem Aβ. (Hu et al., 2024). In frühen klinischen Studien zeigte Bapineuzumab eine teilweise Reduktion der Amyloid-Last in PET-Analysen. Allerdings traten dosisabhängig häufig Nebenwirkungen auf, insbesondere Amyloid-assoziierte Bildgebungsanomalien (ARIA-E und ARIA-H), die vermehrt bei Trägern des ApoE-ε4-Allels beobachtet wurden. Vier große Phase-III-Studien untersuchten Bapineuzumab intravenös bei Patienten mit milder bis moderater Alzheimer-Demenz, differenziert nach ApoE-ε4-Status. In allen Studien konnte der primäre klinische Endpunkt (Verbesserung kognitiver und funktioneller Parameter) nicht erreicht werden. Auch sekundäre Endpunkte zeigten keinen signifikanten Nutzen. Zwar ergaben sich Biomarker-basierte Hinweise auf eine Reduktion von Amyloid und Tau im Liquor sowie auf Veränderungen in FDG-PET-Mustern, diese übersetzten sich jedoch nicht in klinisch relevante Effekte. Aufgrund der wiederholt negativen Ergebnisse und des ungünstigen Nutzen-Risiko-Profils wurde die klinische Entwicklung von Bapineuzumab eingestellt (Salloway et al., 2014).

2.2.3 Crenezumab

Crenezumab ist ein humanisierter monoklonaler IgG4-Antikörper gegen Aβ. Durch die Wahl des IgG4-Subtyps weist er eine verminderte Aktivierung von Mikroglia über Fc-Rezeptoren auf und soll dadurch ein geringeres Risiko für entzündungsbedingte Nebenwirkungen wie ARIA bieten. Crenezumab bindet sowohl monomeres als auch oligomeres Aβ, zeigt jedoch eine vergleichsweise höhere Affinität zu löslichen oligomeren Formen, die als besonders neurotoxisch gelten. Im

Gegensatz zu Antikörpern mit primärer Bindung an Plaque-assoziiertes Aβ (z. B. Donanemab, Gantenerumab) zielt Crenezumab somit stärker auf frühe, lösliche Spezies des Aggregationsprozesses ab. (Ostrowitzki et al., 2022). In klinischen Studien wurde Crenezumab sowohl intravenös als auch subkutan appliziert. Frühere Phase-II-Studien (ABBY, BLAZE) bei Patienten mit leichter bis moderater Alzheimer-Demenz zeigten zwar eine gute Verträglichkeit, jedoch keinen signifikanten Effekt auf primäre klinische Endpunkte. Explorative Analysen wiesen auf mögliche Wirksamkeit in Subgruppen mit milder kognitiver Beeinträchtigung hin. In zwei großen Phase-III-Studien (CREAD 1 und 2) wurde Crenezumab bei Patienten mit früher Alzheimer-Demenz untersucht. Beide Studien wurden aufgrund von Futility-Analysen vorzeitig beendet, da kein klinischer Nutzen erkennbar war. Auch Biomarker-basierte Studienendpunkte, wie Veränderungen von Aβ- und Tau-Pathologie, bestätigten keinen relevanten Behandlungseffekt. Die Entwicklung der Substanz wurde deswegen eingestellt (Ostrowitzki et al., 2022).

2.2.4 Donanemab

Donanemab-azbt ist ein humanisierter monoklonaler Antikörper der Subklasse IgG1, der aus dem murinen Antikörper mE8-IgG2a abgeleitet und in CHO-Zellen produziert wird. Mit einem Molekulargewicht von etwa 145 kDa unterscheidet er sich von vollständig humanen Antikörpern durch drei Aminosäurevariationen in den Komplementaritäts-bestimmenden Regionen (CDRs) der schweren Kette. Donanemab weist eine hohe Selektivität für eine N-terminal modifizierte, verkürzte Form von β-Amyloid (Aβ) auf, die bevorzugt in Plaques vorkommt. (Sims et al., 2024). Donanemab greift bevorzugt in späten Aggregationsstadien ein, indem es modifizierte, Plaque-assoziierte Aβ-Formen erkennt. Im Gegensatz dazu werden frühe, lösliche Oligomere, die als die toxischsten Aβ-Spezies gelten, durch Donanemab kaum beeinflusst. Der therapeutische Wirkmechanismus beruht auf der hohen Erreichbarkeit der N-terminalen Epitope, die aus den Fibrillen-Verbänden herausragen und somit eine effiziente Bindung ermöglichen (Dodel & Frölich, 2025; ► Tab. 2.1).

Die Wirksamkeit und Sicherheit von Donanemab wurden in der multizentrischen, randomisierten, doppelblinden, Placebo-kontrollierten Phase-III-Studie TRAILBLAZER-ALZ 2 untersucht. Insgesamt nahmen 1.736 Patienten mit früher symptomatischer Alzheimer-Erkrankung teil, die anhand von Amyloid- und Tau-PET-Befunden (niedrig, mittel, hoch) stratifiziert wurden. Die Teilnehmenden erhielten entweder Donanemab (n = 860) oder Placebo (n = 876) intravenös über 72 Wochen. Donanemab führte zu raschen und ausgeprägten Reduktionen der Amyloid-Plaque-Last in der PET-Bildgebung; bei ca. 80 % der Patienten fiel die Amyloid-Last in PET-Messungen innerhalb eines Jahres unter die Schwelle, die visuell als pathologisch bewertet wird. Donanemab zeigte gegenüber Placebo eine signifikante Verlangsamung des klinischen Fortschreitens. Der primäre Endpunkt war die Veränderung des iADRS-Scores bis Woche 76, ergänzt durch sekundäre Endpunkte wie den CDR-SB, in den vordefinierten Subgruppen (insbesondere Low/Medium-Tau). Von den 24 untersuchten Endpunkten zeigten 23 signifikante

Vorteile für Donanemab. In der Gruppe mit niedrigem/mittlerem Tau-Burden betrug die Differenz im iADRS-Schwund –3,25 Punkte zugunsten Donanemab ($p < 0{,}001$), während die kombinierte Studienpopulation eine Differenz von –2,92 Punkten ($p < 0{,}001$) aufwies. Auch im CDR-SB zeigte sich in der Gesamtpopulation ein geringerer Anstieg des Schweregrades unter Donanemab (1,72 vs. 2,42 Punkte; $p < 0{,}001$). Der Behandlungseffekt war in der Subgruppe mit hohem Tau-Burden deutlich geringer ausgeprägt. Hieraus leitet sich eine klinische Verlangsamung der Progression der kognitiven Defizite um ca. 35 % ggü. Placebo ab. Die differenziellen Effekte waren abhängig von der Tau-Baseline-Stratifizierung, bei Patienten mit niedriger Tau-Last im Gehirn waren die Effekte größer, bei Patienten mit mittlerer bis hoher Tau-Last geringer. Zu den häufigsten Nebenwirkungen gehörten Amyloid-assoziierte Bildgebungsanomalien (ARIA), die bei 36,8 % der mit Donanemab behandelten Patienten auftraten (vs. 14,9 % unter Placebo). ARIA-E (Ödem/Effusion) trat bei 24 % auf (vs. 2,1 % unter Placebo), in 6,1 % der Fälle symptomatisch. ARIA-H (Mikroblutungen/Siderose) wurde bei 31,4 % unter Donanemab (vs. 13,6 % unter Placebo) beobachtet. Das Risiko war bei Trägern des ApoE-ε4-Allels, insbesondere bei Homozygoten, deutlich erhöht. Infusionsbedingte Reaktionen wurden bei 8,7 % dokumentiert (vs. 0,5 %), meist während der ersten vier Gaben; 4 % der Patienten brachen deshalb die Behandlung ab. Insgesamt kam es zu drei Todesfällen im Donanemab-Arm, die im Zusammenhang mit ARIA standen. Durch ein modifiziertes Titrationsschema kann die ARIA-E-Häufigkeit relevant auf 14 % reduziert werden (Wang et al., 2025). Ein weiterer sicherheitsrelevanter Aspekt war die ausgeprägte Immunogenität: In einer vorgelagerten Studie entwickelten 87 % der mit Donanemab behandelten Patienten Anti-Drug-Antikörper, darunter ausschließlich neutralisierende Antikörper, die mit einem erhöhten Risiko für Infusionsreaktionen assoziiert waren. Als explorative Outcome-Variablen wurden Flüssigkeits-Biomarker im Plasma untersucht (► Kap. 5). P-tau217 im Plasma war bei der Subgruppe mit niedrigen und moderaten Tau-Ablagerungen im Gehirn insbesondere reduziert gegenüber der Ausgangsbedingung (Sims et al., 2023). Auch die Plasmalevel von GFAP waren unter der Donanemab-Behandlung signifikant niedriger verglichen mit Placebo 12 Wochen nach Beginn der Behandlung (Pontecorvo et al., 2022). Auf der Basis dieser Ergebnisse wurde Donanemab im September 2025 mit bestimmten Einschränkungen von der Europäischen Arzneimittelbehörde (EMA) für die Vermarktung zugelassen. Die Indikation besteht für: Erwachsene mit frühsymptomatischer Alzheimer-Krankheit – Mild Cognitive Impairment bzw. milde Demenz – mit bestätigter Amyloid-Pathologie, nur für ApoE-ε4-Nicht-Träger oder ApoE-ε4-Heterozygote, nicht jedoch für Homozygote für dieses Allel. Es werden spezielle Überwachungs- und Sicherheitsmaßnahmen gefordert: Zugang zu MRT-Untersuchungen, Monitoring auf ARIA durch geschulte Fachärzte, Durchführung nur an spezialisierten Zentren, kontrollierter Zugang nur für Patienten mit dokumentierten Ein- und Ausschlusskriterien.

Tab. 2.1: Zusammenfassung der Themen der Fachinformation für Donanemab

Thema	Wichtigste Informationen – Kisunla™
Handelsname/Wirkstoff	Kisunla™ – Wirkstoff: Donanemab Donanemab ist ein monoklonaler Antikörper, der an eine N-terminal verkürzte Form des Beta-Amyloids (N3pE-Aβ) bindet, welches nur in Amyloid Plaques vorhanden ist.
Darreichungsform & Wirkstärke; Verabreichung	Kisunla 350 mg Konzentrat zur Herstellung einer Infusionslösung. Jede 20 ml Durchstechflasche enthält 350 mg Donanemab. Die verdünnte Lösung ist über einen Zeitraum von mindestens 30 Minuten zu verabreichen. Die Patienten sind nach der Infusion mindestens 30 Minuten zu beobachten.
Zulassung/Indikation (EU)	Behandlung erwachsener Patienten mit einer klinischen Diagnose einer leichten kognitiven Störung oder leichter Demenz infolge der Alzheimer-Krankheit (frühe symptomatische Alzheimer-Krankheit), die heterozygote Apolipoprotein-E-ε4-(ApoE-ε4)-Träger oder ApoE-ε4-Nichtträger sind und bei denen einen Amyloid-Pathologie bestätigt wurde.
Patientenselektion	Nachweis von Amyloid-Pathologie mittels Positronen-Emissions-Tomografie (PET)-Scan oder Liquor. Testung des ApoE-ε4-Status, um das Risiko der Entwicklung von ARIA zu ermitteln → Ausschluss homozygoter ApoE-ε4-Träger.
Dosierung	Donanemab ist alle 4 Wochen zu verabreichen. Die empfohlene Dosis beträgt 350 mg für die 1. Dosis, 700 mg für die 2. Dosis und 1.050 mg für die 3. Dosis, gefolgt von 1.400 mg.
Therapiedauer	Die Behandlung sollte so lange fortgesetzt werden, bis die Amyloid Plaques entfernt sind (z. B. bis zu 6 oder 12 Monate), was durch einen validierten Test bestätigt werden sollte. Die maximale Behandlungsdauer beträgt 18 Monate, auch wenn die Plaque-Entfernung nicht bestätigt wird. Es ist in Erwägung zu ziehen, die Behandlung vor Ablauf von 18 Monaten abzubrechen, wenn Patienten zu einer mittelschweren Alzheimer-Demenz fortschreiten.
Monitoring – Bildgebung (MRT)	Max. 6 Monate altes MRT vor Therapiebeginn zur Einschätzung von Kontraindikationen. Weitere MRT vor der 2., 3., 4. und 7. Infusion. Bei ApoE-ε4-Heterozygotie und/oder früheren ARIA-Ereignissen, zusätzliches MRT vor der 12. Infusion. Bei Symptomen, die auf ARIA hindeuten, ist eine klinische Beurteilung einschließlich eines MRT durchzuführen.
Wichtigste Risiken und Häufigkeiten	ARIA-E (20,6 %), ARIA-H (27,6 %) und Kopfschmerzen (14,6 %). Schwerwiegende ARIA-E (1,3 %), ARIA-H (0,3 %), drei ARIA-bedingte Todesfälle.

Tab. 2.1: Zusammenfassung der Themen der Fachinformation für Donanemab – Fortsetzung

Thema	Wichtigste Informationen – Kisunla™
	Modifizierte und jetzt empfohlene Titration reduzierte ARIA-E-Raten signifikant (–41 %) vs. älterem Schema, das den o. g. Häufigkeiten zugrunde liegt. Schwerwiegende infusionsbedingte Reaktionen inkl. Anaphylaxie (0,4 %).
Kontraindikationen	Überempfindlichkeit gegen den Wirkstoff oder sonstige Bestandteile. Ausgangs-MRT: intrazerebrale Hämorrhagien, > 4 Mikroblutungen, superfizielle Siderose, vasogene Ödeme, Hinweise auf eine CAA, schwere Erkrankung der weißen Substanz. Unzureichend kontrollierte Blutgerinnungsstörungen oder Hypertonie, laufende Therapie mit Antikoagulanzien, Kontraindikationen für ein MRT.
Warnhinweise	Vorsicht bei Verabreichung von Antithrombotika, da das Risiko für intrazerebrale Hämorrhagien erhöht sein kann. Die Anwendung von Thrombolytika ist zu vermeiden, außer bei unmittelbar lebensbedrohlichen Indikationen ohne alternative Therapie. Die gleichzeitige Anwendung von Thrombozytenaggregationshemmern ist zulässig.
Maßnahmen bei ARIA/ Nebenwirkungen	Eine unterstützende Behandlung, einschließlich Kortikosteroide, könnte im Falle von ARIA-E in Betracht gezogen werden. Donanemab muss nach schwerwiegenden ARIA-E/-H, intrazerebraler Blutung > 1 cm, wiederkehrenden symptomatischen oder moderaten bis schweren ARIA abgebrochen werden. Bei schwerwiegenden Infusionsreaktionen ist die Therapie sofort abzubrechen und eine geeignete Behandlung einzuleiten.
Anforderungen/Zugang	Der Beginn der Behandlung hat bei allen Patienten über ein zentrales Registrierungssystem zu erfolgen, das Teil eines kontrollierten Zugangsprogramms (CAP) ist.
Patientenaufklärung/ Einwilligung	Patienten müssen den Patientenpass erhalten und über Nutzen (Verzögerung kognitiven Abbaus) und Risiken (ARIA inkl. regelmäßiger MRTs, Infusionsreaktionen) aufgeklärt werden. Schriftliche Einwilligung/Shared Decision empfohlen.

2.2.5 Gantenerumab

Gantenerumab ist ein monoklonaler Antikörper, der ein konformationelles Epitop (aggregiertes Amyloid) adressiert und sowohl N-terminale als auch mitteldomänische Aβ-Epitope in Plaques erkennt. Eine Bindung an lösliches Aβ erfolgt nur in begrenztem Maße. (Bateman et al., 2023). In den ersten Phase-III-Studien (SCarlet

RoAD, Marguerite RoAD) wurde Gantenerumab subkutan (105 oder 225 mg/Monat) bei Patienten mit bestätigter Aβ-Pathologie getestet. Beide Studien wurden jedoch vorzeitig wegen mangelnder Wirksamkeit abgebrochen, nachdem nur eine geringe Aβ-Reduktion (4,8 % auf PET im Hochdosisarm) nach 104 Wochen nachweisbar war. In anschließenden offenen Extensionsstudien wurden höhere Dosierungen bis 1.200 mg/Monat untersucht, wobei bei einem Teil der Patienten deutliche Aβ-Senkungen bis unter die PET-Positivitäts-Grenze erreicht wurden. Diese Ergebnisse führten zur Initiierung zweier weiterer Phase-III-Studien mit Dosistitrationen bis 1.020 mg/Monat (GRADUATE 1 und 2) bei früher Alzheimer-Krankheit. Es zeigte sich nach der 116. Woche der Behandlung mit Gantenerumab, dass die Patienten, die Gantenerumab erhielten, eine Reduktion der mittleren Tau-, p-tau217- und Aβ40-Werte im Liquor im Vergleich zu denen aufwiesen, die Placebo erhielten (Bateman et al., 2023). Die im November 2022 veröffentlichten Resultate zeigten jedoch ein Verfehlen des primären Endpunkts (≥ 20 % Reduktion der klinischen Krankheitsprogression). Insgesamt ließ sich lediglich eine klinische Verlangsamung des kognitiven und funktionellen Abbaus um 8–9 % im CDR-SB nach 27 Monaten nachweisen (Differenz 0,24–0,34 Punkte). Sekundäre Endpunkte bestätigten eine numerische, aber nicht signifikante Verlangsamung um 9–12 %. Biomarker-Analysen (Tau, Neurodegeneration in CSF) unterstützten jedoch einen krankheitsmodifizierenden Effekt. Nebenwirkungen traten in Form von ARIA häufiger auf als unter Lecanemab, jedoch seltener als unter Aducanumab: ARIA-E gesamt 23,9–25,8 % (Placebo 1,7–3,8 %), davon symptomatisch 4,8–5,2 % (Placebo 0,0–0,4 %); ARIA-H 22,0–23,7 % (Placebo 12,2–12,4 %). Die vergleichsweise hohe ARIA-Rate stand dabei im Gegensatz zur moderaten Aβ-Reduktion auf PET.

2.2.6 Lecanemab

Lecanemab bindet selektiv an lösliche (Protofibrillen) und unlösliche (Protofibrillen) Formen von Amyloid-Beta-(Aβ)42-Aggregaten, wobei letztere ein wesentlicher Bestandteil der Alzheimer-spezifischen Aβ-Plaques sind (McDade et al., 2022; ▶ Tab. 2.2).

In einer klinischen Phase-II-Studie mit 856 Teilnehmern mit früher Alzheimer-Krankheit wurde Lecanemab gegenüber Placebo in verschiedenen Dosierungen angewandt (Swanson et al., 2022). Zusätzlich wurde eine Open Label Extension-(OLE)-Studie bei 201 Patienten durchgeführt. In der Kernstudie stieg die Ratio Aβ42/40 signifikant an und das p-tau181 fiel 12 und 18 Monate nach Behandlungsbeginn ab, zudem fand sich eine signifikante Korrelation zwischen dem Ansteigen der Plasma-Ratio Aβ42/40 sowie eine Reduktion des p-tau181 im Plasma und den rückläufigen Amyloid-β-Ablagerungen im Amyloid-PET und p-tau181. Aβ42/40-Ratio im Plasma war ein Prädiktor des kognitiven Abbaus (McDade et al., 2022). Interessant war ein nachfolgender Unterbrechungszeitraum von variabler Länge (im Mittel 24 Monate), nach dem eine Lecanemab-Therapie für alle Patienten wieder aufgenommen wurde. In diesem Zeitraum verringerte sich die Plasma-Ratio Aβ42/40 und die p-tau181-Plasmalevels stiegen an. Es konnte gezeigt werden, dass sowohl die Patienten, die in der OLE-Phase von Placebo auf Lecanemab gewechselt wurden als auch die, die wieder mit Lecanemab behandelt wurden, einen Anstieg der Ratio Aβ42/40 und einen Abfall des p-tau181 über 2 Jahre aufwiesen. Zudem konnte eine starke inverse Korrelation zwischen den rückläufigen Amyloid-β-Ablagerungen im Amyloid-PET und der angestiegenen Ratio Aβ42/40 im Blutplasma gezeigt werden (McDade et al., 2022). Die CLARITY-AD-Studie ist eine multizentrische, randomisierte, doppelblinde, Placebo-kontrollierte Phase-III-Studie zur Evaluierung der Wirksamkeit und Sicherheit von Lecanemab (10 mg/kg alle zwei Wochen intravenös) bei Patienten mit leichter kognitiver Beeinträchtigung (MCI) oder leichter Demenz aufgrund der Alzheimer-Krankheit mit nachgewiesener Amyloid-Pathologie. Insgesamt wurden 1.795 Teilnehmer in die Studie eingeschlossen. Die Studie erreichte den primären Endpunkt, die Veränderung des Clinical Dementia Rating-Sum of Boxes (CDR-SB) Scores nach 18 Monaten, mit einer signifikanten Verlangsamung des kognitiven und funktionellen Abbaus unter Lecanemab im Vergleich zu Placebo. Der Unterschied betrug 0,45 Punkte auf der CDR-SB-Skala, was einer 27%igen Verlangsamung des Fortschreitens entspricht. Auch alle sekundären Endpunkte, einschließlich der Veränderung der Amyloid-Beta-Spiegel im Gehirn mittels Positronen-Emissions-Tomografie (PET), der Alzheimer Disease Assessment Scale-Cognitive Subscale (ADAS-Cog14), des AD Composite Score (ADCOMS) und der AD Cooperative Study-Activities of Daily Living Scale für MCI (ADCS MCI-ADL), wurden zugunsten von Lecanemab signifikant verbessert (Van Dyck et al., 2023). In Bezug auf die gesundheitsbezogene Lebensqualität zeigte die Studie, dass Lecanemab im Vergleich zu Placebo eine signifikante Verringerung des Rückgangs in den EQ-5D-5 L- und Quality of Life in Alzheimer's Disease (QOL-AD)-Scores bewirkte. Die Belastung der Pflegepersonen, gemessen mit dem Zarit Burden Interview (ZBI), nahm unter Lecanemab ebenfalls signifikant weniger zu (Cohen et al., 2023). Die häufigsten behandlungsbedingten Nebenwirkungen waren Infusionsreaktionen, Amyloid-assoziierte Bildgebungsanomalien mit Ödemen (ARIA-E) und Mikroblutungen (ARIA-H), Kopfschmerzen und Stürze. ARIA-E (edema) bei 9% (67/757) und ARIA-H bei 13% (98/757) der ApoE-ε4-Heterozygoten oder -Nichtträger sind die relevanten Nebenwirkungen. Intrazerebrale Blutungen > 1 cm traten bei 0,5% (4/757) der ApoE-ε4-Heterozygoten oder -Nichtträger auf. Erste Langzeittherapie-Daten über 48 Monate legen nahe, dass die Therapieeffekte über diesen Zeitraum zunehmen und die Therapie verträglich bleibt. Eine Kombinationstherapie mit symptomatischen Antidementiva ist bei entsprechender Indikation möglich. Sowohl t-tau, p-tau181 als auch Neurogranin fielen im Liquor gegenüber der Placebo-Behandlung in der Lecanemab-Gruppe ab.Im Blutplasma zeigte sich, dass die Ratio Aβ 42/40 gegenüber Placebo in der Lecanemab-Gruppe relevant anstieg, während p-tau181 und GFAP in der Lecanemab-Gruppe gegenüber der Placebo-Behandlung absanken (Van Dyck et al., 2023), sodass insgesamt die Alzheimer-Pathologie nach der Lecanemab-Therapie rückläufig war.

Die Studie lieferte überzeugende Belege für die Wirksamkeit von Lecanemab bei der Verlangsamung des kognitiven und funktionellen Abbaus bei Patienten mit früher Alzheimer-Krankheit. Die Behandlung wurde im Allgemeinen gut vertragen, wobei ARIA-E und ARIA-H als wichtige Sicherheitsaspekte berücksichtigt werden müssen. Als erster Amyloid-Antikörper wurde Lecanemab im April 2025 durch die Europäische Arzneimittelbehörde (EMA) in Europa und damit auch für Deutschland zugelassen. Die Indikation wurde erteilt für: Erwachsene mit frühsymptomatischer Alzheimer-Krankheit – Mild Cognitive Impairment bzw. milde Demenz – mit bestätigter Amyloid-Pathologie, nur für ApoE-ε4-Nichtträger oder ApoE-ε4-Heterozygote, nicht jedoch für Homozygote für dieses Allel (▶ Kap. 3). Es werden spezielle Überwachungs- und Sicherheitsmaßnahmen gefordert (▶ Kap. 4): Zugang zu MRT-Untersuchungen, Monitoring auf ARIA durch geschulte Fachärzte, Durchführung nur an spezialisierten Zentren, kontrollierter Zugang nur für Patienten mit dokumentierten Ein- und Ausschlusskriterien. Bei Eintritt in das mittelgradige Demenzstadium ist die Behandlung zu beenden.

Tab. 2.2: Zusammenfassung der Themen der Fachinformation für Lecanemab

Thema	Wichtigste Informationen – Leqembi®
Handelsname/Wirkstoff	Leqembi® – Wirkstoff: lecanemab-irmb (monoklonaler IgG1-Antikörper gegen Aβ-Protofibrillen).
Darreichungsform & Wirkstärke; Verabreichung; Lagerung & Haltbarkeit	Konzentrat zur Herstellung einer Infusionslösung: 100 mg/ml. Vials: 5 ml (500 mg) und 2 ml (200 mg). Verdünnung gemäß Fachinfo; Infusionsdauer = 1 Stunde. Nach Verdünnung: sofort verwenden oder bis 4 Std. gekühlt (2–8 °C) oder bei Raumtemp. bis 4 Std. Vials gekühlt lagern. Nach Verdünnung sofort verwenden oder bis 4 Std. bei 2–8 °C bzw. Raumtemp. bis 4 Std.; nicht einfrieren.
Zulassung/Indikation (EU)	Behandlung von Erwachsenen mit leichter kognitiver Beeinträchtigung (MCI) oder leichter Demenz infolge Alzheimer-Krankheit – nur bei bestätigter Amyloid-β-Pathologie. Zulassung eingeschränkt auf Patienten, die ApoE-ε4-Non-Carrier oder -Heterozygote sind (Homozygote: höheres Risiko).
Patientenselektion	Nachweis von Amyloid-β-Pathologie (z. B. Amyloid-PET oder Liquor). Test auf ApoE-Genotyp erforderlich für Risikoabschätzung. Screening-MRT vor Therapiebeginn.
Initiale Dosierung (Startphase)	10 mg/kg i. v. über ~ 1 Stunde alle 2 Wochen (keine Titration erforderlich).
Erhaltungsdosis	10 mg/kg i. v. alle 4 Wochen (nach ~ 18 Monaten).
Monitoring – Bildgebung (MRT)	Vor Therapiebeginn (Baseline). Routinemäßig MRT empfohlen zu definierten Zeitpunkten: vor 5., 7. und 14. Infusion. Aktualisierung (FDA, 2025): zusätzlich früheres MRT (zwischen 2. und 3. Infusion) empfohlen, um frühe ARIA-E-Fälle zu detektieren – Monitoring Intervals wurden verschärft. Bei Symptomen jederzeit MRT.
Wichtigste Warnungen/ Risiken	ARIA (Amyloid-Related Imaging Abnormalities): ARIA-E (Ödeme) und ARIA-H (Hämosiderin/Mikroblutungen) kommen vor, symptomatisch oder asymptomatisch. Erhöhtes ARIA-Risiko bei ApoE-ε4-Homozygoten. Infusionsreaktionen möglich. Therapiepause/Absetzen bei schwerer ARIA oder intrakraniellen Blutungen.

Tab. 2.2: Zusammenfassung der Themen der Fachinformation für Lecanemab – Fortsetzung

Thema	Wichtigste Informationen – Leqembi®
Häufigkeit (Studien/Beobachtungen)	ARIA insgesamt, radiologisch: signifikant häufiger als Placebo (z. B. ARIA-E ~ 9 % vs. ~ 2 % in Studien; ARIA-H ebenfalls erhöht). Infusionsreaktionen in Studien bei ~ 25–30 % der Patienten. Symptomatische ARIA seltener, aber schwerwiegende Fälle (inkl. Todesfälle) dokumentiert und analysiert.
Kontraindikationen	Schwere Überempfindlichkeit gegen Lecanemab oder Excipients. Behandlung nicht einleiten bei laufender Therapie mit Antikoagulanzien (z. B. Vitamin-K-Antagonisten, DOACs), bzw. wenn MRT-Befunde auf erhöhte Blutungsneigung/zerebrale Amyloidangiopathie (CAA) hinweisen (z. B. > 4 Mikroblutungen, oberflächliche Siderose, frühere intrazerebrale Blutung).
Wechselwirkungen (Wirkungsrelevanz)	Keine direkte pharmakokinetische Interaktion mit Standard-CYP-Substraten beschrieben. Klinisch relevant: gleichzeitige Gabe von Antikoagulanzien, Thrombolytika oder dualen/mehreren Antithrombotika erhöht das Risiko für intrakranielle Blutungen → Kontraindikation/strenge Vorsicht. Vorsicht bei Medikamenten, die Blutungsrisiko erhöhen (z. B. NSAR, SSRI/SNRI).
Spezielle Patientengruppen	Schwangerschaft/Stillen: keine ausreichenden Daten – Anwendung nur nach Risiko-Nutzen-Abwägung; Hersteller rät zur Beratung. Nieren/Leber: keine spezifischen Dosisanpassungen bei leichter/moderater Insuffizienz dokumentiert, atypischer Phänotyp (logopene Variante, Posteriore Kortikale Atrophie, Verhaltensvariante): Therapie nicht empfohlen, Daten limitiert.
Maßnahmen bei ARIA/ Nebenwirkungen	Symptomatische ARIA: Therapie unterbrechen/absetzen; klinische Überwachung; MRT-Kontrollen bis Rückbildung. Schwere Infusionsreaktionen → Infusion sofort stoppen & angemessene Therapie. Bei schwerer Blutung: absetzen und akut behandeln.
Anforderungen/Zugang	Kontrollprogramm/registrierte Behandlungszentren, verpflichtende CAP-Erfassung/Registrierung der behandelten Patienten; Schulungsmaterial für Behandler und Patienten vorhanden.
Patientenaufklärung/ Einwilligung	Vor Therapie: Aufklärung über erwarteten Nutzen in angepasster Sprache; (Verlangsamung des kognitiven Abbaus, kein Heilversprechen), ARIA-Risiken, Notwendigkeit von MRTs und Genotypisierung (ApoE). Schriftliche Information/Einwilligung empfohlen. Patientenpass ausgeben.

2.2.7 Solanezumab

Solanezumab ist ein humanisierter monoklonaler IgG1-Antikörper, der spezifisch an ein lineares Epitop im mittleren Bereich von Aβ (Aβ13–28) bindet. Im Gegensatz zu anderen Antikörpern richtet sich Solanezumab überwiegend gegen lösliches monomeres Aβ und weist nur eine geringe Affinität zu aggregierten Formen (Oligomere, Plaques) auf. Ziel des therapeutischen Ansatzes war die Neutralisierung und periphere Abfangung (»Peripheral Sink«-Hypothese) von löslichem Aβ, um dessen Ablagerung im Gehirn zu verhindern (Farlow et al., 2012). In frühen klinischen Studien zeigte Solanezumab ein günstiges Sicherheitsprofil ohne relevante ARIA-Inzidenz, was auf die geringe Bindung an Plaque-assoziiertes Aβ zurückgeführt wurde. Die klinische Wirksamkeit erwies sich jedoch als begrenzt: In zwei großen Phase-III-Studien (EXPEDITION 1 und 2) bei Patienten mit leichter bis moderater Alzheimer-Demenz konnte der primäre Endpunkt (kognitiver und funktioneller Nutzen) nicht erreicht werden. Post-hoc-Analysen deuteten auf einen potenziellen, wenn auch moderaten Effekt in der Subgruppe von Patienten mit leichter Erkrankung hin. Die finale Phase-III-Studie EXPEDITION 3, die sich gezielt auf Patienten mit milder Alzheimer-Demenz und Biomarker-bestätigter Aβ-Pathologie konzentrierte, bestätigte jedoch keinen signifikanten Behandlungseffekt (Doody et al., 2014). Auch in präventiven Studien bei Personen mit erhöhtem Alzheimer-Risiko (A4-Studie: Anti-Amyloid Treatment in Asymptomatic Alzheimer's Disease) konnte bislang kein klinischer Nutzen gezeigt werden. Die weitere Entwicklung der Substanz wurde deswegen eingestellt.

2.3 Fazit

- Lecanemab (Leqembi®) und Donanemab (Kisunla™) sind Anti-Amyloid-Antikörper, die in Deutschland zur Behandlung der frühen Alzheimer-Krankheit zugelassen sind. Die Indikation besteht für leichte kognitive Störung und leichte Demenz, bei der eine Amyloid-Pathologie durch Biomarker nachgewiesen wurde. Für ein mittelgradiges Demenzstadium besteht keine Indikation (mehr).
- Beide Antikörper führen als unmittelbarer biologischer Beleg des Wirkmechanismus zu einer drastischen Verminderung der Amyloid-Plaque-Belastung des Gehirns, verbunden mit deutlichen Auswirkungen auf andere Biomarker, die synaptische Schädigung, Neuroinflammation und Neurodegeneration anzeigen.
- Ihre klinische Wirksamkeit zeigt sich in einer Verminderung der klinischen Progression kognitiver Symptome und Einbußen in der Alltagskompetenz um ca. ein Drittel gegenüber dem natürlichen Verlauf. Die Effekte nehmen über die Zeit zu und sind von klinischer Relevanz. Eine Heilung, i. S. eines Symptomstillstands oder -rückgangs ist nicht belegt.

- Die Amyloid-Antikörper haben potenziell gefährliche, Substanz-spezifische Nebenwirkungen: (1) Infusions-Reaktionen, wie sie typischerweise bei Applikation von körperfremdem Eiweiß auftreten können, sowie (2) Amyloid-assoziierte Bildgebungsauffälligkeiten (ARIA) im MRT, die am häufigsten ohne klinische Symptome auftreten, aber in einem Viertel der Fälle mit generellen oder fokalen neurologischen Symptomen verbunden sind. Unter den ARIA kann es zu Todesfällen kommen, v. a. bedingt durch zerebrale Massenblutungen oder einen Status epilepticus.
- Zuvor entwickelte Amyloid-Antikörper zeigten ähnliche, aber geringere biologische Effekte ohne klinische Wirksamkeit (► Tab. 2.3).

Tab. 2.3: Übersichtstabelle

Antikörper (Handels-name)	Entwickler/Modalität	Zielstruktur/Wirkmechanismus	Zulassungsstatus (Stand 12/2025)	Evidenz (klinische Studien)	Sicherheitsprofil
Lecanemab (Leqembi®)	Eisai/Biogen, IgG1	Bindet lösliche + oligomere Aβ	FDA- und EMA-Zulassung für frühe Alzheimer-Krankheit	Clarity AD (Phase III): 27 % relative Reduktion des kognitiven Abbaus, deutliche Plaque-Clearance	Häufig: ARIA-E/-H; MRT-Überwachung empfohlen
Donanemab (Kisunla™)	Eli Lilly, IgG1 gegen N3pG-Aβ	Selektiv für Pyroglutamat-modifiziertes Plaque-Aβ	FDA- und EMA-Zulassung für frühe Alzheimer-Krankheit	TRAILBLAZER-ALZ2 (Phase III): bis zu 35 % langsamere Progression; starke Amyloid-Reduktion	ARIA-E/-H häufig, erfordert Monitoring
Aducanumab (Aduhelm®)	Biogen, IgG1 gegen fibrilläres Aβ	Fördert Plaque-Clearance	FDA: bedingt zugelassen, inzwischen Vermarktung eingestellt	EMERGE/ENGAGE: heterogene Resultate, Plaque-Reduktion nachgewiesen, klinische Wirksamkeit unsicher	ARIA-E/-H; Nutzen-Risiko-Bewertung umstritten
Gantenerumab	Roche/Chugai, humaner mAb	Bindet fibrilläres Aβ	Phase-III-Studie negativ, Entwicklung eingestellt	Klare Amyloid-Reduktion, keine signifikante Verlangsamung des klinischen Abbaus	ARIA-E/-H beobachtet
Solanezumab	Eli Lilly, IgG1 gegen monomeres Aβ	Neutralisation löslicher Aβ-Monomere	Phase-III-Studie negativ, Entwicklung eingestellt	Keine relevante Plaque-Reduktion, keine kognitiven Vorteile	Gute Verträglichkeit, kein Wirksamkeitsnachweis
Crenezumab	AC Immune/Roche, IgG4	Breitere Aβ-Bindung, geringe Fc-Effektor-Funktion	Phase-III-Studie negativ, Entwicklung eingestellt	Präventions-Studien in Hochrisikokollektiven	Günstiges Sicherheitsprofil, aber ineffektiv

Tab. 2.3: Übersichtstabelle – Fortsetzung

Antikörper (Handels-name)	Entwickler/Modalität	Zielstruktur/Wirkmechanismus	Zulassungsstatus (Stand 12/2025)	Evidenz (klinische Studien)	Sicherheitsprofil
				ohne signifikanten Effekt	
Trontinemab	Roche, bispezifischer Antikörper (Brainshuttle™)	Aβ-Bindung + Transferrin-Rezeptor-medierte BBB-Translokation	Phase Ib/IIa: hohe Rate an PET-Amyloid-Negativität (91 %); Phase III (TRONTIER-1/2) begonnen	Rasche Plaque-Clearance; klinische Endpunkte noch nicht bestätigt	Erste Daten: ARIA-Raten < 5 % (Firmenangaben); größere Studien erforderlich

2.4 Literatur

Aljuhani, M., Ashraf, A., Edison, P. (2024). Evaluating clinical meaningfulness of anti-beta-amyloid therapies amidst amyloid-related imaging abnormalities concern in Alzheimer's di sease. Brain Commun, 6(6), fcae435. https://doi.org/10.1093/braincomms/fcae435.

Bateman, R.J., Smith, J., Donohue, M.C. et al.; GRADUATE I and II Investigators and the Gantenerumab Study Group. (2023). Two Phase 3 Trials of Gantenerumab in Early Alzhei mer's Disease. N Engl J Med, 389(20),1862–1876. https://doi.org/10.1056/NEJMoa2304430.

Budd Haeberlein, S., Aisen, P.S., Barkhof, F. et al. (2022). Two Randomized Phase 3 Studies of Aducanumab in Early Alzheimer's Disease. J Prev Alzheimers Dis. 9(2), 197–210. https://www.doi.org/10.14283/jpad.2022.30.

Cohen S, van Dyck CH, Gee et al. (2023). Lecanemab Clarity AD: Quality-of-Life Results from a Randomized, Double-Blind Phase 3 Trial in Early Alzheimer's Disease. J Prev Alzheimers Dis.; 10(4), 771–777. https://www.doi.org/10.14283/jpad.2023.123. PMID: 37874099.

Dodel, R., Frölich, L. (2025). Donanemab for Alzheimer's disease: from preclinical research to the clinical application. Expert Rev Neurother., 1–13. https://www.doi.org/10.108 0/14737175.2025.2546868. PMID: 40790925.

Doody, R.S., Thomas, R.G., Farlow, M. et al. (2014). Alzheimer's Disease Cooperative Study Steering Committee; Solanezumab Study Group. Phase 3 trials of solanezumab for mild-to-moderate Alzheimer's disease. N Engl J Med., 370(4), 311–321. https://www.doi.org/10.1 056/NEJMoa1312889. PMID: 24450890.

Farlow, M., Arnold, S.E., van Dyck, C.H. et al. (2012). Safety and biomarker effects of solane zumab in patients with Alzheimer's disease. Alzheimers Dement., 8(4), 261–271. https://doi.org/10.1016/j.jalz.2011.09.224.

Ivan, T., Timon, L., Hans-Wolfgang, K., Mohammed, Mehedi, H. et al. (2025). Aggregation-Dependent Epitope Sequence and Modification Fingerprints of Anti-Aβ Antibodies. bioRxiv [Preprint]. 2025.02.26.640323. https://www.doi.org/10.1101/2025.02.26.640323. PMID: 40950201

Kim, B.H., Kim, S., Nam, Y. et al. (2025). Second-generation anti-amyloid monoclonal antibo dies for Alzheimer's disease: current landscape and future perspectives. Transl Neurodegener, 14(1), 6. https://www.doi.org/10.1186/s40035-025-00465-w. PMID: 39865265 Free PMC article. Review.

McDade, E., Cummings, J.L., Dhadda, S. et al. (2022). Lecanemab in patients with early Alzhei mer's disease: detailed results on biomarker, cognitive, and clinical effects from the rando mized and open-label extension of the phase 2 proof-of-concept study. Alzheimers Res Ther, 14(1), 191. https://www.doi.org/10.1186/s13195-022-01124-2.

Ostrowitzki, S., Bittner, T., Sink, K.M. et al. (2022). Evaluating the Safety and Efficacy of Crene zumab vs Placebo in Adults With Early Alzheimer Disease: Two Phase 3 Randomized Place bo-Controlled Trials. JAMA Neurol., 79(11), 1113–1121. https://www.doi.org/10.1001/ja maneurol.2022.2909.

Perneczky, R., Jessen, F., Grimmer, T. et al. (2023). Anti-amyloid antibody therapies in Alzheimer's disease. Brain., 146(3), 842–849. https://www.doi.org/10.1093/brain/awad005. PMID: 36655336.

Pontecorvo, M.J., Lu, M., Burnham, S.C. et al. (2022). Association of Donanemab Treatment With Exploratory Plasma Biomarkers in Early Symptomatic Alzheimer Disease: A Seconda ry Analysis of the TRAILBLAZER-ALZ Randomized Clinical Trial. JAMA Neurol., 79(12), 1250–1259. https://www.doi.org/10.1001/jamaneurol.2022.3392.

Salloway, S., Sperling, R., Fox, N.C. et al.; Bapineuzumab 301 and 302 Clinical Trial Investigators. (2014). Two phase 3 trials of bapineuzumab in mild-to-moderate Alzheimer's disea se. N Engl J Med., 370(4), 322–333. https://www.doi.org/10.1056/NEJMoa1304839.

Sevigny, J., Chiao, P., Bussière, T. et al. (2016). The antibody aducanumab reduces Abeta plaqu es in Alzheimer's disease. Nature, 537(7618), 50–56. https://www.doi.org/10.1038/natu re19323.

Sims, J.R., Zimmer, J.A., Evans, C.D. et al.; TRAILBLAZER-ALZ 2 Investigators. (2023). Donanemab in Early Symptomatic Alzheimer Disease: The TRAILBLAZER-ALZ 2 Randomized Clinical Trial. JAMA. 8;330(6), 512–527. https://www.doi.org/10.1001/jama.2023.13239.

Swanson, C.J., Zhang, Y., Dhadda, S. et al. (2021). A randomized, double-blind, phase 2b proof-of-concept clinical trial in early Alzheimer's disease with lecanemab, an anti-Aβ protofibril antibody. Alzheimers Res Ther., 13(1), 80. https://www.doi.org/10.1186/s13195-021-00813-8.

van Dyck, C.H., Swanson, C.J., Aisen, P. et al. (2023). Lecanemab in Early Alzheimer's Disease. N Engl J Med., 388(1), 9–21. https://www.doi.org/10.1056/NEJMoa2212948.

Wang, H., Serap Monkul Nery, E., Ardayfio, P. et al. (2025). Modified titration of donanemab reduces ARIA risk and maintains amyloid reduction. Alzheimers Dement., 21(4), e70062. https://www.doi.org/10.1002/alz.70062. PMCID:11963282.

Roche Press Release. Roche's trontinemab shows robust amyloid plaque removal in Phase Ib/IIa Alzheimer's study; Phase III initiated. 2025.

II Durchführung der Therapie

3 Praktische Indikationsstellung – Welche Patienten kommen in Frage?

Stefan Teipel

Zusammenfassung

Das Kapitel diskutiert die Indikationsstellung für die antikörperbasierten Therapien unter den Gesichtspunkten der Positivkriterien für die Auswahl von Patienten orientiert an den internationalen wissenschaftlichen Diagnosekriterien der Alzheimer Krankheit, konkreter Auschlußkriterien sowie möglicher Wirkunterschiede in Subgruppen. Dabei berücksichtigt das Kapitel den aktuellen Stand der internationalen und europäischen Diskussion, der zum Teil noch im Fluss ist.

3.1 Einleitung

Mit Verfügbarkeit der neuen antikörperbasierten Therapien der Alzheimer-Krankheit stellt sich die praktische Frage der konkreten Indikationsstellung. Wichtige Grundlagen für den behandelnden Arzt sind die Fachinformationen, die aktuell u. a. für die USA[3] und für Deutschland vorliegen, die Empfehlung des Expertengremiums der Europäischen Zulassungsbehörde (CHMP) zu Lecanemab[4] und Donanemab sowie u. a. US-amerikanische Empfehlungen zur angemessenen Anwendung von Lecanemab (Cummings et al., 2023) und Donanemab (Rabinovici et al., 2025) (sog. Appropriate Use Recommendations [AUR]). Die Kriterien der US-amerikanischen AUR sind in ▶ Tab. 3.1 zusammengefasst, deren Operationalisierung und derzeit diskutierte Modifikationen im europäischen Kontext finden sich in ▶ Tab. 3.2. Die Einschluss- und Ausschlusskriterien gemäß deutscher Fachinformationen für Lecanemab und Donanemab finden sich in ▶ Tab. 3.3 und ▶ Tab. 3.4. Die US-amerikanischen AUR für Lecanemab wurden von Vertretern des European Alzheimer's Disease Consortium (EADC) kommentiert (Froelich & Jessen, 2023), zudem erarbeitet das EADC gegenwärtig analoge AUR für Europa. AUR beziehen sich neben den verfügbaren Daten der Zulassungsstudien vor allem auf die Versorgungssituation der potenziellen Zielgruppe in einem bestimmten

3 https://www.leqembi.com/-/media/Files/Leqembi/Prescribing-Information.pdf
4 https://www.ema.europa.eu/en/medicines/human/EPAR/leqembi

Gesundheitssystem, um klinisch Tätige zusammen mit ihren Patienten bei einer Entscheidung für oder gegen eine Therapie zu unterstützen. Sie haben nicht die Verbindlichkeit von durch die Fachgesellschaften erstellten Leitlinien.

Dieses Kapitel diskutiert die Indikationsstellung nachfolgend unter drei Gesichtspunkten:

Erstens geht es um die Frage, welche Positivkriterien für die Auswahl von Patienten bestehen. Grundlage hierfür ist die Biomarker-basierte Diagnostik der prodromalen Alzheimer-Krankheit und der leichtgradigen Demenz bei Alzheimer-Krankheit. Diese basiert vor allem auf den internationalen Kriterien des National Institute on Ageing und der Alzheimer's Association (Jack et al., 2018) und deren Erweiterung 2024 (Jack et al., 2024), die teilweise in die S3-Leitlinie Demenzen aufgenommen wurden.

Zweitens bestehen konkrete Ausschlusskriterien, die insbesondere in der Stellungnahme des Expertengremiums der EMA formuliert wurden, darüber hinaus aber auch in den US-amerikanischen AUR (Cummings et al., 2023; Rabinovici et al., 2025) und den Fachinformationen dargestellt werden.

Drittens weisen die aus den Zulassungsstudien zugänglichen präspezifizierten Sekundäranalysen (Sims et al., 2023; van Dyck et al., 2023) auf mögliche Subgruppeneffekte bzgl. der Wirksamkeit und der Sicherheit der Substanzen hin, die aktuell noch nicht Eingang in die Zulassungsempfehlungen oder AUR gefunden haben. Dies betrifft z. B. einen potenziellen Geschlechtsbias des Behandlungseffektes. Hierzu können aktuell keine verbindlichen Empfehlungen gegeben werden, daher wird hierzu der aktuelle Stand der wissenschaftlichen Diskussion referiert.

3.2 Positivdiagnose der prodromalen und leichten Demenz bei Alzheimer-Krankheit gemäß wissenschaftlicher Diagnosekriterien

3.2.1 Kriterienentwicklung

Unter anderem mit dem Ziel, potenziell krankheitsmodifizierende Therapien der Alzheimer-Krankheit im frühen Stadium zu entwickeln, wurden seit Beginn der 2000er-Jahre international wissenschaftliche Kriterien für eine Biomarker-basierte Diagnostik der Alzheimer-Krankheit entwickelt. Erstmalig stellte 2007, erweitert und revidiert 2010 und 2014, eine internationale Arbeitsgruppe um Bruno Dubois die International-Working-Group-(IWG)-Kriterien der Alzheimer-Krankheit vor (Dubois et al., 2010; Dubois et al., 2007; Dubois et al., 2014). Diese Kriterien ergänzen das klinische Kernsyndrom einer episodischen Gedächtnisstörung um Biomarkerkriterien. Mindestens einer der nachfolgend genannten Biomarker muss nach den IWG-Kriterien zusätzlich zu einer episodischen Gedächtnisstörung vorliegen, um eine Alzheimer-Krankheit bei leichter kognitiver Störung oder bei leichtgradigem Demenzsyndrom zu diagnostizieren:

a) Eine strukturelle Schädigung in Form einer Hippocampusatrophie in der MRT
b) Ein niedriges Aβ42 und erhöhtes Phospho-Tau im Liquor cerebrospinalis als Indikator der molekularen Pathologie
c) Ein Alzheimer-typischer Hypometabolismus in der FDG-PET als Zeichen der funktionellen Störung und/oder
d) Eine vermehrte kortikale Amyloidablagerung in der Amyloid-PET als Zeichen der molekularen Pathologie

Auf Basis dieser Kriterien wurde erstmals das Konzept der prodromalen Alzheimer-Krankheit eingeführt, wobei eine episodische Gedächtnisstörung als wesentliches klinisches Kernsymptom führend blieb. Diese Kriterien überführten erstmalig das zuvor als Risikosyndrom definierte Konstrukt der leichten kognitiven Störung (MCI) (Petersen et al., 2001) in die Diagnose einer Alzheimer-Krankheit im Frühstadium. Im Jahr 2011 adaptierten die NIA-AA Kriterien (Jack et al., 2011) diesen Ansatz und erweiterten ihn in Richtung einer präklinischen Alzheimer-Krankheit (Sperling et al., 2011). Auch ohne Nachweis einer episodischen Gedächtnisstörung wurde bei Vorliegen objektivierbarer Auffälligkeiten des Aβ42 und Phospho-Tau (p-tau) im Liquor oder des Amyloid-Signals in der Amyloid-PET die Diagnose einer präklinischen Alzheimer-Krankheit möglich. Eine weiterführende Systematisierung erfolgte in den ATN-Kriterien 2018 (Jack et al., 2018) und deren Revision und Erweiterung 2024 (Jack et al., 2024). Diese Kriterien unterscheiden verschiedene Stadien der Alzheimer-Krankheit und bieten Biomarker-basierte Warscheinlichkeitsaussagen für das Vorliegen bestimmter klinisch-pathologischer Konstellationen. Bei Vorliegen eines positiven Amyloid-Nachweises im Liquor oder PET (A+) und eines positiven Tau-Nachweises mittels Phospho-Tau im Liquor oder Tau-PET (T+), i.e. A+T+, ergibt sich in Abwesenheit von objektivierbaren kognitiven Störungen die Diagnose einer asymptomatischen oder präklinischen Alzheimer-Krankheit nach den Kriterien aus dem Jahr 2018 (Jack et al., 2018) bzw. klinisches Stadium 1 und Biomarkerstadium B nach den Kriterien aus dem Jahr 2024 (Jack et al., 2024) Demgegenüber wird das Ausmaß der Neurodegeneration (N) mittels z.B. NFL im Liquor, MRT-basierter Atrophie oder des FDG-PET-basierten Hypometabolismus bestimmt. Der klinische Schweregrad ergibt sich aus den Ergebnissen der psychometrischen Testung (C für Cognition).

Entsprechend der Einschlußkriterien der Zulassungsstudien (Sims et al., 2023; van Dyck et al., 2023) und der hierzu nicht genauer erfolgten Spezifizierung in der Zulassungsentscheidung des CHMP der EMA ergeben sich somit als Positiv-Kriterien der Nachweis einer kognitiven Einschränkung in Form einer leichten kognitiven Störung oder eines leichtgradigen demenziellen Syndroms in Kombination mit einem positiven Amyloidnachweis im Liquor cerebrospinalis und/oder dem Nachweis einer erhöhten Amyloidspeicherung in einer Amyloid-sensitiven PET-Untersuchung.

3.2.2 Kognitive Kriterien

Explizit nicht vorgegeben ist eine weitere Qualifizierung des MCI-Syndroms im Falle einer prodromalen Alzheimer-Krankheit. Ein amnestisches MCI- bzw. Demenzsyndrom ist der klassische klinische Phänotyp der Alzheimer-Krankheit, nach Zulassungskriterien ist hier bei positivem Amyloidnachweis eine Behandlung möglich. Für Patienten mit nicht-amnestischem MCI- oder Demenzsyndrom liegt keine ausreichende Datenlage aus den Zulassungsstudien vor, weil diese Gruppen von der Teilnahme an den klinischen Studien ausgeschlossen waren. Dies umfasst Patienten mit atypischer Alzheimer-Krankheit, wie der Sprachvariante der Alzheimer-Krankheit (logopene primär progressive Aphasie) oder der visuellen Variante der Alzheimer-Krankheit (Balint-Syndrom, posteriore kortikale Atrophie). Die Therapie ist bei diesen Patienten nicht empfohlen, aber auch nicht kontraindiziert. Eine Therapie erfordert hier also besondere Vorsicht und individuelle Aufklärung über die mangelnde Datenlage.

Syndromal beinhaltet die positive Indikationsstellung für Lecanemab und Donanemab das Voliegen einer leichten kogntiven Störung oder eines leichtgradigen demenziellen Syndroms. Für die Feststellung der Syndrome sind aktuell keine verbindlichen Vorgaben für Europa verfügbar. Als Mindestanforderung wird wahrscheinlich die Erhebung einer Anamnese und Fremdanamnese sowie die Durchführung zumindest einer kognitiven Kurztestung mittels MMSE oder MoCA erforderlich sein. Für Lecanemab lag der MMSE-Bereich zwischen 22 und 30 MMSE-Punkten (van Dyck et al., 2023), für Donanemab zwischen 20 und 28 Punkten (Sims et al., 2023). Es ist nicht davon auszugehen, dass die Durchführung eines ausführlichen CDR-Interviews (wie in den Zulassungsstudien) Behandlungsvoraussetzung wird, da dies personell sehr aufwendig ist, sodass die US-amerikanischen AUR von einer derartigen Forderung Abstand nehmen.

3.2.3 Biomarker

Für den Nachweis der Amyloid-Pathologie im Liquor empfehlen die US-amerikanischen AUR eine Erhöhung der p-tau181/Aß42-Ratio als Kriterium für Amyloid-Positivität (Cummings et al., 2023; Rabinovici et al., 2025). Demgegenüber betonen Vertreter der EADC, dass auch ein reduzierter Aß42-Spiegel oder eine reduzierte Aß42/Aß40-Ratio als Kriterium in Frage kommen sollte (Froelich & Jessen, 2023). Zudem besteht die Möglichkeit des Amyloidnachweises mit Amyloid-PET, sofern diese Untersuchung erstattet wird.

Für Lecanemab und auch Donanemab ist der Nachweis eines erhöhten Tau-Spiegels im Nervenwasser bzw. der Nachweis einer erhöhten Tau-Akkumulation in der Tau-PET-Untersuchung, die aktuell (Dezember 2025) in Europa noch nicht zugelassen ist, nicht erforderlich. Patienten mit leichter kognitiver Störung oder leichtgradiger Demenz mit positivem Amyloidnachweis und einem negativen oder unbekannten Tau-Befund (A+T-) haben nach der ATN-Klassifikation aus dem Jahr 2018 die Diagnose einer pathologischen Veränderung der Alzheimer-Krankheit mit Demenz bzw. mit MCI (Jack et al., 2018), nach der Klassifikation aus dem Jahr 2024

Biomarkerstadium A mit klinischem Stadium 3 oder 4 (Jack et al., 2024). Sie erfüllen somit nicht vollständig die Kriterien der Alzheimer-Krankheit mit MCI (prodromale Alzheimer-Krankheit) bzw. der Alzheimer-Krankheit mit Demenz, die nach ATN-Kriterien einen positiven Amyloid- und Tau-Nachweis erfordern würde (A+T+) (Jack et al., 2018). Hier besteht eine gewisse Grauzone, die aktuell durch die Zulassungskriterien, die Fachinformationen und die AUR nicht geregelt wird. Dies bedeutet, dass auch Patienten mit positivem Amyloid-Nachweis ohne Tau-Nachweis bzw. mit unbekanntem Tau-Status mit Lecanemab und Donanemab behandelt werden können.

In der Zulassungsstudie TRAILBLAZER-ALZ2 (Sims et al., 2023) wurden Patienten mit positivem Amyloid-Nachweis plus Nachweis mindestens einer leichten Erhöhung des Tau-Signals in der Tau-sensitiven PET eingeschlossen. Speziell für Donanemab diskutieren die US-amerikanischen AUR daher, dass eine Tau-PET für die individuelle Nutzen-Risiko-Bewertung wertvoll sein kann, empfehlen es aber nicht als zwingende Voraussetzung für die Indikationsstellung (Rabinovici et al., 2025). Die CHMP-Empfehlung der EMA von Juli 2025 zu Donanemab beinhaltete keine Aussage zu Tau-PET.

3.2.4 MRT-Positivkriterien

Die klinische Hauptaufgabe der MRT bei der Indikationsstellung für die Anti-Amyloid-Antikörpertherapie liegt im Ausschluss von Kontraindikationen (▶ Kap. 3.3 und ▶ Kap. 7). Die S3-Leitinie Demenzen empfiehlt im Rahmen der Abklärung eines demenziellen Syndroms die Durchführung einer kraniellen strukturellen Bildgebung, dabei mit schwachem Empfehlungsgrad eher eine MRT als eine CT (DGPPN/DGN, 2025). Die MRT erlaubt besser als die CT die Beurteilung lokaler Atrophiemuster, die das Vorliegen einer Alzheimer-Krankheit unterstützen, wie eine Atrophie des medialen Temporallappens, und den Nachweis zerebrovaskulärer Läsionen. Bei der leichten kognitiven Störung geht eine Hippocampusatrophie mit einem erhöhten Risiko für den Übergang in eine Alzheimer-Demenz einher (Lombardi et al., 2020), hierfür kommen automatisierte volumetrische Messverfahren in Betracht (Wolf et al., 2017), aber nur als ergänzendes Kriterium (DGPPN/DGN, 2025). Somit kann der Nachweis einer Hippocampusatrophie in der MRT die individuelle Abwägung von Nutzen und Risiko einer Behandlung bei leichter kognitiver Störung (LKS) unterstützen.

3.3 Bestimmung von Ausschlusskriterien

Zentrale Auschlusskriterien beziehen sich auf die Risiken für eine Behandlung. Dies betrifft natürlich zunächst bekannte Unverträglichkeiten gegenüber dem Wirkstoff. Darüberhinaus schließt die Zulassungsentscheidung der EMA Menschen mit einem homozygoten ApoE-ε4-Trägerstatus von einer Behandlung mit Lecanemab aus; eine identische Empfehlung wurde vom CHMP der EMA bzgl. Donanemab gegeben. Grundlage dieser Entscheidung ist das deutlich erhöhte Risiko von Amyloid Related Imaging Abnormalities (ARIA), einschließlich Ödem und Mikrohämorrhagien, bei homozygoten ApoE-ε4-Trägern. Die Zulassungsentscheidung der FDA und die US-amerikanischen AUR schließen demgegenüber ApoE-ε4-Homozygote nicht grundsätzlich von einer Behandlung aus (Cummings et al., 2023), allerdings empfehlen die AUR sowie die Fachinformation zu Lecanemab in den USA eine genetische Testung des ApoE-Genotyps als wesentliche Grundlage, um die Risiken der Behandlung mit den Patienten zu besprechen. Die deutschen Fachinformationen schließen ApoE-ε4-Homozygote von der Behandlung aus.

Unter Lecanemab war das Risiko für symptomatische ARIA-E fast 5-mal so hoch wie das Risiko für heterozygote ApoE-ε4-Träger (9,2% vs. 1,7%), das Risiko für asymptomatische ARIA-E war etwa 3-fach erhöht (32,6% vs. 10,9%) (van Dyck et al., 2023). Für ARIA-H zeigte sich ein 2,5-fach erhöhtes Risiko bei homozygoten vs. heterozygoten ApoE-ε4-Trägern (39% vs. 14%) (van Dyck et al., 2023). Für Donanemab war die Rate von ARIA-E und ARIA-H noch höher als bei Lecanemab, auch hier mit einem deutlich erhöhten Risiko für homozygote ApoE-ε4-Träger (Sims et al., 2023). Diese Daten bieten eine klare Rationale für den Ausschluss von Menschen mit homozygotem ApoE-ε4-Status von einer Behandlung mit Lecanemab und Donanemab. Ergänzend zeigt eine bayesianische Analyse der Daten der präspezifizierten Sekundäranalyse der Wirksamkeit von Lecanemab und Donanemab bei ApoE-ε4-Homozygoten (Sims et al., 2023; van Dyck et al., 2023), dass für beide Substanzen mindestens eine moderate Evidenz für das Fehlen eines Behandlungseffektes in dieser Subgruppe besteht (Teipel et al., 2025a). Dies würde nahelegen, dass die Empfehlung der EMA Patienten mit homozygotem ApoE-ε4-Status keine wirksame Therapie vorenthält, wobei möglicherweise der fehlende Wirksamkeitsnachweis mit einer geringeren Exposition gegenüber dem Antikörper aufgrund vermehrter Nebenwirkungen zu tun hat.

Ein weiterer möglicher Ausschlussgrund von einer Behandlung mit Lecanemab und Donanemab stellt eine vorbestehende Behandlung mit oralen Antikoagulanzien dar. Der Ausschluß einer Vorbehandlung mit oralen Antikoagulanzien steht in Übereinstimmung mit den AUR aus den USA (Cummings et al., 2023; Rabinovici et al., 2025). Die deutschen Fachinformationen schließen Patienten unter einer laufenden Therapie mit Antikoagulanzien von der Behandlung aus. Die Rationale hierfür ist ein erhöhtes Risiko für das Auftreten von Mikrohämorrhagien bei bestehender Antikoagulation.

Weiterhin bestehen Ausschlusskriterien vonseiten der strukturellen MRT-Bildgebung. So sind das Vorhandensein einer Hämorrhagie größer als 1 cm, von mehr als 4 Mikrohämorrhagien sowie von Hirnödemen und einer Hämosiderose, jeweils nachgewiesen in einer geeigneten MRT-Untersuchung, Ausschlussgründe für eine Behandlung gemäß der deutschen Fachinformationen. Die Zahl von vier Mikrohämorrhagien bezieht sich auf die Kriterien der Zulassungsstudien. Aktuell in der Diskussion für europäische AUR ist die Frage, welche MRT-Sequenzen für den Ausschluss von Hirnödemen, Hämosiderose und Mikrohämorrhagien genutzt werden sollen (▶ Kap. 7). Die verfügbaren Sequenzen unterscheiden sich in ihrer Sensitivität und würden daher zu einem unterschiedlichen Anteil ausgeschlossener Patienten führen. Ein Vorbestehen einer zerebralen Amyloid-Angiopathie (CAA) kann auch bei weniger als vier Mikrohämorrhagien in der MRT nicht mit hoher Sicherheit ganz ausgeschlossen werden (Switzer et al., 2024). Dies zeigte eindrücklich der im Dezember 2023 publizierte Fall einer durch Lecanemab zu Tode gekommenen Patientin, bei der aus den vor der Behandlung durchgeführten MRT-Untersuchungen eine CAA nicht nachgewiesen werden konnte, obwohl diese später neuropathologisch gesichert wurde (Solopova et al., 2023). Es besteht also eine Grauzone eines gewissen Prozentsatzes von CAA-Fällen, die die aktuell verfügbare, vor allem MRT-basierte Diagnostik nicht zuverlässig erkennt (Charidimou et al., 2022). Hieraus ergibt sich die Notwendigkeit, in weiterführender systematischer Forschung Prädiktionsalgorithmen für das CAA-Risiko basierend auf MRT-Daten und weiteren biologischen Markern zu etablieren.

3.4 Wirksamkeit bzw. Nichtwirksamkeit in Subgruppen

Die Aussage zur Wirksamkeit bzw. Nichtwirksamkeit in Subgruppen bezieht sich notwendigerweise auf Ergebnisse präspezifizierter Sekundäranalysen der Zulassungsdaten von Lecanemab und Donanemab, da die Studien nur bezüglich der Effekte in der Gesamtgruppe bzw. bei Donanemab bezüglich der nach Tau-Status stratifizierten Subgruppen gepowert waren. Naturgemäß sind diese Sekundäranalysen nicht konfirmatorisch angelegt. Zugleich erscheint es aber auch nicht vertretbar, diese Ergebnisse gänzlich zu ignorieren, da Einzelfallentscheidungen für oder gegen eine Behandlung durch die Berücksichtigung von Subgruppeneffekten mit unterstützt werden können. Nachfolgend sollen zwei zentrale Merkmale herausgegriffen werden.

3.4.1 Wirksamkeit bei homozygoten ApoE-ε4-Trägern

Lecanemab zeigte in der Clarity-AD-Studie einen Effekt zu Gunsten von Placebo bei ApoE-ε4-homozygoten Patienten, der aber statistisch nicht signifikant war (van Dyck et al., 2023). Demgegenüber zeigte Donanemab in der TRAILBLAZER-ALZ2-Studie einen numerischen Effekt zugunsten von Donanemab bei ApoE-ε4-homozygoten Patienten, auch dieser war aber statistisch nicht signifikant (Sims et al., 2023). Es ist zu beachten, dass aufgrund der geringen Fallzahlen eine konfirmatorische Testung in einem frequentistischen statistischem Rahmen nicht möglich war. Mittels neuerer statistischer Ansätze aus der bayesianischen Statistik konnte aber eine moderate Evidenz gegen einen Behandlungseffekt für Lecanemab und Donanemab bei ApoE-ε4-Homozygoten gezeigt werden (Teipel et al., 2025a).

Naturgemäß sagt eine solche Analyse nichts über die Ursache aus. Eine mögliche Erklärung wäre, dass Patienten mit ApoE-ε4-homozygotem Status eine geringere Exposition gegenüber dem Wirkstoff aufwiesen, da sie aufgrund höherer Nebenwirkungsraten öfters pausieren mussten bzw. nur langsam aufdosiert wurden. Alternativ kämen aber auch mögliche biologische Mechanismen einer durch den homozygoten Status stark genetisch getriebenen Erkrankung in Betracht.

3.4.2 Wirksamkeit bei Frauen vs. Männern

In der präspezifizierten Subgruppenanalyse der Clarity-AD-Studie zeigte sich für Männer ein statistisch signifikanter Vorteil für Lecanemab im Vergleich zu Placebo, aber nicht für Frauen (van Dyck et al., 2023). Demgegenüber waren die Behandlungseffekte in TRAILBLAZER-ALZ2 für Donanemab zwischen Männern und Frauen numerisch ähnlich und für beide Subgruppen signifikant (Sims et al., 2023). Auch hier ist darauf hinzuweisen, dass die Subgruppenanalysen nicht konfirmatorisch gepowert waren. Zur kontrovers diskutierten Frage, welche Rolle der nicht signifikante Behandlungseffekt von Lecanemab bei Frauen spielt, gibt es zwei neuere Arbeiten. Die erste Arbeit beruht auf einer Simulationsstudie auf Basis von Daten der ADNI-Kohorte (Andrews et al., 2025). Diese Studie legt nahe, dass der Unterschied des Lecanemab-Effektes zwischen Fauen und Männer nicht durch eine geringere Rate der kognitiven Verschlechterung bei den Frauen zu erklären ist, die den Placebo-Verum-Unterschied verdeckt hätte, da Frauen sogar eine raschere Progression kognitiver Defizite aufwiesen. Somit weist die Simulationsstudie darauf hin, dass der Unterschied zwischen Frauen und Männern in der Lecanemab-Studie möglicherweise ein tatsächlich unterschiedliches Ansprechen auf die Behandlung wiederspiegeln könnte.

Eine weitere Analyse (Teipel et al., 2025b) zeigte mittels eines bayesianischen Ansatzes moderate Evidenz für einen Unterschied im Behandlungseffekt von Lecanemab zu Ungunsten der Frauen, aber moderate bis starke Evidenz für keinen Unterschied des Behandlungseffektes von Donanemab zwischen Frauen und Männern. Auch diese Daten weisen darauf hin, dass die Unterschiede in den Behandlungseffekten von Lecanemab zwischen Frauen und Männern real sind und daher weiterführender Forschung bedürfen, um ihre Ursache aufzudecken. Ein möglicher Grund könnte sein, dass Frauen bei gleichem kognitivem Status bereits eine ausgeprägtere Hirnpathologie aufweisen als Männer (Digma et al., 2020). Da bei Lecanemab keine Stratifizierung nach Tau erfolgte (van Dyck et al., 2023), wäre es denkbar, dass die Frauen in der Lecanemab-Zulassungsstudie trotz den Männern vergleichbarer kognitiver Leistungen bereits eine ausgeprägtere Hirnpathologie aufwiesen, was den Effekt einer Behandlung nachfolgend reduziert hätte. Demgegenüber hatte die Donanemab-Zulassungsstudie die Patienten nach dem Ausmaß der Tau-Pathologie stratifiziert (Sims et al., 2023). Dies könnte Unterschiede in der vorbestehenden Ausprägung der Hirnpathologie zwischen Frauen und Männern teilweise reduziert und dazu geführt haben, dass Geschlechtsunterschiede im Ansprechen auf die Behandlung nivelliert wurden. Diese Interpretation ist aktuell aber vollständig spekulativ, weiterführende Forschung hierzu ist dringend erforderlich. Die Diskussion zu einer möglichen Geschlechtsbias hat international gerade erst begonnen, hier ist auf jeden Fall eine offene Kommunikation mit den Patienten erforderlich und ein aufmerksames Verfolgen der weiteren Forschungssituation.

3.5 Zusammenfassung

Zentral für die Indikationsstellung für Lecanemab und Donanemab wird der Nachweis einer leichten kognitiven Störung bzw. eines leichtgradigen demenziellen Syndroms mittels Anamnese und kognitiver Kurztestung in Kombination mit einem positiven Amyloidnachweis im Liquor cerebrospinalis oder der Amyloid-sensitiven PET-Untersuchung sein. Aktuell besteht eine Diskussion zur möglichen Nutzung von Blutbiomarkern zur Etablierung der Amyloid-Status (▶ Kap. 5). Ein erster Biomarker im Blut (p-tau217) wurde bereits in Europa für die Zulassung empfohlen (Stand: August 2025). Aktuell leitet sich aus dem Blutmarker keine begründende Indikation für eine Therapie ab. Von der alleinigen Nutzung eines Blutbiomarker für die Indikationsstellung für eine Anti-Amyloid-Antikörpertherapie sollte daher gegenwärtig Abstand genommen werden.

Die Ausschlusskriterien umfassen anamnestische Kriterien, insbesondere eine Vormedikation mit Antikoagulantien, sowie den Nachweis eines ApoE-ε4-homozygoten Status. Weitere Ausschlusskriterien sind bildgebende Nachweise von Mikro- und Makrohämorrhagien, einer CAA oder eines Hirnödems. Aktuell offen ist die Frage, welche MRT-Sequenzen für den Ausschluss der betreffenden Hirnläsionen genutzt werden sollen und ob den AUR-Kriterien aus den USA bezüglich der bevorzugten Nutzung von sensitiveren höheren Feldstärken von 3 Tesla auch in Europa gefolgt werden wird. Zudem ist noch unklar, ob die aktuell aus der Zulassungsstudie sich ergebende Schwelle von maximal vier Mikrohämorrhagien weiter abgesenkt werden soll, um das Risiko einer vorbestehenden CAA weiter zu senken.

Eine wichtige Diskussion sind mögliche Wirksamkeitsunterschiede in Subgruppen. Zentral sind hier Unterschiede in der Wirksamkeit zwischen den Geschlechtern, die betreffende Diskussion hierzu hat gerade erst begonnen. Es ist unabdingbar, dass hier weiterführende Untersuchungen erfolgen, um einen möglichen Geschlechtsbias zu erfassen, zu verstehen und ggfs. in Behandlungsempfehlungen mit einzubinden.

In der Zusammenschau unterstreicht der aktuelle Stand der Diskussion, dass idealerweise Patienten im Rahmen einer Registerstudie behandelt werden sollten, sodass frühzeitig mögliche Signale bezüglich einer Gefährdung der Sicherheit, aber auch Unterschiede der Wirksamkeit zwischen Subgruppen identifiziert werden könnten. Auch wenn naturgemäß keine Placebokontrolle besteht, könnte dennoch z. B. ein Unterschied der Abnahmerate im kognitiven Test zwischen Männern und

Frauen untersucht werden und im Fall deutlicher Unterschiede zu einer weiterführenden Prüfung Anlass geben.

Am Ende bleibt die Indikationsstellung Ergebnis einer individuellen ausführlichen Beratung des Patienten und seiner Angehörigen. Mit den neuen Antikörpertherapien steht erstmalig eine potenziell krankheitsmodifizierende Behandlung der Alzheimer-Krankheit zur Verfügung, deren Wirkung aber begrenzt und deren Nebenwirkungen relevant sind. Somit erscheint eine sorgfältige Indikationsstellung unter Berücksichtigung des jeweils aktuellen Stands der Wissenschaft, der sich gegenwärtig mit hoher Dynamik weiterentwickelt, von entscheidender Bedeutung.

3.6 Fazit

- *Diagnostische Kriterien für Lecanemab und Donanemab:* Positiver Amyloid-Nachweis mittels Liquor oder Amyloid-PET, Nachweis einer Tau-Pathologie (mittles Liquor oder Tau-PET) ist nicht erforderlich, könnte aber insbesondere für Donanemab die individuelle Risiko-Nutzen-Abwägung unterstützen.
- *Blutbiomarker in der Diagnostik:* Der Biomarker p-tau217 wurde in Europa zur Zulassung empfohlen, jedoch sollte ein Blutbiomarker aktuell nicht allein zur Therapieindikation für Anti-Amyloid-Antikörper herangezogen werden.
- *Ausschlusskriterien für die Therapie:* Wichtige Ausschlusskriterien umfassen Antikoagulation, ApoE-ε4-Homozygotie sowie bildgebende Nachweise von Mikro- und Makrohämorrhagien, CAA oder Hirnödem. Die optimalen MRT-Sequenzen zur Risikoeinschätzung bleiben noch zu konsentieren.
- *Wirksamkeitsunterschiede in Subgruppen:* Erste Hinweise deuten auf mögliche Geschlechtsunterschiede in der Wirksamkeit hin. Weitere Studien sind notwendig, um potenzielle Geschlechtsbias zu verstehen und zu berücksichtigen.
- *Bedeutung der individuellen Indikationsstellung:* Trotz des Potenzials krankheitsmodifizierender Antikörpertherapien bleiben ihre Wirkungen begrenzt und die Nebenwirkungen relevant. Eine sorgfältige, wissenschaftlich fundierte Indikationsstellung ist essenziell.

Tab. 3.1: Zusammenfassung der US-amerikanischen AUR für Lecanemab (Cummings et al., 2023) und Donanemab (Rabinovici et al., 2025)

Kategorie	Wichtige Empfehlungen
Auswahl der Patienten	Lecanemab und Donanemab werden für Patienten mit leichter kognitiver Störung (MCI) aufgrund einer Alzheimer-Krankheit oder leichter Alzheimer-Demenz mit bestätigter Amyloid-Pathologie empfohlen.
Ausschluss-Kriterien	Patienten mit fortgeschrittener Alzheimer-Krankheit, mehr als vier Mikroblutungen oder Makroblutungen (mind. 1 Blutung > 10 mm) in der Vorgeschichte bzw. der aktuellen Bildgebung,

Tab. 3.1: Zusammenfassung der US-amerikanischen AUR für Lecanemab (Cummings et al., 2023) und Donanemab (Rabinovici et al., 2025) – Fortsetzung

Kategorie	Wichtige Empfehlungen
	schweren zerebrovaskulären Erkrankungen oder Patienten, die Antikoagulanzien benötigen sowie Patienten mit der Diagnose einer CAA sollten ausgeschlossen werden.
ApoE-Genotypisierung	Es wird empfohlen, das Risiko für Amyloid-bedingte Bildgebungsanomalien (ARIA) zu beurteilen, insbesondere bei ApoE-ε4-Homozygoten, die ein höheres Risiko haben.
Bildgebungskriterien	Vor Behandlungsbeginn ist eine MRT-Untersuchung erforderlich. Eine MRT-Überwachung wird vor der 5., 7. und 14. Infusion bei Lecanemab und vor der 2., 3., 4. und 7. Infusion bei Donanemab, danach jährlich empfohlen. Eine zusätzliche MRT-Untersuchung ist erforderlich, wenn ARIA-Symptome auftreten.
Tau-PET	Tau-PET spielt keine Rolle bei Lecanemab. Für Donanemab ist eine Tau-PET für die Beurteilung der Indikation ebenfalls nicht erforderlich. Wenn verfügbar, kann eine Tau-PET verwendet werden, um die Einschätzung des klinischen Nutzens für einen bestimmten Patienten zu individualisieren und so die Risiko-Nutzen-Abwägung zu unterstützen.
Begleitmedikation	Cholinesterasehemmer und Memantin sind zugelassen. Antikoagulanzien sollten wegen des erhöhten Blutungsrisikos vermieden werden. Eine Thrombozytenaggregationshemmer-Therapie kann mit Vorsicht zugelassen werden.
Verabreichung und Überwachung	Intravenöse Infusion alle zwei Wochen für Lecanemab, alle vier Wochen für Donanemab. Die Patienten sollten bzgl. ARIA und Infusionsreaktionen überwacht werden. Es sollten Behandlungsprotokolle für ARIA vorhanden sein.
Patientenaufklärung	Patienten und Angehörige sollten über Nutzen, Risiken und Überwachungsanforderungen informiert werden. Es sollten kulturell angemessene Kommunikationsstrategien angewandt werden.
Besondere Subgruppen	Begrenzte Daten für früh einsetzende Alzheimer-Krankheit, Down-Syndrom und autosomal dominante Alzheimer-Krankheit. Diese Patienten können mit Vorsicht behandelt werden, wenn sie die anderen Einschlusskriterien erfüllen.
Aufnahme in ein Register	Patienten, die mit Lecanemab oder Donanemab behandelt werden, sollten in das ALZ-NET[5] oder ähnliche Register aufgenommen werden, um eine Datenerfassung und -überwachung in der Routineversorgung zu ermöglichen.
Arbeitsablauf	Gesundheitsdienstleister sollten institutionelle Vorkehrungen treffen, Protokolle für die Überwachung und das Management von ARIA erstellen und Personal für die Verabreichung und die Patientenberatung schulen.

5 https://www.alznetproviders.org

Tab. 3.1: Zusammenfassung der US-amerikanischen AUR für Lecanemab (Cummings et al., 2023) und Donanemab (Rabinovici et al., 2025) – Fortsetzung

Kategorie	Wichtige Empfehlungen
Therapiebeendigung	Für Lecanemab gibt es keine Empfehlungen zur Therapiebeendigung: »Die Wirksamkeit und Sicherheit von Lecanemab bei Patienten mit einer schwereren Alzheimer-Demenz als den in den Studien eingeschlossenen Patienten ist nicht bekannt, und Empfehlungen zum Absetzen der Lecanemab-Therapie, wenn Patienten über eine leichte Alzheimer-Demenz hinaus fortschreiten, hängen von weiteren Informationen ab.« Für Donanemab kommt eine Beendigung der Therapie in Betracht, wenn ein Folge-Amyloid-PET-Scan, der in der Regel 12 bis 18 Monate nach Beginn der Behandlung durchgeführt wird, negativ ausfällt. Wenn kein Amyloid-PET zur Überwachung des Ansprechens auf die Behandlung verfügbar ist, können Ärzte die Behandlungsdauer begrenzen, beispielsweise auf 18 Monate, basierend auf der Erkenntnis, dass über 75 % der Patienten in der TRAILBLAZER-ALZ2-Studie in diesem Zeitraum eine Amyloid-Clearance im PET erreichten.

Tab. 3.2: Operationalisierung der AUR (Cummings et al., 2023) und potenzielle Modifikationen

Kategorie	Operationalisierung	Diskutierte Modifikationen im europäischen Kontext
Auswahl der Patienten	MMSE 22 bis 30 p-tau181/Aβ42-Ration im Liquor erhöht und/oder Amyloid-PET-Signal erhöht	ev. Aβ42 und Aβ42/Aβ40-Ratio als alternatives Kriterium im Liquor cerebrospinalis (Froelich & Jessen, 2023)
Ausschluss-Kriterien	angelehnt an Zulassungsstudie > 4 Mikrohämorrhagien	Festlegung der maximalen Zahl der Mikrohämorrhagien auf einen Grenzwert < 4 aktuell in der Diskussion
ApoE-Genotypisierung	empfohlen für eine verbesserte Risikokommunikation	Ausschluss von ApoE-ε4-Homozygoten
Bildgebungs-kriterien	TI fluid-attenuated Inversion Recovery (FLAIR) und T2*-gewichtete Gradient Recalled Echo (GRE) oder äquivalente Sequenzen (z. B. Suszeptibilitäts-gewichtetes Imaging (SWI)), und Diffusions-gewichtetes Imaging (DWI), bevorzugt bei 3 Tesla	Festlegung auf 3-Tesla-MRT für Europa unklar wegen unterschiedlicher Verfügbarkeit in den Mitgliedstaaten
Aufnahme in ein Register	ALZ-NET-Register[6], nicht verpflichtend	Verpflichtender Einschluss der ersten 1.000 Patienten in eine

6 https://www.alznetproviders.org

Tab. 3.2: Operationalisierung der AUR (Cummings et al., 2023) und potenzielle Modifikationen – Fortsetzung

Kategorie	Operationalisierung	Diskutierte Modifikationen im europäischen Kontext
		PASS-Studie wurde intial von EMA gefordert, dann wieder aufgegeben. Zwingend ist die Registrierung von Verordnern und Patienten in einem Controlled Access Program (CAP).

Tab. 3.3: Einschlusskriterien gemäß deutscher Fachinformation für Leqembi®

Kriterium	Beschreibung
Krankheitsstadium	frühe Alzheimer-Krankheit: leichte kognitive Störung (MCI) oder leichte Demenz
Amyloid-Pathologie	Nachweis einer Amyloid-Beta-Pathologie erforderlich (z. B. via PET oder Liquoranalytik)
ApoE-ε4-Genotyp	nur **Nichtträger oder heterozygote Träger** von ApoE-ε4 (nicht homozygot!)
Beurteilbarkeit mittels MRT	MRT ohne Hinweise auf Ausschlussgründe (▶ Tab. 3.4)
Verfügbarkeit MRT und ärztlicher Betreuung	Zugang zu regelmäßiger MRT und Betreuung durch erfahrene Fachärzte

Tab. 3.4: Ausschlusskriterien gemäß deutscher Fachinformation für Leqembi®

Kriterium	Beschreibung
ApoE-ε4-Homozygotie	höheres ARIA-Risiko – **keine Zulassung** für homozygote Träger
Antikoagulanzientherapie	laufende Therapie mit Antikoagulanzien (z. B. DOAKs, Heparin etc.)
Bildgebende Hinweise auf CAA oder Blutungsrisiko	> 4 Mikroblutungen, superfizielle Siderose, vasogenes Ödem, intrazerebrale Blutung > 1 cm, Aneurysma, AV-Malformation etc
Infektions- oder Immunerkrankungen	nicht adäquat kontrollierte immunologische Erkrankungen, Bedarf an Immunsuppressiva, Plasmapherese, Immunglobulinen waren aus Zulassungsstudien ausgeschlossen; Sicherheit und Wirksamkeit bei diesen Patienten nicht bekannt
Neurologische Ereignisse	Schlaganfall, TIA, Krampfanfall innerhalb von 12 Monaten vor Screening waren aus Zulassungsstudien ausgeschlossen; Sicherheit und Wirksamkeit bei diesen Patienten nicht bekannt

Tab. 3.4: Ausschlusskriterien gemäß deutscher Fachinformation für Leqembi® – Fortsetzung

Kriterium	Beschreibung
Genetische Formen	Patienten mit autosomal-dominanter Alzheimer-Krankheit oder Down-Syndrom waren aus Zulassungsstudien ausgeschlossen; Sicherheit und Wirksamkeit bei diesen Patienten nicht bekannt.
Schwangerschaft	Die Auswirkungen von Lecanemab auf den sich entwickelnden Fötus sind nicht bekannt. Lecanemab wird während der Schwangerschaft nicht empfohlen.
Stillzeit	Es liegen keine Daten zum Vorhandensein von Lecanemab in der Muttermilch, den Auswirkungen auf gestillte Säuglinge oder den Auswirkungen des Arzneimittels auf die Milchproduktion vor. Die Auswirkungen dieser Exposition auf einen gestillten Säugling sind nicht bekannt und ein Risiko kann nicht ausgeschlossen werden. Daher ist die Entscheidung zu treffen, das Stillen zu unterbrechen oder Lecanemab abzusetzen, dabei sind der Nutzen des Stillens für das Kind und der Nutzen der Lecanemab-Therapie für die Frau zu berücksichtigen.

3.7 Literatur

Andrews, D., Ducharme, S., Chertkow, H., et al. (2025). The higher benefit of lecanemab in males compared to females in CLARITY AD is probably due to a real sex effect. Alzheimers Dement, 21(1), e14467. https://www.doi.org/10.1002/alz.14467

Charidimou, A., Boulouis, G., Frosch, M. P., et al. (2022). The Boston criteria version 2.0 for cerebral amyloid angiopathy: a multicentre, retrospective, MRI-neuropathology diagnostic accuracy study. Lancet Neurol, 21(8), 714–725. https://www.doi.org/10.1016/S1474-4422(22)00208-3

Cummings, J., Apostolova, L., Rabinovici, G. D., et al. (2023). Lecanemab: Appropriate Use Recommendations. J Prev Alzheimers Dis, 10(3), 362–377. https://www.doi.org/10.14283/jpad.2023.30

DGPPN/DGN (2025). Leitlinie Demenzen – Living Guideline. Version 5.1. vom 28.02.2025. Retrieved 16.05.2025.

Digma, L. A., Madsen, J. R., Rissman, R. A., et al. (2020). Women can bear a bigger burden: ante- and post-mortem evidence for reserve in the face of tau. Brain Commun, 2(1), fcaa025. https://www.doi.org/10.1093/braincomms/fcaa025

Dubois, B., Feldman, H. H., Jacova, C., et al. (2010). Revising the definition of Alzheimer's disease: a new lexicon. Lancet Neurol, 9(11), 1118–1127. https://doi.org/10.1016/s1474-4422(10)70223-4

Dubois B, Feldman HH, Jacova C et al. (2007) Research criteria for the diagnosis of Alzheimer's disease: revising the NINCDS-ADRDA criteria. Lancet Neurol, 6(8): 734–746. https://www.doi.org/10.1016/S1474-4422(07)70178-3

Dubois, B., Feldman, H. H., Jacova, C., et al. (2014). Advancing research diagnostic criteria for Alzheimer's disease: the IWG-2 criteria. Lancet Neurol, 13(6), 614–629. https://www.doi.org/10.1016/S1474-4422(14)70090-0

Froelich, L., & Jessen, F. (2023). Editorial: Lecanemab: Appropriate Use Recommendations – A Commentary from a European Perspective. J Prev Alzheimers Dis, 10(3), 357–358. https://www.doi.org/10.14283/jpad.2023.44

Jack, C. R., Jr., Albert, M. S., Knopman, D. S., et al. (2011). Introduction to the recommendations from the National Institute on Aging-Alzheimer's Association workgroups on diagnostic guidelines for Alzheimer's disease. Alzheimers Dement, 7(3), 257–262. https://www.doi.org/10.1016/j.jalz.2011.03.004

Jack, C. R., Jr., Andrews, J. S., Beach, T. G., et al. (2024). Revised criteria for diagnosis and staging of Alzheimer's disease: Alzheimer's Association Workgroup. Alzheimers Dement, 20(8), 5143–5169. https://www.doi.org/10.1002/alz.13859

Jack, C. R., Jr., Bennett, D. A., Blennow, K., et al. (2018). NIA-AA Research Framework: Toward a biological definition of Alzheimer's disease. Alzheimers Dement, 14(4), 535–562. https://www.doi.org/10.1016/j.jalz.2018.02.018

Petersen, R. C., Doody, R., Kurz, A., et al. (2001). Current concepts in mild cognitive impairment. Arch. Neurol., 58(12), 1985–1992.

Rabinovici, G. D., Selkoe, D. J., Schindler, S. E., et al. (2025). Donanemab: Appropriate use recommendations. J Prev Alzheimers Dis, 12(5), 100150. https://doi.org/10.1016/j.tjpad.2025.100150

Sims, J. R., Zimmer, J. A., Evans, C. D., et al. (2023). Donanemab in Early Symptomatic Alzheimer Disease: The TRAILBLAZER-ALZ 2 Randomized Clinical Trial. Jama. https://www.doi.org/10.1001/jama.2023.13239

Solopova, E., Romero-Fernandez, W., Harmsen, H., et al. (2023). Fatal iatrogenic cerebral beta-amyloid-related arteritis in a woman treated with lecanemab for Alzheimer's disease. Nat Commun, 14(1), 8220. https://www.doi.org/10.1038/s41467-023-43933-5

Sperling, R. A., Aisen, P. S., Beckett, L. A., et al. (2011). Toward defining the preclinical stages of Alzheimer's disease: recommendations from the National Institute on Aging-Alzheimer's Association workgroups on diagnostic guidelines for Alzheimer's disease. Alzheimers Dement, 7(3), 280–292. S1552–5260(11)00099–9 [pii] https://www.doi.org/10.1016/j.jalz.2011.03.003

Switzer, A. R., Charidimou, A., McCarter, S., et al. (2024). Boston Criteria v2.0 for Cerebral Amyloid Angiopathy Without Hemorrhage: An MRI-Neuropathologic Validation Study. Neurology, 102(10), e209386. https://www.doi.org/10.1212/WNL.0000000000209386

Teipel, S., Tang, A., Khachaturian, A. (2025a). Clinical efficacy of anti-amyloid antibodies in ApoE ε4 homozygotes – a Bayesian reanalysis and meta-analysis of lecanemab and donanemab phase 3 results. Alzheimer Dementia TRCI, in press.

Teipel, S., Tang, Y., Khachaturian, A. (2025b). Sex Differences in Treatment Effects of Lecanemab and Donanemab: A Bayesian Reanalysis of CLARITY-AD and TRAILBLAZER-ALZ2. Alzheimer Dementia TRCI, in press.

van Dyck, C. H., Swanson, C. J., Aisen, P., et al. (2023). Lecanemab in Early Alzheimer's Disease. N Engl J Med, 388(1), 9–21. https://www.doi.org/10.1056/NEJMoa2212948

Wolf, D., Bocchetta, M., Preboske, G. M., et al. (2017). Reference standard space hippocampus labels according to the EADC-ADNI harmonized protocol: Utility in automated volumetry. Alzheimers Dement. https://doi.org/10.1016/j.jalz.2017.01.009

4 Praktische Durchführung und Behandlungs-Monitoring antikörperbasierter Anti-Amyloid-Therapie am Beispiel von Lecanemab

Johannes Pantel

Zusammenfassung

Der therapeutische Einsatz von monoklonalen Antikörpern stellt in der Neurologie kein Novum dar und ist in verschiedenen Indikationsgebieten, so etwa bei der Multiplen Sklerose, bereits seit vielen Jahren etabliert. Dagegen müssen umfangreichere klinische Anwendungserfahrungen zur antikörperbasierten Anti-Amyloid-Therapie bei Alzheimer-Krankheit in den nächsten Jahren erst gesammelt werden. Die Einführung dieser neuen Biologika wird durch zulassungsbedingte Auflagen, Anforderungen und konkrete Empfehlungen flankiert, die neben der korrekten Indikationsstellung und praktischen Anwendung insbesondere die Sicherheit der Patienten sicherstellen sollen. Dies betrifft Auflagen zur Eingangsdiagnostik, zur Qualifikation und Ausstattung der behandelnden Ärzte und zum Therapie-Monitoring sowie Hinweise zu Kontraindikationen, Dauer der Behandlung und zum Management bedeutsamer Nebenwirkungen, insbesondere der sog. Amyloid-Related Imaging Abnormalities (ARIA) und infusionsbedingter allergischer Reaktionen. Am Beispiel von Lecanemab, dem ersten Amyloid reduzierenden monoklonalen Antikörper, der in der EU und damit auch in Deutschland zugelassen wurde, wird eine Übersicht zu den genannten Aspekten gegeben, die sich an den von der Europäischen Arzneimittelagentur (EMA) im Rahmen der Zulassung gemachten Vorgaben, den deutschen Fachinformationen und den begleitenden Empfehlungen zur angemessenen Anwendung (sogenannte Appropriate Use Recommendation[AUR], s. u.) orientiert.

4.1 Einleitung

Lecanemab ist der erste Amyloid-reduzierende monoklonale Antikörper, der in der EU und damit auch in Deutschland zur Behandlung der Alzheimer-Krankheit zugelassen wurde. Für die pharmakologisch analoge Substanz Donanemab wurde von der European Medicines Agency (EMA) kurz darauf ebenfalls eine Zulassungsempfehlung ausgesprochen und die EU-Zulassung ist inzwischen erteilt. Mit der EU-Zulassung von Lecanemab und den darauf basierenden deutschen Fachinformationen wurden die Voraussetzungen für die Durchführung und Überwachung der Behandlung detailliert beschrieben (EMA, 2025; Rote Liste Fachinfo Service, o.J.a). Diese können auf EU- bzw. Länderebene durch Empfehlungen zur angemessenen Anwendung (sogenannte Appropriate Use Recommendations [AUR]) weiter ausgeführt und präzisiert werden. Für Lecanemab und Donanemab wurden AURs bisher von US-amerikanischer Seite veröffentlicht (Cummings et al., 2023; Rabinovici et al., 2025), in Europa für Lecanemab zusätzlich von französischer Seite (Villain et al., 2025). Deutschsprachige AURs für Lecanemab befinden sich derzeit in Vorbereitung, es ist jedoch zu erwarten, dass diese nicht wesentlich von den französischen abweichen. AURs bieten eine Experten-basierte Orientierung für die Einführung der neuen Arzneimittel in die »Real World« klinische Praxis, sind jedoch im Gegensatz zu den Festlegungen im Zulassungs-Label und in den Fachinformationen nicht verbindlich. Die folgenden Darstellungen zur praktischen Durchführung der Therapie und zum Behandlungs-Monitoring orientieren sich daher hauptsächlich an den deutschen Fachinformationen für Lecanemab[7], ggf. ergänzt durch relevante Aspekte aus den verfügbaren AURs. Aufgrund der pharmakologischen Ähnlichkeit gestaltet sich die Handhabung der Überwachungs- und Sicherheitsaspekte von Lecanemab und Donanemab sehr ähnlich (Rote Liste Fachinfo Service, o.J.b). Um Redundanzen in der Darstellung zu vermeiden, beschränkt sich der vorliegende Artikel auf die erste der beiden zugelassenen Substanzen, Lecanemab. Ein direkter Vergleich zwischen beiden Substanzen, der auch mögliche Unterschiede verdeutlicht, wird durch die Nebeneinanderstellung der Tabellen 2.1 und 2.2. im Kapitel 2 ermöglicht, auf die an dieser Stelle verwiesen wird (▸ Kap. 2). Details zum konkreten Vorgehen sollten in den jeweiligen Fachinformationen der Hersteller nachgelesen werden.

4.2 Praktische Durchführung der Therapie

4.2.1 Was ist vor der Behandlung zu beachten?

Indikationsstellung

Lecanemab ist unter dem Markennamen Leqembi® zur Behandlung erwachsener Patienten mit der klinischen Diagnose einer leichten kognitiven Beeinträchtigung oder einer leichten Demenz aufgrund der Alzheimer-Krankheit zugelassen. Beide klinische Entitäten werden unter dem Begriff der frühen Alzheimer-Krankheit zusammenfasst. Die Ein- und Ausschlusskriterien sind vor Beginn der Behandlung sorgfältig zu prüfen (▸ Kap. 3). Das Vorliegen einer Amyloid-Beta-Pathologie muss

7 Für Donanemab lagen diese zum Zeitpunkt der Drucklegung dieses Kapitels noch nicht vor.

vor Beginn der Behandlung durch einen geeigneten Test bestätigt werden (▶ Kap. 3, ▶ Kap. 5, ▶ Kap. 6). Zu den Ausschlusskriterien zählen u. a. Homozygotie für Apolipoprotein E ε4 (ApoE ε4), da hierdurch das Risiko des Auftretens von *Amyloid-Related Imaging Abnormalities* (ARIA) (deutsch: Amyloid-assoziierte Bildgebungsanomalien) erhöht wird (s. u.) oder das Vorliegen einer Demenz, die nicht durch eine Alzheimer-Krankheit verursacht wird oder die bereits das leichte Krankheitsstadium überschritten hat. Weitere detaillierte Hinweise zur Indikationsstellung finden sich in dem vorhergehenden Kapitel von Stefan Teipel (▶ Kap. 3).

Baseline-MRT

Innerhalb der letzten 6 Monate vor Beginn der Behandlung mit Lecanemab muss eine Baseline-MRT des Gehirns durchgeführt werden, um eine bestehende ARIA auszuschließen. Dies entspricht im Wesentlichen dem Vorgehen in den Zulassungsstudien (▶ Kap. 2), da bestimmte vorbestehende Befunde in der neuroradiologischen Bildgebung ein erhöhtes Risiko für intrazerebrale Blutungen bedingen (▶ Kap. 7). Hierzu zählen u. a. zerebrale Blutungen mit einem Durchmesser von mehr als 1 cm, mehr als 4 Mikroblutungen, oberflächliche Siderose, vasogenes Ödem, aber auch andere Befunde, die auf eine zerebrale Amyloidangiopathie (CAA) hindeuten, sowie andere gefäßbezogene Auffälligkeiten (Aneurysma, Gefäßfehlbildung).

Wechselwirkungen und Kontraindikationen

Neben einer Homozygotie für ApoE ε4 (s. o.) und den genannten MRT-Befunden stellt auch eine laufende Behandlung mit Antikoagulanzien (z. B. Marcumar®, Heparin, Apixaban Rivaroxaban) oder Thrombolytika eine Kontraindikation zur Einleitung einer Lecanemab-Therapie dar. Dagegen war die Anwendung von Aspirin oder anderen Thrombozytenaggregationshemmern in klinischen Studien erlaubt, sofern der Patient eine stabile Dosis erhielt. Ein erhöhtes Risiko für ARIA oder intrazerebrale Blutungen wurde bei der Anwendung von Thrombozytenaggregationshemmern (z. B. Clopidogrel, Prasugrel) bisher nicht beobachtet (Cummings et al., 2023)

Mit Lecanemab wurden keine Studien zur Erfassung von Wechselwirkungen mit anderen Medikamenten durchgeführt. Eine vorbestehende Therapie mit Acetylcholinesterase-Hemmern oder Memantine kann unter Lecanemab weitergeführt werden (Villain et al., 2025), wie dies auch in den Zulassungsstudien gehandhabt wurde.

Patienten, die innerhalb der letzten 12 Monate vor der Behandlung unter transitorischen ischämischen Attacken (TIA), Schlaganfällen oder Krampfanfällen litten, wurden von den klinischen Studien mit Lecanemab ausgeschlossen. Über die Sicherheit und Wirksamkeit von Lecanemab bei diesen Patienten ist daher nichts bekannt. Das gleiche gilt für Patienten mit autosomal-dominanter (familiärer) Alzheimer-Krankheit (FAD) oder Down-Syndrom, die jedoch möglicherweise eine höhere Rate an CAA- und ARIA-Befunden aufweisen, was mit einem erhöhten Risiko einer intrazerebralen Blutung unter Lecanemab einhergehen könnte (vgl. hierzu ▶ Tab. 3.4).

Die französischen AUR (Villain et al., 2025) führen hierzu aus, dass chronologisches Alter (in beide Richtungen) kein Ausschlusskriterium für die Behandlung darstellen sollte. Sie empfehlen jedoch, bei relativ jungen Patienten die Möglichkeit des Vorliegens einer FAD (und damit eines möglicherweise erhöhten Risikos für ARIA) zu bedenken und bei relativ alten Patienten vor Behandlungsbeginn ein geriatrisches Assessment durchzuführen, um z. B. Multimorbidität oder Mobilitätseinschränkungen im Rahmen der Behandlung adäquat berücksichtigen zu können. Zum Screening auf die Notwendigkeit eines ausführlichen geriatrischen Assessments wird der Einsatz von Frailty Scales (z. B. FRAIL) diskutiert. Bezüglich des Einschlusses jüngerer Patienten liegen keine Daten zu den Auswirkungen von Lecanemab auf die menschliche Fertilität vor.

Qualifikation und Ausstattung der anwendenden Ärzte

Die Behandlung sollte von Ärzten eingeleitet und überwacht werden, die Erfahrung in der Diagnose und Behandlung der Alzheimer-Krankheit und niederschwelligen Zugang zu Magnetresonanztomografie (MRT) haben (▶ Kap. 12). Die Infusionen sollten von qualifiziertem medizinischem Fachpersonal verabreicht werden, das in der Überwachung, Erkennung und Behandlung infusionsbedingter Reaktionen geschult ist (s. u.). Die französischen AUR (Villain et al., 2025) führen hierzu aus, dass die Durchführung der Behandlung gleichwohl nicht nur auf Gedächtnisambulanzen beschränkt sein sollte, solange die erforderlichen Ressourcen (Management von infusionsbedingten Reaktionen, Zugang zu einem 1,5- oder 3-Tesla-MRT-Scanner) verfügbar sind. Es wird darüber hinaus empfohlen, dass die behandelnden Einrichtungen einen Behandlungspfad für das Monitoring und das Management von ARIA implementieren. Den befunderstellenden Radiologen sollte ein spezifisches Training für das Erkennen von ARIA angeboten werden.

ApoE-ε4-Genotypisierung

Um das Risiko für das Auftreten von ARIA einzuschätzen, sollte vor Beginn der Behandlung der ApoE-ε4-Status getestet werden. Vor der Testung sollten die Patienten entsprechend beraten werden und in die Durchführung einer Genotypisierung eingewilligt haben. Entsprechende Hinweise hierzu werden im Kapitel von Finckh und Arlt (▶ Kap. 8) gegeben. Der ApoE-Genotyp sollte mittels eines CE-gekennzeichneten In-vitro-Diagnostikums (IVD) mit entsprechendem Verwendungszweck bestimmt werden. Falls kein CE-gekennzeichnetes IVD verfügbar ist, sollte ein alternativer validierter Test verwendet werden. Die französischen AUR (Villain et al., 2025) weisen hierzu ergänzend auf die Wichtigkeit einer Beratung der Patienten hin, die die Implikationen des Testresultats für die Behandlung, aber auch für genetisch verwandte Angehörige diskutiert.

Kontrolliertes Zugangsprogramm und Registrierung, Aufklärung und Patientenkarte

Zur Förderung der sicheren und wirksamen Anwendung von Lecanemab muss nach aktuellem Stand vor Einleitung der Behandlung bei allen Patienten eine Registrierung über ein zentrales Registrierungssystem erfolgen, das im Rahmen eines kontrollierten Zugangsprogramms (CAP) implementiert wurde. Darüber hinaus ist vor der Behandlung sicherzustellen, dass der Patient durch den behandelnden Arzt adäquat über die Risiken der Behandlung, die erforderlichen MRT-Untersuchungen, Symptome möglicher Nebenwirkungen sowie den Behandlungsablauf (insbesondere die Zeitpunkte der Konsultationstermine) aufgeklärt wurde. Dabei empfiehlt es sich, die Einwilligungsfähigkeit den Patientinnen und Patienten vorab zu überprüfen und zu dokumentieren. Ebenso ist darauf zu achten, dass den Patientinnen und Patienten vor der Behandlung die Patientenkarte ausgehändigt wurde – mit der Anweisung, diese stets bei sich zu tragen. Darüber hinaus wird empfohlen, den Patientinnen und Patienten mit schriftlichen Informationen in Smartphone- oder Brieftaschenformat auszustatten, auf dem ARIA-Symptome sowie wichtige Kontaktdaten und Notfallnummern aufgelistet sind (Villain et al., 2025).

4.2.2 Was ist während der laufenden Behandlung zu beachten?

Dosierung und Art der Anwendung

Lecanemab ist ausschließlich zur intravenösen Anwendung bestimmt und wird in einer Dosis von 10 mg/kg Körpergewicht alle zwei Wochen intravenös über einen Zeitraum von etwa einer Stunde verabreicht. Das Arzneimittel wird vor der intravenösen Infusion in 0,9%iger Natriumchlorid-Infusionslösung (250 ml) verdünnt. Vorab muss die genaue Dosis bzw. das verabreichte Gesamtvolumen an Lecanemab-Lösung anhand des tatsächlichen Körpergewichts der Patientinnen und Patienten berechnet werden. Titration und/oder altersabhängige Dosisanpassungen sind bei Lecanemab (anders als bei Donanemab) nicht erforderlich. Ebenso muss bei Patientinnen und Patienten mit Nierenfunktionsstörungen oder leichten bis mittelgradigen Leberfunktionsstörungen keine spezielle Dosisanpassung erfolgen. Weitere detaillierte Hinweise zur Zubereitung der Infusionslösung werden in den Fachinformationen gegeben. Um die Rückverfolgbarkeit biologischer Arzneimittel zu verbessern, sollten Name und Chargennummer des verabreichten Produkts eindeutig dokumentiert werden.

Eine subkutane Applikationsform mit Autoinjektor hat für Lecanemab bereits das amerikanische Zulassungsverfahren erfolgreich durchlaufen, steht in Deutschland jedoch noch nicht zur Verfügung.

Wechselwirkungen mit anderen Arzneimitteln und sonstige Wechselwirkungen

Es wurden keine Studien zu Wechselwirkungen von Lecanemab mit anderen Arzneimitteln durchgeführt. Da die Elimination von Lecanemab jedoch wahrscheinlich über normale Abbauwege für Immunglobuline erfolgt, sollte die Clearance durch gleichzeitig verabreichte niedermolekulare Arzneimittel nicht beeinflusst werden. Daher ist nicht zu erwarten, dass Lecanemab pharmakokinetische Wechselwirkungen mit gleichzeitig verabreichten Arzneimitteln verursacht oder für solche anfällig ist. Insofern spricht auch nichts dagegen, Lecanemab mit einem Acetylcholinesterase-Hemmer oder Memantine zu kombinieren, sofern indiziert (Villain et al., 2025).

Auswirkungen auf die Verkehrstüchtigkeit und die Fähigkeit zum Bedienen von Maschinen

Lecanemab hat keinen oder einen vernachlässigbaren Effekt auf die Verkehrstüchtigkeit und die Fähigkeit zum Bedienen von Maschinen. Patientinnen und Patienten sollten gleichwohl angewiesen werden, beim Führen eines Fahrzeugs oder beim Bedienen von Maschinen vorsichtig zu sein, falls unter der Behandlung Schwindel oder Verwirrtheit auftreten.

Infusionsbedingte Reaktionen

Bei der ersten Infusion sollte der Patient bis etwa 2,5 Stunden nach Abschluss der Infusion auf Anzeichen und Symptome immunologisch erklärbarer infusionsbedingter Reaktionen (Infusion-related Reactions) beobachtet werden. Zu diesen häufig auftretenden Reaktionen (Lecanemab: 26 %; Donanemab: 8,7 %) zählen u. a. Temperaturerhöhungen und andere grippeartigen Symptome (Schüttelfrost, Gelenkschmerzen), Übelkeit, Erbrechen, Hypo- und Hypertonie. Diese Symptome waren in den Zulassungsstudien überwiegend mild bis mäßig ausgeprägt, spontan rückläufig und traten überwiegend während einer der ersten Infusionsgaben auf. Im Falle einer infusionsbedingten Reaktion kann die Behandlungsgeschwindigkeit reduziert oder die Infusion abgebrochen und eine geeignete Therapie gemäß klinischer Indikation eingeleitet werden (s. u.). Sollten während der ersten Infusionen allergische Reaktionen beobachtet worden sein, kann für nachfolgende Infusionen eine prophylaktische Behandlung mit Antihistaminika, Paracetamol, nicht steroidalen Antirheumatika oder Kortikosteroiden in Erwägung gezogen werden. Eine routinemäßige Prämedikation wird jedoch nicht empfohlen.

Schwerere (anaphylaktische) Immunreaktionen waren unter Behandlung mit beiden Wirkstoffen vergleichsweise selten (Lecanemab: 1,2 %; Donanemab: 0,4 %). Bei Auftreten dieser schwerwiegenden Überempfindlichkeitsreaktionen (z. B. Angioödem, Bronchospasmus und Anaphylaxie) sollte die Infusion umgehend beendet und eine geeignete Therapie eingeleitet werden (s. u.).

Obwohl schwere Reaktionen selten sind, müssen Notfallmedikamente gegen Anaphylaxie wie Steroide, Bronchodilatatoren, Sauerstoff und Adrenalin in den Behandlungszentren verfügbar sein. Jedes Infusionszentrum sollte Notfallversorgungspfade und -verfahren zur Vorbereitung auf eine mögliche schwere Anaphylaxie definieren (Villain, 2025). Beim Auftreten von infusionsbedingten (allergischen) Reaktionen wird von den Autoren der französischen AUR folgendes abgestuftes Vorgehen vorgeschlagen:

- *Infusionsreaktionen Grad 1* (leichte und vorübergehende Symptome wie Kopfschmerzen, Übelkeit, Bauchschmerzen, erhöhter Blutdruck, Schüttelfrost usw.) erfordern keine medikamentöse Intervention. Die Infusion kann fortgesetzt werden.
- *Infusionsreaktionen Grad 2* (mittelschwere bis schwere und/oder anhaltende Symptome, einschließlich Urtikaria, Fieber und/oder Erbrechen) erfordern ein sofortiges Absetzen der Infusion und die Behandlung mit 1 g intravenösem Paracetamol, 1,5 mg/kg intravenösem Methylprednisolon und 10 mg oralem Cetirizin (oder intravenösem Cetirizin, falls verfügbar). Das schnelle Ansprechen auf diese Medikamente bestätigt eine Infusionsreaktion Grad 2. Die Infusionen von Lecanemab können bei späteren Gelegenheiten wieder aufgenommen werden, wobei das o. g. Protokoll als Prämedikation 1 Stunde vor der Infusion verwendet werde sollte. Die Infusionsgeschwindigkeit sollte in diesen Fällen halbiert werden.
- *Infusionsreaktionen Grad 3* (anhaltende oder wiederkehrende Symptome und/oder Krankenhausaufenthalt) *oder Grad 4* (lebensbedrohliche Folgen) erfordern ein dauerhaftes Absetzen von Lecanemab und eine Behandlung gemäß den lokalen Empfehlungen in Absprache mit den Intensivstationen.

Überwachung auf Amyloid-assoziierte Bildgebungsanomalien (ARIA)

Lecanemab kann ARIA verursachen, wobei ARIA-E, das im MRT als Hirnödem oder Sulkuserguss in Erscheinung tritt, von ARIA-H, das durch Mikroblutungen und oberflächliche Siderose charakterisiert ist, unterschieden wird. Neben ARIA traten bei Patienten, die mit Lecanemab behandelt wurden, auch größere intrazerebrale Blutungen mit einem Durchmesser von mehr als 1 cm auf. ARIA können bei Patienten mit Alzheimer-Krankheit spontan auftreten, das Risiko ist jedoch unter einer Behandlung mit Lecanemab erhöht. ARIA-H tritt im Allgemeinen in Verbindung mit ARIA-E auf (▶ Kap. 7).

Unter Lecanemab traten über zwei Drittel der ARIAs in den ersten drei Monaten der Behandlung auf und wurden im weiteren Verlauf immer seltener beobachtet. Ein ähnliches Muster zeigte sich auch unter der Behandlung mit Donanemab. Erhöhte klinische Wachsamkeit hinsichtlich ARIA wird daher insbesondere während der ersten 14 Wochen der Behandlung empfohlen. Dies entbindet nicht von einer sorgfältigen klinischen Überwachung der Patientinnen und Patienten auch jenseits dieses Zeitraums, entsprechend den Fachinformationen.

Bei einer ARIA handelt es sich um eine schwerwiegende Nebenwirkung, die klinisches Handeln erforderlich macht. Dies umfasst u.a. eine klinische Untersuchung, zusätzliche MRT-Untersuchungen und ggf. ein Absetzen bzw. eine Dosisreduktion des Medikamentes (s.u.).

Entsprechend der Auftretenswahrscheinlichkeit von ARIA im Behandlungsverlauf müssen daher laut Fachinformation neben der Baseline-MRT des Gehirns (vgl. ▶ Kap. 2) routinemäßige MRT-Kontrollen vor der 3., 5., 7. und 14. Infusion durchgeführt werden. Die Fachinformation konkretisiert darüber hinaus, dass die empfohlenen MRT-Untersuchungen regelhaft ungefähr eine Woche vor der geplanten Infusion durchgeführt und befundet werden sollten. Aus Gründen der Vergleichbarkeit wird empfohlen, die Verlaufs-MRTs mit der gleichen Sequenz und Magnetfeldstärke durchzuführen, wie das Baseline-MRT (Villain et al., 2025).

Da die beiden bis Juni 2025 publizierten ARIA-Todesfälle nach der 3. Lecanemab-Infusion aufgetreten waren, wird in den französischen AUR für alle Patienten ergänzend zu den ursprünglichen EMA-Vorgaben eine zusätzliche MRT-Kontrolle vor der 3. Infusion empfohlen, sowie eine zusätzliche MRT-Kontrolle vor der 27. Infusion für alle ApoE-ε4-Träger (vgl. ▶ Abb. 4.1).

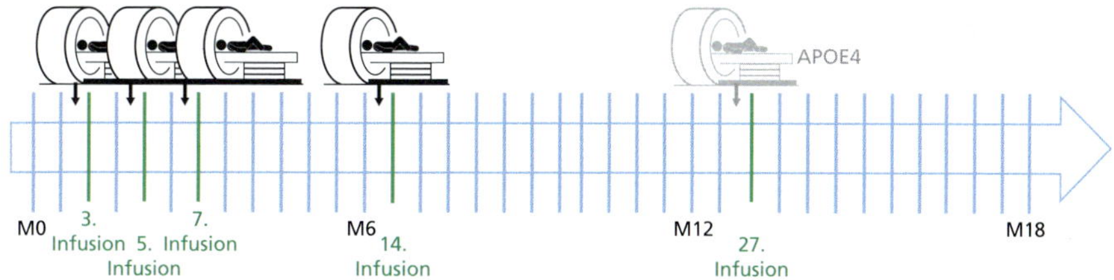

Abb. 4.1: MRT-Monitoring zum Screening auf ARIA unter einer laufenden Behandlung. Blaue vertikale Balken zeigen zweiwöchentliche Lecanemab-Infusionen an. Grüne vertikale Balken zeigen Lecanemab-Infusionen an, die vor Infusionsbeginn eine Sicherheits-MRT erfordern. Das graue MRT-Symbol zeigt zusätzliche MRT-Überwachungen nur bei ApoE-ε4-Trägern an (abweichend von der Fachformation) (Übersetzt und modifiziert aus Villain et al., 2025)

Eine ARIA verläuft meist asymptomatisch. Sowohl die asymptomatischen als auch die symptomatischen ARIAs sind in der Regel innerhalb von 2–3 Monaten rückläufig,

Sollten bei einem Patienten zu irgendeinem Zeitpunkt während der Behandlung Symptome auftreten, die auf eine ARIA hindeuten, sollte auf jeden Fall eine klinische Untersuchung einschließlich einer MRT durchgeführt werden. Insofern empfiehlt es sich, den Patienten bei jedem Termin bzgl. des Auftretens von ARIA-bedingten Symptomen zu befragen. Hierzu zählen z.B. mild bis mäßig ausgeprägte Kopfschmerzen, Schwindel, Übelkeit, Sehstörungen und Antriebsminderung. Es werden jedoch auch schwerwiegende, teils lebensbedrohliche Symptome wie fokalneurologische Symptome, Verwirrtheitszustände, Gangstörungen und Krampfanfälle beobachtet. Neben der Befragung des Patienten erscheint vor jeder Infusion die Durchführung einer orientierenden klinisch-neurologischen Untersuchung ratsam.

In den Zulassungsstudien traten bei einem Drittel der Patienten, die unter Placebo oder Lecanemab eine ARIA aufwiesen, im Verlauf weitere ARIA auf. Die Rezidivrate ist insbesondere bei Wiederaufnahme der Behandlung mit Lecanemab sehr hoch. Daher wird auch bei Patienten mit asymptomatischen radiologischen Befunden einer ARIA im Verlauf erhöhte klinische Aufmerksamkeit auf ARIA-Symptome empfohlen. Um eine Rückbildung der MRT-Befunde zu beurteilen, sollten nach 1 bis 2 Monaten zusätzliche MRTs durchgeführt werden, ggf. auch früher, falls Symptome auftreten.

ARIA-Management und Empfehlungen zur Dosierungsunterbrechung oder Behandlungsabbruch bei betroffenen Patienten

Das ARIA-Management umfasst Maßnahmen in den Bereichen von Prävention, Erkennung und Behandlung. Prävention umfasst die Evaluation und Kommunikation von ARIA-Risikofaktoren im multidisziplinären Austausch und partizipativen Entscheidungsprozessen. Zur Erkennung sollten Radiologen in der Verwendung eines standardisierten Bildgebungsprotokolls und eines ARIA-Report-Templates geschult werden.

Eine optimale Behandlung wird durch einen klar definierten klinischen Behandlungspfad mit etablierten Protokollen in jedem Behandlungszentrum gefördert. Patienten und ihre Angehörigen sollten schriftliche Dokumente, z. B. eine Medikamentenkarte im Smartphone- oder Brieftaschenformat, erhalten, die ARIA-Symptome, Kontaktpersonen und Notfallmaßnahmen beschreiben (siehe oben unter »Kontrolliertes Zugangsprogramm und Registrierung, Aufklärung und Patientenkarte«).

Das ARIA-Management hängt vom Schweregrad der radiologischen Auffälligkeiten und der klinischen Symptome ab. Weiterführende Informationen hierzu finden sich im Beitrag von Fiebach in diesem Band (▶ Kap. 7) sowie in den deutschen Fachinformationen. Zusammenfassend wird empfohlen (Villain, 2025; Rote Liste Fachinfo Service, o. J.a):

- Bei asymptomatischer, radiologisch milder ARIA sollte die Behandlung fortgesetzt werden.
- Bei radiologisch mittelschwerer oder schwerer ARIA oder klinisch nicht schwerer symptomatischer ARIA sollten die Lecanemab-Infusionen abgesetzt werden. Die klinische und MRT-Nachsorge richtet sich nach der Schwere der Symptome und den MRT-Auffälligkeiten. Dabei sind sorgfältige klinische Überwachung, Symptommanagement und monatliche MRTs ohne Kontrastmittel durchzuführen, bis die ARIA-E abgeklungen oder die ARIA-H stabil ist. Bei radiologisch schwerer ARIA können häufigere und engmaschigere Untersuchungen erforderlich sein, um den Verlauf der ödematösen Läsionen zu überwachen.
- Bei radiologisch schwerer ARIA-E mit raumfordernder Wirkung und bei klinisch schwerer ARIA-E sollte eine hochdosierte Glukokortikoid-Therapie erwogen werden (Methylprednisolon 1 g/Tag intravenös über 3–5 Tage, gefolgt

von einer oralen Steroid-Ausschleichtherapie über 3–6 Monate). Bei ausbleibender schneller Besserung sollten eine immunsuppressive Therapie und Plasmapherese in Betracht gezogen werden. Bei Auftreten von Krampfanfällen sollte eine antiepileptische Behandlung eingeleitet werden.

Weitere Faktoren, die die Behandlung beeinflussen können, sind der ApoE-ε4-Status, die Zeit seit der letzten Infusion, der zeitliche Verlauf der ARIA und ein mögliches Rezidiv der ARIA. Liegen keine ausreichenden Daten vor, sollte die klinische Beurteilung die Entscheidungsfindung leiten.

Bei gleichzeitigem ischämischem Schlaganfall sollte eine Standard-Schlaganfall-Ursachenabklärung durchgeführt werden.

Die Behandlung mit Lecanemab sollte erst wieder aufgenommen werden, wenn die ARIA-E abgeklungen oder die ARIA-H stabilisiert sind. Dies sollte im Rahmen einer partizipativen Entscheidungsfindung unter Einbezug der Patientinnen und Patienten geschehen. Bei schwerer symptomatischer ARIA, radiologisch schwerer ARIA, Makroblutungen (intrazerebrale Blutung > 1 cm) oder nach mehr als zwei ARIA-Episoden sollte Lecanemab dauerhaft abgesetzt werden.

Begleitende antithrombotische Medikamente

Unter einer laufenden antikoagulativen Behandlung sollte von der Einleitung einer Therapie mit Lecanemab abgesehen werden (siehe oben unter »Wechselwirkungen und Kontraindikationen«).

Da intrazerebrale Blutungen bei Patientinnen und Patienten beobachtet wurden, die Lecanemab in Kombination mit Antikoagulanzien oder Thrombolytika einnahmen, ist besondere Vorsicht geboten, wenn die Gabe von Antikoagulanzien oder Thrombolytika (z. B. Gewebeplasminogenaktivator) bei Patientinnen und Patienten, die unter einer laufenden Lecanemab-Therapie stehen, in Erwägung gezogen wird:

- Wenn während der Therapie mit Lecanemab eine Antikoagulation begonnen werden muss (z. B. bei arteriellen Thrombosen, akuter Lungenembolie oder anderen lebensbedrohlichen Indikationen), sollte die Behandlung mit Lecanemab pausiert werden. Die Behandlung mit Lecanemab kann wieder aufgenommen werden, wenn die Antikoagulation nicht mehr medizinisch indiziert ist. Die gleichzeitige Anwendung von Acetylsalicylsäure und anderen Thrombozytenaggregationshemmern ist zulässig.
- In den klinischen Studien kam es nur zu einer begrenzten Exposition gegenüber Thrombolytika, jedoch ist das Risiko schwerer intrakranieller Blutungen bei gleichzeitiger Anwendung plausibel. Die Anwendung von Thrombolytika sollte vermieden werden, außer bei unmittelbar lebensbedrohlichen Indikationen ohne alternative Behandlungsmöglichkeit (z. B. Lungenembolie mit hämodynamischer Beeinträchtigung), wenn der Nutzen die Risiken überwiegt.
- Da ARIA-E fokale neurologische Defizite verursachen kann, die einem ischämischen Schlaganfall ähneln können, sollten die behandelnden Ärzte prüfen, ob

solche Symptome auf ARIA-E zurückzuführen sein könnten, bevor sie einem mit Lecanemab behandelten Patientinnen und Patienten eine thrombolytische Therapie verabreichen.

Dauer der Behandlung

Außer aus Gründen der Sicherheit oder möglicher Nebenwirkungen (z. B. ARIA, s. o.), ist es derzeit nicht möglich, evidenzbasierte Empfehlungen für das Absetzen von Lecanemab zu geben. Obwohl ein negatives Amyloid-PET gemäß den Donanemab-Zulassungsstudien als Kriterium für das Absetzen von Lecanemab diskutiert werden könnte, sind die Donanemab-Daten aufgrund der pharmakodynamischen Unterschiede zwischen Lecanemab und Donanemab nicht ohne weiteres auf Lecanemab zu übertragen.

Laut EMA-Zulassung und Fachinformation (EMA, 2025; Rote Liste Fachinfo Service, o. J.a) sollte die Behandlung mit Lecanemab abgebrochen werden, sobald der Patient eine mittelschwere Alzheimer-Demenz entwickelt. Während der Behandlung mit Lecanemab sollten daher etwa alle sechs Monate kognitive Funktionstests und eine Beurteilung der klinischen Symptome durchgeführt werden. Die kognitiven Tests und die Beurteilung des Symptomverlaufs sollten dazu dienen, zu beurteilen, ob der Patient eine mittelschwere Alzheimer-Demenz entwickelt hat und/oder ob der klinische Verlauf anderweitig darauf hindeutet, dass Lecanemab bei dem Patienten keine Wirksamkeit gezeigt hat.

Jede Entscheidung über das Absetzen des Medikaments sollte in multidisziplinären Konsultationsgesprächen unter Berücksichtigung des sich möglicherweise im Behandlungsverlaufs ändernden Nutzen-Risiko-Verhältnisses erörtert werden (Villain, 2025). Die Autoren der französischen AUR gehen davon aus, dass bei Übertritt in ein moderates Stadium der Demenz, insbesondere in Ermangelung alternativer Therapien, eine Zurückhaltung beim Absetzen der Behandlung auftreten könnte. Um dieser Schwierigkeit zu begegnen, sollten faire und angemessene Informationen über die Bedingungen für ein Absetzen der Behandlung bereits bei Beginn der Behandlung im Rahmen einer partizipativen Entscheidungsfindung klar kommuniziert werden.

Für Patientinnen und Patienten, die nach einem Zeitraum von 18 Monaten noch nicht in das Stadium einer moderaten Demenz eingetreten sind, schlagen Villain et al. (2025) vor, auf eine Erhaltungsdosis von 10 mg/kg Körpergewicht i. v. einmal pro Monat überzugehen.

Bei diesen Personen unter Erhaltungsdosis sollte der kognitive Status einmal im Jahr überprüft werden, um das Demenzstadium neu zu bewerten.

4.3 Fazit

- Durch die Vorgaben der EMA, die deutschen Fachinformationen sowie die von Expertenseite gegebenen Empfehlungen zur angemessenen Anwendung (AUR) ist das klinische Vorgehen bei der Therapiedurchführung der neuen antikörperbasierten Anti-Amyloid-Therapien eng definiert. Zwar gestaltet sich diese dadurch (insbesondere in den ersten Monaten der Behandlung) relativ aufwendig, andererseits ist zu hoffen, dass bei sorgfältiger Beachtung dieser Vorgaben die Sicherheit der Patientinnen und Patienten zu jedem Zeitpunkt der Behandlung ausreichend gewährleistet ist
- Um möglichst vielen Patientinnen und Patienten, die potenziell von den neuen Therapien profitieren könnte, eine solche auch zu ermöglichen, sind gezielte multidisziplinäre logistische Bemühungen erforderlich, die sich ebenfalls an den dargestellten Empfehlungen orientieren sollten.
- Insgesamt stellen die Vorgaben und Empfehlungen eine gute Ausgangsbasis zur Verfügung, um auch in Deutschland erste Erfahrungen mit der Anwendung der neuen krankheitsmodifizierenden Wirkstoffe zu sammeln. Sobald umfangreichere Anwendungserfahrungen und Daten aus der »Real World« klinischen Praxis bzw. der begleitenden Registerstudie vorliegen und ausgewertet sind, ist zu vermuten, dass die AUR Modifikationen und/oder Ergänzungen unterliegen, die zum jetzigen Zeitpunkt noch nicht absehbar sind.

4.4 Literatur

Cummings, J., Apostolova, L., Rabinovici, G.D. et al., (2023). Lecanemab: Appropriate Use Recommendations. J Prev Alzheimers Dis, 10(3), 362–377. https://www.doi.org/10.14283/jpad.2023.30

European Medicine Agency (EMA) Leqembi: EPAR – Product information. (https://www.ema.europa.eu/en/medicines/human/EPAR/leqembi#product-info, Zugriff am 21.05.2025).

Rabinovici, G.D., Selkoe. D.J., Schindler, S.E. et al., (2025). Donanemab: Appropriate use recommendations. J Prev Alzheimers Dis., 12(5), 100150. https://www.doi.org/10.1016/j.tjpad.2025.100150

Rote Liste Fachinfo Sevice (o.J.a). Eisai Fachinformation – Leqembi 100 mg/ml – Konzentrat zur Herstellung einer Infusionslösung. (https://www.fachinfo.de/fi/pdf/025319/leqembi-100-mg-ml-konzentrat-zur-herstellung-einer-infusionsloesung, Zugriff am 21.05.2025).

Rote Liste Fachinfo Service (o.J.b). Lilly Fachinformation – Kisunla 350 mg – Konzentrat zur Herstellung einer Infusionslösung. (https://www.fachinfo.de/fi/detail/025438/kisunla-r-350-mg-konzentrat-zur-herstellung-einer-infusionsloesung, Zugriff am 21.10.2025).

Villain, N., Planche, V., Lilamand, M. et al., (2025). French Federation of Memory Clinics Work Group on Anti-Amyloid Immunotherapies. Lecanemab for early Alzheimer's disease: Appropriate use recommendations from the French federation of memory clinics. J Prev Alzheimers Dis., 12(4), 100094. https://www.doi.org/10.1016/j.tjpad.2025.100094

5 Die Rolle der Blut- und Liquor-basierten Biomarker bei der Implementierung von monoklonalen Anti-Amyloid-β-Antikörpern

Niels Hansen und Jens Wiltfang

Zusammenfassung

Das Management der Alzheimer-Krankheit hat sich bereits seit der Einführung der krankheitsmodifizierenden Anti-Amyloid-Therapien in verschiedenen Ländern wie den USA geändert und wird auch in Europa zu einer neuen Herausforderung werden. Wenig zeitversetzt dazu wurden neue Blut- und Liquor-basierte Biomarker entdeckt und bekannte Biomarker in anderen flüssigen Medien wie im Blut untersucht. Diese Parallelität der Entwicklungen von verbesserten Therapiemöglichkeiten und dem Zugewinn an diagnostischer und prädiktiver Information durch Blut- und Liquor-basierte Biomarker stellen eine doppelte Innovation dar. Somit ergeben sich neue Möglichkeiten sowohl auf dem diagnostischen als auch therapeutischen Feld der Alzheimer-Krankheit. In diesem Kapitel beschreiben wir den Einsatz und die Nutzungsfelder der Blut- und Liquor-basierten Biomarker bei den neuen monoklonalen Antikörper-Therapien der Alzheimer-Krankheit.

5.1 Biologisch-gestützte klinische Definition der Alzheimer-Krankheit

Die Klassifikation der Alzheimer-Krankheit ist kürzlich revidiert worden (Jack et al., 2024) und bereits seit 2018 in der »ATN« (ATN = Amyloid-Pathologie, Tau-Pathologie und Neurodegeneration)-Klassifikation biologisch definiert worden (Jack et al., 2018). Biomarker im Liquor gelten als ein wesentlicher Bestandteil der Alzheimer-Diagnostik. Weiterhin wird davon ausgegangen, dass die Amyloid-Pathologie mit Ablagerungen von extrazellulär lokalisierten Amyloid Plaques und die Tau-Pathologie mit Bildung von neokortikalen Taufibrillen die wesentlichen pathophysiologischen Mechanismen der Alzheimer-Krankheit (Roemer-Cassiano et al., 2025; Gallardo & Holtzman, 2019) darstellen. Die klinische Diagnose einer Alzheimer-Krankheit sollte durch Biomarker gestützt werden, da sich in postmortem-Studien zeigte, dass eine beträchtliche Anzahl von klinisch diagnostizierten Alzheimer-Patientinnen und Patienten in neuropathologischen Untersuchungen keine Amyloid-β-Pathologie oder Taupathologie aufwiesen (Beach et al., 2012). Zudem ist der klinische Phänotyp einer Alzheimer-Krankheit bei früh beginnender sporadischer Alzheimer-Krankheit – wie eine vor kurzem publizierte Studie ergab (Putcha et al., 2025) – wahrscheinlich vielseitiger als bislang vermutet. Neben den klinischen Phänotypen gibt es jedoch auch molekulare Subtypen der Alzheimer-Krankheit, die über proteomische Untersuchungen im Liquor charakterisiert und mit unterschiedlichen pathomechanistischen Konzepten wie das einer Immunaktivierung oder einer Dysregulation von Ribonukleinsäuren (Tijms et al., 2024) in Verbindung gebracht werden. Somit helfen die Blut- und Liquor-basierten Biomarker, zu verifizieren, ob eine Alzheimer-Krankheit tatsächlich besteht.

5.2 Neue Konzepte der Blut- und Liquor-basierten Biomarker einer Alzheimer-Pathologie

Blut- und Liquor-basierte Biomarker der Alzheimer-Pathologie beinhalten Marker der Tau- und der Amyloid-Pathologie. Die Tau-Pathologie kann über phosphorylierte Tau-Proteine im Liquor als Biomarker erfasst werden und wird in der biologischen Alzheimer-Klassifikation (Jack et al., 2018) mit dem Buchstaben »T« gekennzeichnet. Pathologisch erhöhte Werte im Liquor und im Blut repräsentieren eine Tau-Pathologie. Demgegenüber steht ein »A« in der Klassifikation (Jack et al., 2018) für eine Amyloid-Pathologie. Pathologisch erniedrigte Amyloid-β-Peptide und deren Peptidquotienten Aβ42/40 im Liquor und Blut repräsentieren somit eine Amyloid-Pathologie. Eine Alzheimer-Krankheit liegt nach der ATN-Klassifikation vor, wenn sowohl ein »A« als auch ein »T« vergeben werden kann (A+T+) (Jack et al., 2018). Es gibt eine Arbeitsgruppe der Alzheimer's Assoziation, die vorschlägt, dass ein früher Biomarker der Alzheimer-Krankheit wie die Ratio Aβ42, p-tau217, p-tau231 und p-tau181 oder deren Hybridquotienten bereits ausreicht, um eine Einstufung der Alzheimer-Pathologie vorzunehmen (Jack et al., 2024). Nach derzeitigem Kenntnisstand ist jedoch weiterhin eine Kombination von Blut- und Liquor-basierten Biomarkern gegenüber den singulären Biomarkern für die Alzheimer-Diagnose vorteilhaft. Gerade bei frühen Stadien der Alzheimer-Krankheit, in denen die Patienten entweder noch nicht kognitiv beeinträchtigt sind (Stadium 1 nach Jack et al., 2024), nur subjektiv kognitive Defizite ohne testpsychologischen Nachweis einer kognitiven Beeinträchtigung (SCD) (Stadium 2 nach Jack et al., 2024) oder eine milde kognitive Beeinträchtigung (MCI) (Stadium 3 nach Jack et al., 2024) aufweisen, nehmen Blut- und Liquor-basierte Biomarker einen besonderen Stellenwert ein. Longitudinale Studien zeigen, dass eine frühe Alzheimer-Krankheit mit der Amyloid-β-Pathologie beginnt (Li et al., 2024; Jia et al., 2024) und erst später die Tau-Pathologie einsetzt (Li et al., 2024; Jia et al., 2024). Der Nachweis der Amyloid-Pathologie gelingt in flüssigen Medien wie Blut und Liquor bereits vor der Detektion von Amyloid-Ablagerungen in der Amyloid-PET (Milà-

Alomà et al., 2024). Dies stärkt die Bedeutung der Blut- und Liquor-basierten Biomarker für die Frühdiagnostik der Alzheimer-Krankheit. Gerade Patienten in frühen Stadien mit geringeren Tau-Ablagerungen profitieren von Anti-Amyloid-β-Therapien wie Donanemab (Sims et al., 2023). Daher sind die Blut- und Liquor-basierten Biomarker entscheidend für die biologische Auswahl und Rekrutierung von Patienten mit einer Alzheimer-Krankheit. Dies führt dazu, dass die Blut- und Liquor-basierten Biomarker zu einem nicht zu ersetzenden Instrumentarium im Feld der Alzheimer-Krankheit werden.

5.3 Biomarker-Trajektorien der Alzheimer-Krankheit

Als wesentliches Kriterium der Alzheimer-Krankheit wird vor allem in frühen Stadien der Krankheit die Amyloid-Pathologie angesehen. Dies hat vor allem für die Frühdiagnostik der Alzheimer-Krankheit eine Bedeutung, wenn nur subjektive oder gering ausgeprägte Symptome der Patienten vorliegen. Es können im Liquor als Biomarker einer solchen zerebralen Amyloid-β-Pathologie die Amyloid-β-Peptide 42 und 40 sowie deren Ratio Aβ42/40 gemessen werden. Die Aβ Ratio 42/40 ist der Messung des Peptidfragments Aβ42 im Liquor der Diagnose einer Amyloid-Pathologie im Gehirn aufgrund der höheren diagnostischen Genauigkeit und Reliabilität überlegen (Baiardi et al., 2019; Hansson et al., 2019). Im Liquor zählen zu den Markern einer frühen Taupathologie p-tau217 und p-tau181, die ebenso von der Amyloid-Prozessierung und damit von dem Amyloid-Pfad abhängig sind (Jack et al., 2024). Ein weiterer Amyloid-β-abhängiger Taumarker ist p-tau231 im Liquor, der als ein sehr früher Marker einer Alzheimer-Pathologie betrachtet wird (Jack et al., 2024; Milà-Alomà et al., 2022). Reine Taupathologie-Marker sind hingegen solche, die erst später im zeitlichen Verlauf einer Alzheimer-Krankheit pathologische Werte ergeben – wie p-tau205, hirnspezifische Tauproteine, MTBR243 (endogen gespaltene Mikrotubuli-Bindungsregion, die den Rest 243 enthält) sowie N-terminales Tauprotein (Jack et al., 2024; Lan et al., 2025; Salvadó et al., 2024; Horie et al., 2024). Die reinen Taupathologie-Marker zeigen wahrscheinlich erst in späteren Alzheimer-Stadien wie in Demenzstadien pathologische Spiegel. Durch die verschiedenen Liquor-Biomarker kann mithilfe eines mathematischen Modells die Alzheimer-Krankheit in verschiedene Stadien unterteilt werden (Salvadó et al., 2024). Als aussichtsreicher Kandidat einer frühen Alzheimer-Pathologie wird p-tau217 nicht nur im Liquor, sondern vor allem im Blutplasma angesehen (Jack et al., 2024). Die Ratio Aβ42/40 im Blut sowie Liquor als auch p-tau231 oder p-tau181 im Blut und Liquor korrelieren jeweils miteinander (Wojdała et al., 2023) und können mit hoher diagnostischer Genauigkeit Patienten mit einer Alzheimer-Pathologie von denen ohne eine Alzheimer-Pathologie differenzieren. Somit ist festzuhalten, dass die Biomarker im Blut vergleichbar zu denen im Liquor für die

Diagnose einer Alzheimer-Krankheit sind. Gleichzeitig ist die Information einer Liquor-Untersuchung mit Analyse der Liquor-Proteine, der Inflammationsmarker sowie der Erregerdiagnostik unverzichtbar für die Differentialdiagnostik bei atypischer oder fulminanter Präsentation von kognitiven Einschränkungen, insbesondere dann, wenn diese mit einer Fokalneurologie kombiniert auftreten.

5.4 Die Revolution der Blutbiomarker der Alzheimer-Krankheit

Die Biomarker der Alzheimer-Krankheit im Blut werden eine Revolution der Alzheimer-Diagnostik und auch der Alzheimer-Prädiktion mit sich bringen. Dies liegt an den hochdurchsatzfähigen Plattformen für die Untersuchung der Blutbiomarker und deren hoher diagnostischer Genauigkeit, eine zerebrale Amyloid-Pathologie zu erkennen. Mittlerweile ist die diagnostische Genauigkeit der Liquor- und Blutbiomarker für die Detektion einer Amyloid-β-Pathologie im Gehirn vergleichbar. Die Blutbiomarker sind jedoch gegenüber den Marken im Liquor überlegen, da diese einfacher in der Gewinnung, insgesamt kostengünstiger als eine aufwendige Liquor- oder Amyloid-PET-Diagnostik und weniger invasiv für die Patienten gestaltet werden können. Ein neuer vielversprechender Kandidat einer Alzheimer-Pathologie ist der Marker p-tau217, da es bereits Studien gibt, die gezeigt haben, dass der Plasmamarker p-tau217 gegenüber der Ratio Aβ42/40 in der Detektion einer zerebralen Amyloid-Pathologie, die über ein Amyloid-PET oder den Liquor diagnostiziert wurde, überlegen ist (Ashton et al., 2022; Palmqvist et al., 2020; Schindler et al., 2024b), da p-tau217 mit größeren mittleren Änderungen im Blutplasma als die Ratio Aβ42/40 einhergeht. Zudem war der Blutbiomarker p-tau217 gegenüber anderen p-tau-Biomarkern wie p-tau231 oder p-tau181 in der Detektion einer Amyloid-β-Pathologie besser geeignet (Janelidze et al., 2023). Jedoch wurde auch gezeigt, dass die kombinierte Analyse sowohl von p-tau217 als auch der Ratio Aβ42/40 der alleinigen Auswertung des Biomarkers p-tau217 im Blutplasma überlegen ist (Janelidze et al., 2024). Insgesamt zeigen viele Plasmabiomarker wie Aβ42/40, p-tau231 und GFAP frühe pathologische Veränderungen der Alzheimer-Krankheit insbesondere in der Übergangsphase zur vorhandenen Amyloid-Pathologie (Wojdała et al., 2023). Aber auch für den Taupathologie-Marker p-tau181 im Blutplasma, der wahrscheinlich später im zeitlichen Verlauf der Alzheimer-Krankheit pathologische Werte aufweist, konnte in einer Studie (Karikari et al., 2020) belegt werden, dass dieser eine hohe differenzialdiagnostische Aussagekraft in der Abgrenzbarkeit einer Alzheimer-Krankheit von anderen Demenzen wie der vaskulären Demenz oder neurodegenerativen Erkrankungen zeigt. Zudem war es auch möglich, über den Blutbiomarker p-tau181 im Blutplasma Alzheimer-Patienten, die im Tau-PET vermehrte Tau-Ablagerungen zeigten, von denen zu differenzieren, die im Tau-PET keine Tau-Ablagerungen aufwiesen (Karikari et al., 2020). Somit ist p-tau181 ebenso wichtig für die Differenzialdiagnostik und späteren Alzheimer-Krankheit-Stadien und behält seine Wichtigkeit neben den p-tau217-Markern im Blutplasma.

5.5 Herausforderungen der Blutbiomarker

5.5.1 Hybrid-Ratios der Blutbiomarker

Eine Herausforderung für die Blutbiomarker stellt die Art der Kombination von verschiedenen Blutbiomarkern dar, da die Kombination von Blutbiomarkern oft eine höhere diagnostische Genauigkeit für die Identifikation einer Amyloid- und Taupathologie ergibt. Neben den erwähnten Tau-Pathologie-Markern ist neu, dass Hybrid-Ratios wie p-tau217/Aβ42 im Plasma untersucht werden, die eine noch höhere diagnostische Genauigkeit als Surrogat-Marker einer zerebralen Amyloid-Positivität versprechen (Hazan et al., 2024). Zudem konnten in Studien gezeigt werden, dass die Verwendung des AT^{181}-Terminus eine Amyloid-β-Pathologie besser als die Ratio Aβ42/40 oder die Ratio p-tau217/p-tau181 vorhersagen kann und zu einer verbesserten Erkennung einer Alzheimer-Pathologie beiträgt (Morgado et al., 2024). Diese Ratio wird gebildet aus dem Quotienten von Aβ40 gegenüber Aβ42 multipliziert mit p-tau217 oder mit p-tau181 (Morgado et al., 2024). Die Hybrid-Ratios tragen somit zur Verbesserung des diagnostischen Kontrasts zur Identifikation von Patienten mit einer Alzheimer-Krankheit bei.

5.5.2 Implementierung der Blutbiomarker

Die zweite Herausforderung ist die Implementierung der Blutbiomarker in der klinischen Routine. Die Voraussetzungen für die Implementierung der Biomarker zur Detektierung einer Alzheimer-Pathologie aus Blutproben liegen nahezu vor, da bereits die Testung in großen Kohorten wie der schwedischen BioFINDER- oder der deutschen DELCODE (Deutsches Zentrum für Neurodegenerative Erkrankungen – Longitudinale Studie zu Kognitiven Beeinträchtigungen und Demenz)-Kohorte erfolgte (Warmenhoven et al., 2024; Vogelgsang et al., 2024). Es fehlt jedoch die Festlegung für die strategische Approximation der Grenzwertbestimmung in großen Kohorten, bevor die Umsetzung nach einer Harmonisierung von präanalytischen und analytischen Protokollen vielleicht in wenigen Jahren stattfinden kann. Es gibt bereits eine globale Initiative (Schindler et al., 2024a), welche minimale Konsensus-Kriterien und Handlungsempfehlungen für die Anwendung in einem klinischen Kontext postuliert hat. Insgesamt werden sich aufgrund der weniger stark ausgeprägten Variabilität voll automatisierte Plattformen wie die Lumipulse- oder Elecsys-Plattform gegenüber manuellen Plattformen durchsetzen. Daher werden sich wahrscheinlich massenspektrometrische Verfahren mit Immunpräzipitation trotz hoher diagnostischer Leistungskapazität in der klinischen Routine nicht durchsetzen können.

5.6 Blut- und Liquor-basierte Biomarker bei Anti-Amyloid-Therapien

Die monoklonalen Antikörper können in verschiedene Gruppen je nach betreffender Zielstruktur des Amyloid-β aufgeteilt werden. Es gibt solche monoklonalen Antikörper, die N-terminales Aβ42 als Ziel ansteuern, wie Aducanumab (Lu et al., 2024), Donanemab (Kim et al., 2024; Lu et al., 2024) sowie Lecanemab (Lu et al., 2024) und andere, die sich gegen N-terminales aber auch zentrales Aβ sowie gegen zentrales Aβ42 richten, wie Gantenerumab (Aljuhani et al., 2024; Lu et al., 2024) und solche, die sich nur gegen die zentrale Region des Amyloid-β als Zielstruktur richten, wie Crenezumab und Solanezumab (Aljuhani et al., 2024; Lu et al., 2024). In der Übersicht in ▸ Tab. 5.1 und ▸ Tab. 5.2 ist zu entnehmen, welche Effekte auf der Ebene der Biomarker zu finden sind. Im Einzelnen werden die monoklonalen Anti-Amyloid-Antikörper im ▸ Kap. 2 beschrieben.

5.7 Blut- und Liquor-basierte Biomarker als Indikator und Verlaufsparameter

Die Biomarker können auch als Indikator eines rückläufigen biologischen Prozesses dienen und zudem den Verlauf abbilden. Ein dafür prädestinierter Marker scheint p-tau217 zu sein, der im Verlauf parallel zu der kognitiven Verbesserung weiter sinkt, wie Krankheits-Modelle (Gueorguieva et al., 2023) zeigen. Gleichzeitig wird jedoch deutlich, dass dieser biologische Prozess der Pathologierückbildung unabhängig von den klinischen Veränderungen ist (Gueorguieva et al., 2023). Somit sind die Biomarker bei der Anti-Amyloid-Therapie wahrscheinlich als Verlaufsmarker einzusetzen, jedoch kann nicht davon ausgegangen werden, dass die biologische Aktivität die klinische Aktivität abbildet.

Tab. 5.1: Klinischer und biologischer Effekt der monoklonalen Antikörpertherapien auf Ebene der Blut- und Liquor-basierten Biomarker

Monoklonaler Antikörper	Klinische Skalen	Klinischer Effekt	Blut- und Liquor-basierte Biomarker	Biomarker-Effekt	Studie, Studienphase	Referenz
			N-terminales Aβ			
Aducuanumab	CDR-SB, MMST, ADAS Cog13, ADCS-ADL-MCI	CDR-SB; MMST, ADAS Cog13, ADCS-ADL-MCI ↓ bei Aducanumab 10 mg/kg KG vs. Placebo	Liquor: Aβ42, p-tau181, t-tau	3–6 mg/kg und 10 mg/kg KG: Aβ42 ↑ vs. Baseline; 3–6 mg/kg und 10 mg/kg KG: p-tau181 ↓, t-tau ↓ vs. Baseline	Phase-3-Studie, EMERGE	Budd-Haeberlein et al., 2022
Bapipeuzumab	ADAS-Cog11, DAD	kein Effekt	Liquor: p-tau181	ApoE-ε4: p-tau 181 ↓ Bapipeuzumab vs. Placebo	Phase-3-Studie	Salloway et al., 2024
Donanemab	iADRS, CDR-SB	Donanemab vs. Placebo weniger starke Verschlechterung in iADRS, Donanemab vs. Placebo CDR-SB geringer	Plasma: p-tau217 und GFAP, Aβ42, NfL	Donanemab vs. Placebo: p-tau217 ↓, GFAP ↓; Donaemab vs. Placebo: Aβ42 und NfL keine Änderung	Phase-3-Studie, TRAILBLAZER-ALZ	Sims et al., 2023; Pontecorvo et al., 2022
Lecanemab	CDR-SB, ADCOMS, ADAS-Cog14, ADCS-ADL-MCI	weniger starker Abbau der geistigen Leistungsfähigkeit in der Gruppe mit 10 mg/kg KG Lecanemab gegenüber Placebo nach 18 Monaten in CDR-SB, ADCOMS, ADAS-Cog14	Plasma: Aβ42/40, p-tau181	Lecanemab vs. Placebo: Aβ42/40 ↑, p-tau181 ↓	Phase-2-Studie + OLE	McDade et al., 2022

Tab. 5.1: Klinischer und biologischer Effekt der monoklonalen Antikörpertherapien auf Ebene der Blut- und Liquor-basierten Biomarker – Fortsetzung

Monoklonaler Antikörper	Klinische Skalen	Klinischer Effekt	Blut- und Liquor-basierte Biomarker	Biomarker-Effekt	Studie, Studienphase	Referenz
		Lecanemab vs. Placebo CD und R-SB, AD-COMS, ADAS-Cog14 und ADCS-ADL-MCI ↓	Liquor: Aβ42, β40, p-tau181, t-tau NfL, Neurogranin	Lecanemab vs. Placebo Liquor: Aβ42 ↑, Aβ40 ↑, p-tau181 ↓, t-tau ↓, NfL-/+, Neurogranin ↓	Phase-3-Studie, CLARITY AD	Van Dyck et al., 2023
			Plasma: Ratio Aβ42/40, p-tau181, GFAP, NfL	Lecanemab vs. Placebo Plasma: Aβ42/40 ↑, p-tau181 ↓, NfL-/+, GFAP ↓		
			Zentrales Aβ			
Crenezumab	CDR-SB	keine relevante Reduktion versus Basisbedingung in CDR-SB	Plasma und Liquor: Aβ42 und Aβ40	Aβ42 und Aβ40 im Plasma und Liquor ↑ nach Crenezumab	Phase-3-Studie, CREAD and CREAD2	Ostrowitzki et al., 2022
Solanezumab	PACC	kein relevanter Unterschied zwischen Solanezumab und Placebo im PACC	Liquor: TREM2, YKL-40, GFAP und NfL	NfL ↑ durch Solanezumab, sonst keine Veränderung der Biomarker	Phase-3-Studie, DIAN-TU-001-Studie	Wagemann et al., 2024; Sperling et al., 2023
	ADAS-Cog	kein Unterschied nach Behandlung in ADASCog	Plasma: Aβ42 und Aβ40	Aβ42 und Aβ40 Werte im Plasma zeigen dosisabhängigen Anstieg	Phase-2-Studie	Farlow et al., 2012
			N-terminales und zentrales Aβ			

Tab. 5.1: Klinischer und biologischer Effekt der monoklonalen Antikörpertherapien auf Ebene der Blut- und Liquor-basierten Biomarker – Fortsetzung

Monoklonaler Antikörper	Klinische Skalen	Klinischer Effekt	Blut- und Liquor-basierte Biomarker	Biomarker-Effekt	Studie, Studienphase	Referenz
Gantenerumab	CDR-SB	kein relevanter Unterschied zwischen Gantenerumab und Placebo	Liquor: t-tau, p-tau217 und Aβ40, Aβ42, Neurogranin, NfL	Liquor: t-tau ↓, p-tau217 ↓ und Aβ40 ↓, Aβ42 ↑, Neurogranin ↓ und NfL ↓ Gantenerumab vs. Placebo	Phase-3-Studie, GRADUATE I and GRADUATE II	Bateman et al., 2023; Wagemann et al., 2024
			Plasma: GFAP	Plasma GFAP ↓ nach Gantenerumab vs. Placebo		

Abkürzungen: ADAS Cog13 = Alzheimer's Disease Assessment Scale – Cognitive Subscale 13; ADAS-Cog11 = Alzheimer's Disease Assessment Scale – Cognitive Subscale 11; ADAS-Cog14 = Alzheimer's Disease Assessment Scale – Cognitive Subscale 14; ADCOMS = Alzheimer's Disease Composite Score; ADCS-ADL-MCI = Alzheimer's Disease Cooperative Study – Activities of Daily Living Scale; Aβ40 = Amyloid beta 40; Aβ42 = Amyloid beta 42; CDR-SB = Clinical Dementia Rating-Sum Of Boxes; GFAP = saures Gliafaserprotein; iADRS = Integrated Alzheimer's Disease Rating Scale; kg = Kilogramm; KG = Körpergewicht; mg = Milligramm; MMSE = Mini-Mental-Status-Untersuchung; NfL= Neurofilament Leichtketten; OLE = Open Label Extension; PACC = Preclinical Alzheimer Cognitive Composite; p-tau181 = phosphoryliertes Tau-Protein 181; p-tau217 = phosphoryliertes Tau-Protein 217; t-tau = Gesamt-Tau-Protein; TREM2 = Triggering Receptor Expressed on Myeloid Cells 2.

5.8 Blut- und Liquor-basierte Biomarker als Monitor des Therapieansprechens

Interessant wird es insbesondere sein, Blut- und Liquor-basierte Biomarker einzusetzen, um die Beendigung und den Wiederbeginn der Anti-Amyloid-Therapie zu präzisieren. Es ist aus Studien bekannt, dass durch Simulation von Alzheimer-Plasmabiomarkern wie Aβ42/40, p-tau181, GFAP, p-tau217 ein Intervall von 1–4 Jahren (Teunissen et al., 2024; Hayato et al., 2022; Kandadi Muralidharan et al., 2022) einzuplanen ist, nachdem wieder der ursprüngliche biologische Zustand wie vor der Therapie eingetreten ist. Es könnte relevant werden, als Monitor des therapeutischen Ansprechens einen Marker anzuwenden, der besonders im Langzeitverlauf die Amyloid-β-Pathologie abbildet – wie p-tau217, der gerade Änderungen im Blutplasma in Abhängigkeit vom Langzeitverlauf der Amyloid-β-Pathologie zeigt (Ashton et al., 2022). Darüber hinaus ist es sinnvoll, auch für die Beurteilung des Therapieansprechens einen Marker zu untersuchen, der eine Konversion des klinischen Stadiums anzeigen kann. Insbesondere p-tau217 ist ein geeigneter Marker, der die Konversion vom MCI zur Demenz vorhersagen (Therriault et al., 2024) und damit die biologischen Änderungen über die verschiedenen Phasen der Alzheimer-Krankheit exzellent abbilden kann. Andererseits konnte der Marker p-tau217 in einer Studie am akkuratesten den Abbau der zukünftigen geistigen Leistungsfähigkeit darstellen (Sperling et al., 2024). Da Blutbiomarker leichter abzunehmen und zu verarbeiten sind als Liquor-Biomarker, ist sicherlich der Blutplasma-Marker p-tau217 für die Zukunft ein sehr aussichtsreicher Kandidat, insbesondere auch, da sich p-tau217 im Blut (AUC = 0,91) und Liquor (AUC = 0,94) in Bezug auf die Detektion einer Amyloid-β-Pathologie nicht wesentlich unterscheidet (Therriault et al., 2023). Ein weiteres Argument, eher p-tau217 als p-tau181 als Verlaufsmarker zu favorisieren, ist, dass p-tau217 besser als p-tau181 Tau-Ablagerungen (Tau-Positivität) bei Alzheimer-Patienten aufzeigen konnte (Thijssen et al., 2021). Somit sind Tau-Marker im Blut interessant für das Monitoring des therapeutischen Ansprechens, obwohl hypothesiert werden kann, dass auf das Amyloid abzielende monoklonale Antikörper zuerst zu Biomarker-Veränderungen führen, die auf aggregiertes Amyloid-β bezogen sind, wie die Ratio Aβ42/40 (Hu et al., 2024). Biomarker, die dem Amyloid-β-Abbau nachgeordnet sind, wie Biomarker der Neurodegeneration, sollten über längere Zeiträume erfasst werden, da diese zeitlich später pathologische Werte zeigen. Ein anderer Blickwinkel ist der Unterschied von fluiden zu anderen Biomarkern wie solchen der Bildgebung, die sich kumulativ ändern und nicht schnelle Veränderungen in der Produktion in Realzeit repräsentieren. Aus diesem Grund sind gerade Blut- und Liquor-basierte Biomarker im Monitoring unverzichtbar, da sie schnelle Änderungen der Produktion oder Clearance von Proteinen anzeigen können.

5.9 Blut- und Liquor-basierte Biomarker als Selektionskriterium für Anti-Amyloid-Therapien

Blut- und Liquor-basierte Biomarker können wichtig sein, um zu entscheiden, ob eine Anti-Amyloid-Therapie durchgeführt wird. Die Blutbiomarker könnten für ein erstes Screening in Zukunft entscheidend werden. Ein erhöhtes p-tau217 ist ein relevanter Prädiktor einer zerebralen Amyloid-β-Positivität und kann diese mit einer hohen diagnostischen Genauigkeit (0,88–0,96) vorhersagen (Howe et al., 2024). Die Ratio Amyloid-β42/40 konnte verglichen mit den Plasmabiomarkern p-tau181 und NfL am besten Kandidaten identifizieren, die für eine krankheitsmodifizierende Therapie geeignet sind (AUC = 0,73) (Manjavong et al., 2024). Es ist jedoch besser, wie eine Studie (Manjawong et al., 2024) ergab, im Blut die Taupathologie-Marker wie p-tau181, die Ratio Aβ42/40 und zudem Daten aus der MRT-Volumetrie wie die hippokampale Atrophie miteinzubeziehen, um die Spezifität der Diagnose der Alzheimer-Krankheit zu steigern. Gleichzeitig ist es wichtig, auch andere Faktoren, welche die Tau-Pathologie beeinflussen können, zu berücksichtigen, wenn diese Biomarker zur Einstufung und als Selektionskriterium für Anti-Amyloid-Therapien verwendet werden. Es sollte beispielsweise die Nierenfunktion beachtet werden, da eine chronische Nierenerkrankung durch die reduzierte Protein-Clearance aufgrund der schlechten Nierenfunktion mit höheren Plasmalevels von p-tau assoziiert sein kann. P-tau217 und p-tau181 korrelierten beispielsweise in einer Studie mit der glomerulären Filtrationsrate (Lehmann et al., 2023). Es sind Mindestkriterien für die Sensitivität eines Blutbiomarker-Tests, wie ein Minimum an Sensitivität und Spezifität (mehr als 90 % Sensitivität und mehr als 85 % Spezifität) in einem ersten Screening in der Primärversorgung, zu fordern (Schindler et al., 2024a). In einem Bestätigungstest für die Entscheidung einer Anti-Amyloid-Therapie ist insgesamt ein konfirmatorischer Test zu fordern, der sich an den Kriterien der FDA für Liquor-Tests orientiert und ein Minimum an Spezifität und Sensitivität von mehr als 90 % fordert (Schindler et al., 2024a). Derzeit gibt es zwei verschiedenen Verfahren, um Grenzwerte (Cut-off Levels) bei den Blutbiomarkern zu bestimmen: einen Ansatz, bei dem nur ein Wert und einen Ansatz, bei dem zwei Grenzwerte berechnet werden. Es wird jedoch von der globalen CEO-Initiative der Alzheimer-Krankheit empfohlen (Schindler et al., 2024a), den Zwei-Grenzwerte-Ansatz einzusetzen, der zu drei verschiedenen Bereichen führt: positiv, intermediär und negativ. Es ist anzunehmen, dass sich wahrscheinlich 15–20 % im intermediären Bereich befinden (Schindler et al., 2024a). Es sollte somit eine Handlungsrichtlinie mit nachgeschalteter Differenzialdiagnostik erarbeitet werden, die gerade bei einem Ergebnis der Blutbiomarker im intermediären Bereich greift und in solchen Fällen eine weiterführende Diagnostik impliziert.

5.10 Blut- und Liquor-basierte Biomarker und monoklonale Antikörper

Blut- und Liquor-basierte Biomarker sind demzufolge ein wichtiger Baustein, um die biologische Wirksamkeit von Anti-Amyloid-Therapien auf den Abbau der Amyloid-β-Pathologie, der Taupathologie, der Neurodegeneration und Neuroinflammation zu beobachten und zu beurteilen. Sowohl Liquor- als auch Blutbiomarker zeigen relevante Veränderungen nach einer Therapie mit monoklonalen Antikörpern. Im Liquor zeigten sich bei vielen Biomarkern Änderungen der Amyloid-Pathologie. Es zeigten sich eine Zunahme des Aβ42 im Liquor nach Therapie mit Aducanumab, Crenezumab, Gantenerumab, Lecanemab und Solanezumab (▸ Tab. 5.1, ▸ Tab. 5.2). Im Bereich der Blutbiomarker zeigt sich im Blutplasma eine Zunahme der Levels der Ratio Aβ42/40 nach Lecanemab-Gabe und jeweils eine Zunahme von Aβ42 und Aβ40 nach Therapie mit Crenezumab und Solanezumab (▸ Tab. 5.1, ▸ Tab. 5.2). Wichtig ist, insbesondere zu bedenken, dass Aβ42/40 im Plasma nur zu 8–15 % reduziert ist, während im Liquor eine Reduktion von etwa 40–60 % vorliegt (Schindler et al., 2019). Das bedeutet, dass vielfach die Aβ42/40-Werte im Plasma nahe des Grenzbereichs liegen. Dies kann eine Herausforderung für die Diagnostik sein, da nur geringe Veränderungen des Immun-Assays bereits zu einer falschen Alzheimer-Klassifikation führen können. Daher ist der Einsatz von robusten, hochdurchsatzfähigen Plattformen für die Blutbiomarkermessung erheblich. Zudem ergaben sich im Liquor auch Änderungen der Tau-Pathologie wie p-tau181, das nach Aducanumab-, Bapineuzumab- und Lecanemab-Gabe reduziert war. Aber auch auf der Ebene der Blutbiomarker zeigten sich Änderungen der Amyloid- und Tau-Pathologie. Im Plasma ist nämlich p-tau217 nach Donanemab und p-tau181 nach Lecanemab reduziert (▸ Tab. 5.2). Insbesondere p-tau217 ist ein geeigneter Marker, um den biologischen Prozess der Alzheimer-Pathologie bei Änderungen der Gedächtnisleistung abbilden zu können, da eine Studie zeigte, dass insbesondere die Gedächtnisleistung mit den p-tau217-Plasmalevels mehr als mit denen von p-tau181 und p-tau231 korreliert (Fernandez Arias et al., 2025). Zudem sind auch Änderungen der Inflammation im Blut zu finden, wie ein reduziertes GFAP nach Lecanemab- und Donanemab-Gabe. Änderungen der synaptischen Aktivität können im Liquor und im Blut bei reduziertem Neurogranin nach Lecanemab- und Gantenerumab-Gabe gefunden werden. Diese Daten sprechen dafür, dass monoklonale Antikörpertherapien nicht nur zu Änderungen der Alzheimer-Biomarker führen, sondern auch die synaptische Funktion, Neurodegeneration und Neuroinflammation beeinflussen können.

5.11 Fazit

- Insgesamt könnten die Blutbiomarker der Alzheimer-Krankheit aufgrund der einfachen Handhabbarkeit, der Kostengünstigkeit und der hochdurchsatzfähigen Plattformen bei ähnlicher diagnostischer Leistungsfähigkeit in der Zukunft geeigneter sein, um Langzeitverläufe von Patientinnen und Patienten zu evaluieren. Insbesondere der Biomarker p-tau217 im Blut könnte zukünftig relevant für die Beurteilung einer Konversion von einem Stadium des MCI zu einem Demenzstadium werden.
- Die Blut- und Liquor-Biomarker werden wahrscheinlich zukünftig eine entscheidende Rolle bei der Implementierung der monoklonalen Anti-Amyloid-Therapien einnehmen, da diese den biologischen Prozess der Alzheimer-Krankheit abbilden und überwachen können.
- Die Blut- und Liquor-Biomarker könnten in der Zukunft neben der Bildgebung wesentliche biologische Trajektorien der Alzheimer-Krankheit darstellen und können als Ausblick dazu beitragen, die krankheitsmodifizierenden Effekte der Antikörpertherapien nicht nur bei Implementierung, sondern auch im Therapieverlauf zu verdeutlichen.
- Gleichzeitig sollte unterschieden werden, ob Blutbiomarker der Alzheimer-Krankheit bei wissenschaftlichen und diagnostisch-klinischen Fragestellungen eingesetzt werden, denn die Blutbiomarker einer Alzheimer-Pathologie sind trotz einer vergleichbaren Sensitivität und Spezifität in der Diagnostik einer Alzheimer-Pathologie im Gehirn bislang nicht allein zur Diagnostik zugelassen, sondern können nur als Informationsergänzung oder zur Vorselektion von Patienten mit nachgeschalteter Liquor-Analytik dienen. In diesem Zusammenhang sei darauf hingewiesen, dass in den USA bereits erste kommerziell erhältliche Immun-Assays für die Bestimmung von bestimmten Blutbiomarkern zur Evaluation einer Amyloid-Pathologie von der FDA (Food and Drug Administration) eine Marktzulassung erhalten haben.
- Vielversprechende Ansätze von neuen Biomarkern wie p-tau217 und Hybrid-Ratios im Blut und Liquor zur kombinierten Erfassung einer frühen Amyloid-β-Pathologie und Tau-Pathologie wie der AT^{217}-Terminus werden wahrscheinlich als Ausblick die Frühdiagnostik im präklinischen oder frühen klinischen Stadium der Alzheimer-Krankheit entscheidend verbessern. Gerade die Amyloid-β-Peptide und deren Quotienten wie Aβ42/40 oder neue Hybrid-Ratios wie der AT^{217}-Terminus im Blut könnten möglicherweise sehr relevant werden für die Patientenselektion von monoklonalen Antikörpertherapien, da diese insbesondere dazu beitragen, eine Alzheimer-Krankheit frühzeitig bereits zu identifizieren.

Tab. 5.2: Effekte der monoklonalen Antikörpertherapien auf Ebene der Blut- und Liquor-basierten Biomarker

Biomarker	Aduca-numab	Bapipeu-zumab	Crene-zumab	Dona-nemab	Ganten-erumab	Leca-nemab	Solane-zumab
				Liquor			
Aβ42	↑		↑		↑	↑	↑
Aβ40			↑		↓	+/-	↑
p-tau217					↓		
p-tau181	↓	↓				↓	
t-tau	↓				↓	↓	
NfL					↓	+/-	↑
GFAP							+/-
TREM2							+/-
YKL-40							+/-
Neurogranin					↓	↓	
				Blut			
Aβ42			↑				↑
Aβ40			↑				↑
Ratio Aβ42/40						↑	
p-tau217				↓			
p-tau181						↓	
NfL				+/-		+/-	
GFAP				↓	↓	↓	
TREM2							
Neurogranin					↓		

Abkürzungen: Aβ40 = Amyloid-beta 40; Aβ42 = Amyloid-beta 42; GFAP = saures Gliafaserprotein; NfL= Neurofilament-Leichtketten; p-tau181 = phosphoryliertes Tau-Protein 181; p-tau217 = phosphoryliertes Tau-Protein 217; TREM2 = Triggering Receptor expressed on Myeloid Cells 2; YKL-40 = Chitinase-3-like Protein 1.
Referenzen: Bateman et al., 2023; Budd Haeberlein et al., 2022; Farlow et al., 2012; Hey et al., 2024; McDade et al. 2022; Ostrowitzki et al., 2022; Pontecorvo et al., 2022; Salloway et al., 2014; Sims et al., 2023; van Dyck et al., 2023; Wagemann et al., 2024.

5.12 Literatur

Aljuhani, M., Ashraf, A., Edison, P. (2024). Evaluating clinical meaningfulness of anti-beta-amyloid therapies amidst amyloid-related imaging abnormalities concern in Alzheimer's disease. Brain Commun, 6(6), fcae435. https://doi.org/10.1093/braincomms/fcae435

Ashton, N.J., Janelidze, S., Mattsson-Carlgren, N., et al. (2022). Differential roles of Abeta42/40, p-tau231 and p-tau217 for Alzheimer's trial selection and disease monitoring. Nat Med, 28 (12), 2555–2562. https://doi.org/10.1038/s41591-022-02074-w

Baiardi, S., Abu-Rumeileh, S., Rossi, M., et al. (2018). Antemortem CSF Abeta42/Abeta40 ratio predicts Alzheimer's disease pathology better than Abeta42 in rapidly progressive dementias. Ann Clin Transl Neurol, 6 (2), 263–273. https://doi.org/10.1002/acn3.697

Beach, T.G., Monsell, S.E., Philips, L.E. et al. (2012). Accuracy of the clinical diagnosis of Alzheimer disease at National Institute on Aging Alzheimer Disease Centers, 2005–2010. J Neuropathol Exp Neurol, 71 (4), 266–273. https://doi.org/10.1097/NEN.0b013e31824b211b

Bateman, R.J., Smith, J., Donohue, M.C., et al.; GRADUATE I and II Investigators and the Gantenerumab Study Group. (2023). Two Phase 3 Trials of Gantenerumab in Early Alzheimer's Disease. N Engl J Med, 389 (20),1862–1876. https://doi.org/10.1056/NEJMoa2304430

Budd Haeberlein, S., Aisen, P.S., Barkhof, F., et al. (2022). Two Randomized Phase 3 Studies of Aducanumab in Early Alzheimer's Disease. J Prev Alzheimers Dis. 9 (2), 197–210. https://www.doi.org/10.14283/jpad.2022.30

Farlow, M., Arnold, S.E., van Dyck, C.H., et al. (2012). Safety and biomarker effects of solanezumab in patients with Alzheimer's disease. Alzheimers Dement. 2012, 8(4) 261–271. https://doi.org/10.1016/j.jalz.2011.09.224

Fernández Arias, J., Brum, W.S., Salvadó, G., et al. (2025). Plasma phosphorylated tau217 strongly associates with memory deficits in the Alzheimer's disease spectrum. Brain. 29: awaf033. https://doi.org/10.1093/brain/awaf033

Gallardo, G., Holtzman, D.M. (2019). Amyloid-beta and Tau at the Crossroads of Alzheimer's Disease. Adv Exp Med Biol. 1184, 187–203. https://doi.org/10.1007/978-981-32-9358-8_16

Gueorguieva, I., Willis, B.A., Chua, L., et al. (2023). Donanemab exposure and efficacy relationship using modeling in Alzheimer's disease. Alzheimers Dement *(N Y)*, 9(2), e12404. https://doi.org/10.1002/trc2.12404

Hansson, O., Lehmann, S., Otto, M., et al. (2019). Advantages and disadvantages of the use of the CSF Amyloid β (Aβ) 42/40 ratio in the diagnosis of Alzheimer's Disease. Alzheimers Res Ther., 11(1), 34. https://www.doi.org/10.1186/s13195-019-0485-0

Hayato, S., Takenaka, O., Sreerama Reddy, S.H., et al. (2022). Population pharmacokinetic-pharmacodynamic analyses of amyloid positron emission tomography and plasma biomarkers for lecanemab in subjects with early Alzheimer's disease. CPT Pharmacometrics Syst Pharmacol., 11(12), 1578–1591. https://www.doi.org/10.1002/psp4.12862

Hazan, J., Abel, E., Rosa Grilo, M., et al. (2024). How well do plasma Alzheimer's disease biomarkers reflect the CSF amyloid status? J Neurol Neurosurg Psychiatry. 18: jnnp-2024–334122. https://www.doi.org/10.1136/jnnp-2024-334122

Horie, K., Salvadó, G., Koppisetti, R.K., et al. (2025) Plasma MTBR-tau243 biomarker identifies tau tangle pathology in Alzheimer's disease. Nature Medicine, https://www.doi.org/10.1038/s41591-025-03617-7

Howe, M.D., Britton, K.J., Joyce, H.E., et al. (2024). Clinical application of plasma P-tau217 to assess eligibility for amyloid-lowering immunotherapy in memory clinic patients with early Alzheimer's disease. Alzheimers Res Ther, 16 (1), 154. https://www.doi.org/10.1186/s13195-024-01521-9

Hu, Y., Cho, M., Sachdev, P., et al. (2024). Fluid biomarkers in the context of amyloid-targeting disease-modifying treatments in Alzheimer's disease. Med. 5(10), 1206–1226. https://www.doi.org/10.1016/j.medj.2024.08.004

Jack, C.R. Jr, Andrews, J.S., Beach, T.G., et al. (2024). Revised criteria for diagnosis and staging of Alzheimer's disease: Alzheimer's Association Workgroup. Alzheimers Dement, 20(8) 5143–5169. https://www.doi.org/10.1002/alz.13859

Jack, C.R. Jr, Bennett, D.A., Blennow, K., et al.; Contributors. (2018). NIA-AA Research Framework: Toward a biological definition of Alzheimer's disease. Alzheimers Dement, 14(4), 535–562. https://www.doi.org/10.1016/j.jalz.2018.02.018

Janelidze, S., Bali, D., Ashton, N.J., et al. (2023). Head-to-head comparison of 10 plasma phospho-tau assays in prodromal Alzheimer's disease. Brain, 146(4), 1592–1601. https://www.doi.org/10.1093/brain/awac333

Janelidze, S., Barthélemy, N.R., Salvadó, G, et al. (2024). Plasma Phosphorylated Tau 217 and Aβ42/40 to Predict Early Brain Aβ Accumulation in People Without Cognitive Impairment. JAMA Neurol, 81 (9), 947–957. https://www.doi.org/10.1001/jamaneurol.2024.2619

Jia, J., Ning, Y., Chen, M., et al. (2024). Biomarker Changes during 20 Years Preceding Alzheimer's Disease. N Engl J Med., 22, 390(8), 712–722. https://www.doi.org/10.1056/NEJMoa2310168 PMID: 38381674

Kandadi Muralidharan, K., Tong, X., Kowalski, K.G., et al. (2022). Population pharmacokinetics and standard uptake value ratio of aducanumab, an amyloid plaque-removing agent, in patients with Alzheimer's disease. CPT Pharmacometrics Syst Pharmacol. 11(1), 7–19. https://www.doi.org/10.1002/psp4.12728

Karikari, T.K., Pascoal, T.A., Ashton, N.J. et al. (2020). Blood phosphorylated tau 181 as a biomarker for Alzheimer's disease: a diagnostic performance and prediction modelling study using data from four prospective cohorts. Lancet Neurol, 19 (5), 422–433. https://www.doi.org/10.1016/S1474-4422(20)30071-5

Kim, B.H., Kim, S., Nam, Y., et al. (2025) Second-generation anti-amyloid monoclonal antibodies for Alzheimer's disease: current landscape and future perspectives. Transl Neurodegener, 14(1), 6. https://www.doi.org/10.1186/s40035-025-00465-w PMID: 39865265 Free PMC article. Review.

Lan, G., Zhang, L., Li, A., et al. (2025). Plasma N-terminal tau fragment is an amyloid-dependent biomarker in Alzheimer's disease. Alzheimers Dement, e14550. https://www.doi.org/10.1002/alz.14550

Lehmann, S., Schraen-Maschke, S., Vidal, J.S., et al. (2023). Plasma phosphorylated tau 181 predicts amyloid status and conversion to dementia stage dependent on renal function. J Neurol Neurosurg Psychiatry, 94(6), 411–419. https://www.doi.org/10.1136/jnnp-2022-330540

Li, Y., Yen, D., Hendrix, R.D. et al. (2024). Timing of Biomarker Changes in Sporadic Alzheimer's Disease in Estimated Years from Symptom Onset. Ann Neurol, 95(5), 951–965. https://www.doi.org/10.1002/ana.26891

Lu, D., Dou, F., Gao, J. (2023). Development of amyloid beta-directed antibodies against Alzheimer's disease: Twists and turns. Drug Discov Ther. 17 (6): 440–444. https://www.doi.org/10.5582/ddt.2023.01215

Manjavong, M., Kang, J.M., Diaz, A., et al. (2024). Performance of Plasma Biomarkers Combined with Structural MRI to Identify Candidate Participants for Alzheimer's Disease-Modifying Therapy. J Prev Alzheimers Dis., 11(5), 1198–1205. https://www.doi.org/10.14283/jpad.2024.110

McDade, E., Cummings, J.L., Dhadda, S., et al. (2022). Lecanemab in patients with early Alzheimer's disease: detailed results on biomarker, cognitive, and clinical effects from the randomized and open-label extension of the phase 2 proof-of-concept study. Alzheimers Res Ther, 14(1), 191. https://www.doi.org/10.1186/s13195-022-01124-2

Milà-Alomà, M., Ashton, N.J., Shekari, M., et al. (2022). Plasma p-tau231 and p-tau217 as state markers of amyloid-β pathology in preclinical Alzheimer's disease. Nat Med., 28, 1797–1801. https://www.doi.org/10.1038/s41591-022-01925-w

Milà-Alomà, M., Tosun, D., Schindler, S.E., et al. Timing of changes in Alzheimer's disease plasma biomarkers as assessed by amyloid and tau PET clocks. medRxiv [Preprint]. 2024.10.25.24316144. https://www.doi.org/10.1101/2024.10.25.24316144

Morgado, B., Klafki, H.W., Bauer, C., et al. (2024). Assessment of immunoprecipitation with subsequent immunoassays for the blood-based diagnosis of Alzheimer's disease. Eur Arch Psychiatry Clin Neurosci. https://www.doi.org/10.1007/s00406-023-01751-2

Ostrowitzki, S., Bittner, T., Sink, K.M., et al. (2022). Evaluating the Safety and Efficacy of Crenezumab vs Placebo in Adults With Early Alzheimer Disease: Two Phase 3 Randomized Placebo-Controlled Trials. JAMA Neurol., 79(11), 1113–1121. https://www.doi.org/10.1001/jamaneurol.2022.2909

Palmqvist, S., Janelidze, S., Quiroz, Y.T., et al. (2020). Discriminative Accuracy of Plasma Phospho-tau217 for Alzheimer Disease vs Other Neurodegenerative Disorders. JAMA., 324(8):772–781. https://www.doi.org/10.1001/jama.2020.12134

Panza, F., Solfrizzi, V., Imbimbo, BP, et al. (2014). Efficacy and safety studies of gantenerumab in patients with Alzheimer's disease. Expert Rev Neurother, 14(9), 973–986. https://www.doi.org/10.1586/14737175.2014.945522

Pontecorvo, M.J., Lu, M., Burnham, S.C., et al. (2022). Association of Donanemab Treatment With Exploratory Plasma Biomarkers in Early Symptomatic Alzheimer Disease: A Secondary Analysis of the TRAILBLAZER-ALZ Randomized Clinical Trial. JAMA Neurol., 79(12), 1250–1259. https://www.doi.org/10.1001/jamaneurol.2022.3392

Putcha, D., Katsumi, Y., Touroutoglou, A., et al.; LEADS Consortium. (2025). Heterogeneous clinical phenotypes of sporadic early-onset Alzheimer's disease: a neuropsychological data-driven approach. Alzheimers Res Ther., 17(1), 38. https://www.doi.org/10.1186/s13195-025-01689-8

Roemer-Cassiano, S.N., Wagner, F., Evangelista, L., et al. (2025). Amyloid-associated hyperconnectivity drives tau spread across connected brain regions in Alzheimer's disease. Sci Transl Med., 17(782), eadp2564. https://www.doi.org/10.1126/scitranslmed.adp2564

Salloway, S., Sperling, R., Fox, N.C., et al.; Bapineuzumab 301 and 302 Clinical Trial Investigators. (2014). Two phase 3 trials of bapineuzumab in mild-to-moderate Alzheimer's disease. N Engl J Med., 370(4), 322–333. https://www.doi.org/10.1056/NEJMoa1304839

Salvadó, G., Horie K, Barthélemy, N.R., et al. (2024). Disease staging of Alzheimer's disease using a CSF-based biomarker model. Nat Aging, 4(5), 694–708. https://www.doi.org/10.1038/s43587-024-00599-y

Schindler, S.E., Galasko, D., Pereira, A.C., et al. (2024a). Acceptable performance of blood biomarker tests of amyloid pathology – recommendations from the Global CEO Initiative on Alzheimer's Disease. Nat Rev Neurol, 20(7), 426–439. https://www.doi.org/10.1038/s41582-024-00977-5

Schindler, S.E., Petersen, K.K., Saef, B., et al.; Alzheimer's Disease Neuroimaging Initiative (ADNI) Foundation for the National Institutes of Health (FNIH) Biomarkers Consortium Plasma Aβ and Phosphorylated Tau as Predictors of Amyloid and Tau Positivity in Alzheimer's Disease Project Team. (2024b), Head-to-head comparison of leading blood tests for Alzheimer's disease pathology. Alzheimers Dement., 20(11), 8074–8096. https://www.doi.org/10.1002/alz.14315

Schindler, S.E., Bollinger, J.G., Ovod, V., et al. (2019). High-precision plasma β-amyloid 42/40 predicts current and future brain amyloidosis. Neurology, 22, 93(17), e1647-e1659. https://www.doi.org/10.1212/WNL.0000000000008081

Sevigny, J., Chiao, P., Bussière, T., et al. (2016). The antibody aducanumab reduces Abeta plaques in Alzheimer's disease. Nature, 537(7618), 50–56. https://www.doi.org/10.1038/nature19323

Sims, J.R., Zimmer, J.A., Evans, C.D., et al.; TRAILBLAZER-ALZ 2 Investigators. (2023). Donanemab in Early Symptomatic Alzheimer Disease: The TRAILBLAZER-ALZ 2 Randomized Clinical Trial. JAMA. 8;330(6), 512–527. https://www.doi.org/10.1001/jama.2023.13239

Sperling, R.A., Donohue, M.C., Rissman, R.A., et al., Amyloid and Tau prediction of cognitive and functional decline in unimpaired older individuals: longitudinal data from the A4 and LEARN studies. J Prev Alzheimers Dis. 2024; 11: 802–813. https://www.doi.org/10.14283/jpad.2024.122

Teunissen, C.E., Kolster, R, Triana-Baltzer G, et al. (2024). Plasma p-tau immunoassays in clinical research for Alzheimer's disease. Alzheimers Dement. https://www.doi.org/10.1002/alz.14397

Therriault, J., Schindler, S.E., Salvadó, G., et al. (2024). Biomarker-based staging of Alzheimer disease: rationale and clinical applications. Nat Rev Neurol. 20(4), 232–244. https://www.doi.org/10.1038/s41582-024-00942-2

Therriault, J., Servaes, S., Tissot, C., et al. (2023). Equivalence of plasma p-tau217 with cerebrospinal fluid in the diagnosis of Alzheimer's disease. Alzheimers Dement., 19(11), 4967–4977. https://www.doi.org/10.1002/alz.13026

Thijssen, E.H., La Joie, R., Strom, A., et al.; (2021). Advancing Research and Treatment for Frontotemporal Lobar Degeneration investigators. Plasma phosphorylated tau 217 and phosphorylated tau 181 as biomarkers in Alzheimer's disease and frontotemporal lobar degeneration: a retrospective diagnostic performance study. Lancet Neurol., 20 (9), 739–752. https://www.doi.org/10.1016/S1474-4422(21)00214-3

Tijms, B.M., Vromen, E.M., Mjaavatten, O., et al. (2024) Cerebrospinal fluid proteomics in patients with Alzheimer's disease reveals five molecular subtypes with distinct genetic risk profiles. Nat Aging, 4(1), 33–47. https://www.doi.org/10.1038/s43587-023-00550-7

van Dyck, C.H., Swanson, C.J., Aisen, P., et al. (2023). Lecanemab in Early Alzheimer's Disease. N Engl J Med., 388 (1), 9–21. https://www.doi.org/10.1056/NEJMoa2212948

Vogelgsang, J., Hansen, N., Stark, M., et al. (2024). Plasma amyloid beta X-42/X-40 ratio and cognitive decline in suspected early and preclinical Alzheimer's disease. Alzheimers Dement., 20(8), 5132–5142. https://www.doi.org/10.1002/alz.13909

Wagemann, O., Liu, H., Wang, G., et al.; Dominantly Inherited Alzheimer Network–Trials Unit. (2024). Downstream Biomarker Effects of Gantenerumab or Solanezumab in Dominantly Inherited Alzheimer Disease: The DIAN-TU-001 Randomized Clinical Trial. JAMA Neurol, 81(6), 582–593. https://www.doi.org/10.1001/jamaneurol.2024.0991

Warmenhoven, N., Salvadó, G., Janelidze, S., et al. (2025). A Comprehensive Head-to-Head Comparison of Key Plasma Phosphorylated Tau 217 Biomarker Tests. Brain, 148(2), 416–431. https://www.doi.org/10.1093/brain/awae346

Wojdała, A.L., Bellomo, G., Gaetani, L., et al. (2023). Trajectories of CSF and plasma biomarkers across Alzheimer's disease continuum: disease staging by NF-L, p-tau181, and GFAP. Neurobiol Dis, 189, 106356. https://www.doi.org/10.1016/j.nbd.2023.106356

6 PET-Bildgebungs-Biomarker der Alzheimer-Krankheit

Alexander Drzezga und Henryk Barthel

Zusammenfassung

Mit der Einführung neuer krankheitsmodifizierender Medikamente gegen Amyloid-Aggregate bei Patienten mit Alzheimer-Krankheit steigt der Bedarf an zuverlässigen Biomarkern insbesondere für eine rationale Patientenauswahl und Therapieüberwachung. Dieses Kapitel stellt Techniken der Positronen-Emissions-Tomografie (PET) als Biomarker der molekularen Bildgebung der Alzheimer-Krankheit vor, beleuchtet ihr Potenzial für Therapieauswahl und -kontrolle und setzt sie in den Kontext zu alternativen »Fluid«-Biomarkern.

PET-Techniken der molekularen Bildgebung der Alzheimer-Krankheit wie die Fluorodeoxyglukose-PET, die Amyloid-PET und die Tau-PET spielen eine zunehmend wichtige Rolle in der Frühdiagnostik, Differenzialdiagnostik, und in der Prognosebeurteilung dieser Erkrankung. Darüber hinaus war insbesondere die Amyloid-PET-Bildgebung essenziell für die Validierung und Zulassung der neuen krankheitsmodifizierenden Therapien, und gilt hier folgerichtig als Goldstandard. Dies betrifft sowohl die Auswahl geeigneter Patienten als auch den Nachweis und die Quantifizierung der erzielten Therapieeffekte.

Im Vergleich der molekularen Bildgebung mit den ebenfalls zur Verfügung stehenden Liquor-Biomarkern und den aufstrebenden Blutbiomarkern ergeben sich wesentliche Unterschiede und komplementäre Eigenschaften, welche bei der Auswahl in Abhängigkeit von der diagnostischen Fragestellung berücksichtigt werden sollten. Beide Gruppen von Biomarkern sind nicht einfach austauschbar, sondern spiegeln unterschiedliche Aspekte/Mechanismen der Krankheits-Pathologien mit unterschiedlichen Sensitivitäten und Spezifitäten wider.

Insgesamt leistet die PET-Bildgebung wertvolle Dienste bei der nicht invasiven in-vivo-Erfassung pathologischer Prozesse der Alzheimer-Krankheit. Sie liefert Aussagen zur regionalen Verteilung und zur Konzentration dieser Pathologien innerhalb des Gehirns, mit Implikationen insbesondere zur Therapieauswahl und Therapiekontrolle.

6.1 Einleitung

Das Aufkommen neuer krankheitsmodifizierender Medikamente gegen Amyloid-Ablagerungen bei Patienten mit Alzheimer-Krankheit hat den Bedarf an zuverlässigen Biomarkern für Patientenauswahl und Therapieüberwachung weiter in den Fokus gerückt. In der Zukunft wird dieser Bedarf nicht nur für die klinische Routineanwendung bestehender Therapien, sondern auch für die Entwicklung neuer Therapieansätze und die Verschiebung des Anwendungsbereiches hin zu früheren und präsymptomatischen Stadien der Erkrankung weiter ansteigen.

Biomarker der Alzheimer-Krankheit lassen sich in Bildgebungs- und »Fluid«-Marker unterteilen, wobei letztere aus Liquor oder Plasma gewonnen werden. Bildgebungs-Biomarker umfassen strukturelle (MRT, CT) und molekulare (Positronen-Emissions-Tomografie [PET]) Verfahren. Die PET, eine nuklearmedizinische Schnittbildtechnik, ermöglicht die hochsensitive, nicht invasive Abbildung molekularer Prozesse und deren Quantifizierung. Aktuell werden Radiopharmaka zur Erfassung der Glukoseutilisation sowie von ß-Amyloid- und Tau-Aggregaten genutzt, wodurch alle drei Alzheimer-Biomarker-Bereiche (»A« für Amyloid-Pathologie, »T« für Tau-Pathologie und »N« für Neuronale Schädigung) abgedeckt werden (▶ Kap. 3). Diese PET-Methoden stehen im Fokus dieses Kapitels (▶ Abb. 6.1). Parallel wird intensiv an neuen PET-Techniken, z. B. zur Erfassung von Neuroinflammation, Synapsendichte und cholinerger Neurotransmission geforscht, um die Alzheimer-Diagnostik weiterzuentwickeln (Carson et al., 2022; Kreisl et al., 2020).

Dieses Kapitel stellt PET-Techniken als Alzheimer-Biomarker vor, beleuchtet ihr Potenzial für Therapieauswahl und -kontrolle und setzt sie in den Kontext alternativer »Fluid«-Biomarker.

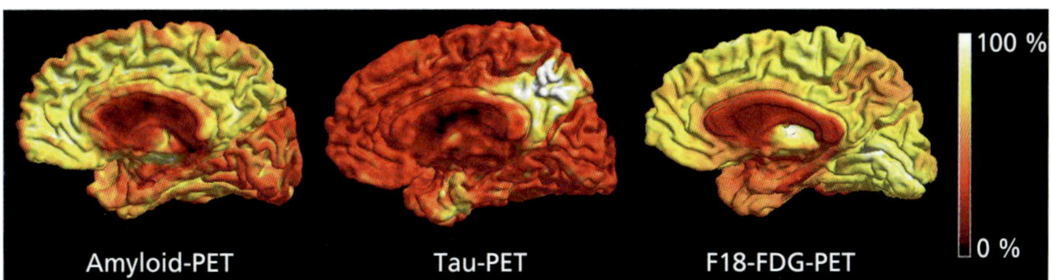

Abb. 6.1: Typische PET-Befunde bei Patienten mit Alzheimer-Krankheit. Jeweils Projektion der PET-Signale auf die innere Oberfläche der rechten Hemisphäre. Diffuse Mehranreicherung im Neokortex im Falle der Amyloid-PET. Fokale Mehranreicherung im posterioren zingulären Kortex/Präkuneus und, geringer ausgeprägt, im medialen Temporallappen im Falle der Tau-PET. Zur Tau-PET konkordante Minderanreicherungen im Falle der F18-FDG-PET (Mit freundlicher Genehmigung der Klinik und Poliklinik für Nuklearmedizin, Universitätsklinikum Leipzig).

6.2 FDG-PET

6.2.1 Aufnahmemechanismus von FDG

Für die PET-Bildgebung des Alzheimer-Biomarker-Bereichs »N« wird F18-Fluorodeoxyglukose (FDG) genutzt, die eine Visualisierung der regionalen zerebralen Glukoseutilisation erlaubt. F18-FDG gelangt aktiv ins Hirngewebe, wird phosphoryliert, aber nicht weiter verstoffwechselt, sondern »getrappt«. Die regionale Aufnahme hängt von der neuronalen/synaptischen Aktivität ab und spiegelt damit die funktionelle Integrität des Hirngewebes wider.

6.2.2 FDG-PET in der Frühdiagnostik und Prädiktion

Bezüglich Frühdiagnostik und Prädiktion wird die FDG-PET aktuell im frühen Demenz- und im MCI-Stadium eingesetzt. Ihr Wert für das Stadium des subjektiven kognitiven Abbaus (SCD) ist noch nicht hinreichend geklärt (Tondo, 2022; Scheef, 2012). Sie zeigt jedoch eine hohe prädiktive Genauigkeit für die zeitnahe Konversion von MCI zu Demenz in ca. 1–2 Jahren (Minoshima et al., 1997; Drzezga, 2003, 2005; Mosconi et al., 2008; Nobil et al., 2018). Interessanterweise bleiben sogar Amyloid-positive Personen mit unauffälligem FDG-PET häufig noch länger kognitiv stabil (Iaccarino et al., 2019), was für Therapiestudien und Patientenselektion relevant sein könnte und den hohen Wert in der Kurzzeitprognose der FDG-PET dokumentiert.

6.2.3 FDG-PET in der Diagnostik und Differenzialdiagnostik

Neurodegenerative Erkrankungen zeigen als Folge der ablaufenden neuropathologischen Prozesse Stoffwechseldefizite in den betroffenen Hirnregionen. Bei der Alzheimer-Krankheit betrifft dies insbesondere den posterioren zingulären Kortex/Präkuneus sowie den temporoparietalen Kortex und später auch den frontalen Kortex, während Zentralregion und primärer visueller Kortex typischer Weise ausgespart bleiben (Minoshima et al., 2022). Auch atypische Varianten bzw. Alzheimer-Subtypen wie die posteriore kortikale Atrophie (PCA), die logopenische Variante der primär progressiven Aphasie (lvPPA) oder das kortikobasale Syndrom auf Boden der Alzheimer-Krankheit (CBS-AD) lassen sich anhand charakteristischer Befundmuster differenzieren (z. B. PCA mit stärkerer okzipitaler Beteiligung, lvPPA mit einseitigerem Befund, und CBS-AD mit Ausdehnung bis auf die Zentralregion).

Aufgrund der charakteristischen Topologie der Befundmuster eignet sich die F18-FDG-PET auch zur Differenzialdiagnostik von unterschiedlichen Demenzformen. So zeigt z. B. die Demenz mit Lewy-Körperchen (DLB) oft eine stärkere okzipitale Beteiligung und ein sogenanntes »Cingulate Island Sign« (erhaltener Metabolismus zingulär), während die Varianten der FTLD fokale frontale oder temporal-polar betonte Befundmuster aufweisen, teils stark einseitig betont

(► Abb. 6.2). Auch für die Diagnostik der limbisch prädominanten, altersassoziierten TDP-43-Enzephalopathie (LATE) kann die FDG-PET eine wichtige Rolle spielen (Minoshima et al., 2022).

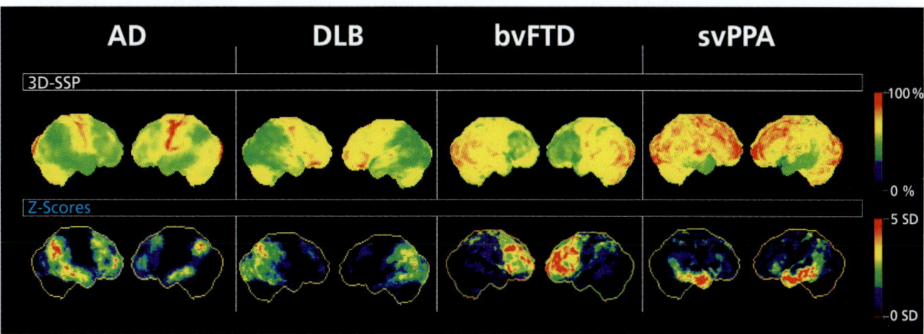

Abb. 6.2: Typische FDG-PET-Befunde bei verschiedenen Demenzerkrankungen. Obere Reihe Oberflächenprojektionen, untere Reihe statistische Abweichungsbilder von einem Normkollektiv (Z-Scores). Darstellung jeweils in rechts- (1., 3., 5. und 7. Spalte) und links-lateraler Ansicht (2., 4., 6. und 8. Spalte). In der oberen Reihe sind Regionen mit pathologisch vermindertem Metabolismus (neuronale Dysfunktion) in grüner Farbe dargestellt; in der unteren Reihe sind statistisch signifikante Abweichungen von der Norm in Rot/Gelb dargestellt.
AD: Typische Demenz vom Alzheimer-Typ, DLB: Demenz mit Lewy-Körperchen, bvFTD: behaviorale Variante der frontotemporalen Demenz, svPPA: semantische Variante einer primär progressiven Aphasie.

Die FDG-PET spielt auch eine wesentliche Rolle bei der Differenzierung neurodegenerativer Erkrankungen mit Bewegungsstörungen und wurde in die Leitlinie der Parkinson-Krankheit aufgenommen, insbesondere zur Abklärung von Demenz und atypischem Parkinson-Syndrom (AWMF, 2023b). Ergänzend dazu verifiziert die Dopamin-Transporter-SPECT (DAT-SPECT) neurodegenerative Parkinson-Syndrome und hilft bei der Differenzierung zwischen Alzheimer-Krankheit und DLB (AWMF, 2023a, b).

Zahlreiche Studien bestätigten den Wert der FDG-PET in der Alzheimer-Diagnostik, dies schließt Arbeiten ein, in welchen in-vivo-PET versus post-mortem-Analysen validiert wurde (Silverman et al., 2001; Minoshima et al., 2001; Lesman-Segev et al., 2021). Die S3-Leitlinie »Demenzen« stuft FDG-PET als sinnvolle Methode mit hohem Empfehlungsgrad ein, insbesondere wenn die Ursache einer Demenz nach Ausschluss reversibler Faktoren unklar bleibt und eine Differenzialdiagnostik das klinische Management beeinflussen kann (AWMF, 2023a).

6.2.4 FDG-PET zum Staging und zur Therapiekontrolle

FDG-PET ermöglicht eine zuverlässige Quantifizierung von Neurodegeneration, die mit strukturellen Biomarkern (MRT/CT) weniger präzise bzw. erst in späteren Stadien erfasst werden kann. Untersuchungen belegen die Korrelation der FDG-PET-Befunde mit der Erkrankungsschwere und der Art der Beeinträchtigung

(Herholz et al., 2002; Landau et al., 2011; Woost et al., 2013). Die FDG-PET eignet sich jedoch nicht optimal als alleiniges Werkzeug für den Therapieeinschluss in Anti-Amyloid-Therapien, da letztlich kein direkter Nachweis der kausalen Ätiopathologie möglich ist.

6.2.5 FDG-PET im Vergleich mit anderen bildgebenden »N»-Markern

MRT/CT erfassen Neurodegeneration durch Atrophiemessung, sind jedoch weniger sensitiv als FDG-PET, die funktionelle Veränderungen vor strukturellem Schaden erkennt (Yuan et al., 2009). Alternativ liefern Frühaufnahmen der Amyloid- und Tau-PET in der Perfusionsphase ähnliche Ergebnisse zur FDG-PET, wodurch mit diesen Verfahren ein »One-Stop-Shop«-Ansatz zur gleichzeitigen Erfassung molekularer und funktioneller Biomarker möglich wird (Florek et al., 2018; Hammes et al., 2017; Beyer et al., 2020).

6.3 Amyloid-PET

6.3.1 Aufnahmemechanismus der Amyloid-Radiopharmaka

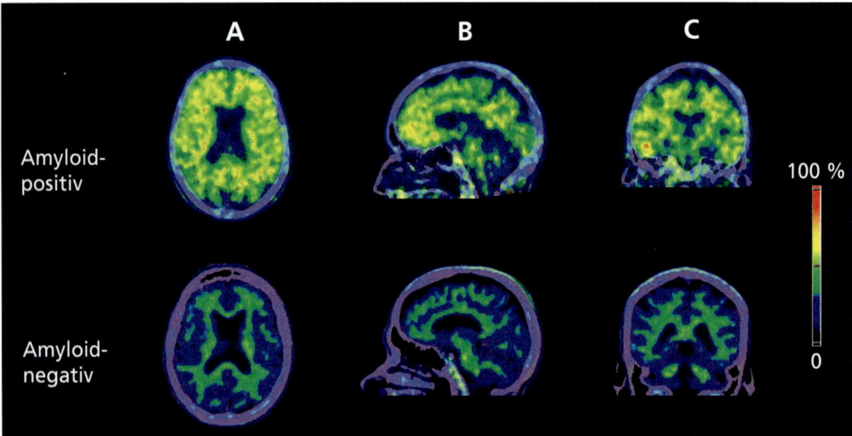

Abb. 6.3: Typische Amyloid-PET-Befunde (18F-Florbetaben) in einem Amyloid-positiven (obere Reihe) und einem Amyloid-negativen Fall (untere Reihe). Darstellung in: A) axialer, B) sagittaler und C) koronarer Schnittführung in kaudaler, links lateral und ventraler Ansicht. Auflösung der Rinden/Markgrenze im Amyloid-positiven Fall mit spezifischer Tracer-Belegung generalisiert kortikal und unspezifisch in der weißen Substanz, während sich im Amyloid-negativen Fall nur eine unspezifische Tracer-Anreicherung in der weißen Substanz findet.

Für die PET-Bildgebung des Alzheimer-Biomarkerbereichs »A« sind drei Radiopharmaka zugelassen (F18-Florbetaben, F18-Florbetapir, F18-Flutemetamol). Diese binden an ß-Amyloid-Aggregate im Neokortex und ermöglichen deren Darstellung. Ein positiver PET-Befund zeigt eine mittlere bis hohe Dichte von Amyloid Plaques an, ein negativer spricht gegen eine Alzheimer-Krankheit (▶ Abb. 6.3). Alle Tracer wurden durch in-vivo-PET- vs. post-mortem-Histopathologie-Studien validiert, mit Sensitivitäten und Spezifitäten über 90 % (Sabri et al., 2015; Clark et al., 2011; Ikonomovic et al., 2016).

6.3.2 Amyloid-PET zur Frühdiagnostik und Prädiktion

Bezüglich der Tatsache, dass die neuen Anti-Amyloid-Therapien auch für MCI-Patienten mit Nachweis von Alzheimer-Biomarkern zugelassen sind, ist hier zu betonen, dass die Amyloid-PET einen hohen prädiktiven Wert für das Auftreten einer Demenz im Stadium MCI aufweist, dies allerdings abhängig vom Follow-Up-Zeitraum (Roberts et al., 2018; Zhang et al., 2012). Eine weitere Optimierung der Vorhersagekraft auch bezüglich der zu erwartenden Zeitachse könnte durch quantitative (Centiloid-)Analysen oder regionale Bewertungen erfolgen (La Joie et al., 2019; Bollack et al., 2024; Pfeil et al., 2021). Die S3-Leitlinien empfehlen eine ergebnisoffene Beratung vor einer Amyloid-PET zur Schätzung des individuellen Demenzrisikos und auch in den aktuellen Appropriate Use Criteria (AUCs) wird die Amyloid-PET als geeignet bewertet, um über die Prognose bei Patienten mit MCI zu informieren (AWMF, 2023a; Rabinovici et al., 2025).

Auch kognitiv unbeeinträchtigte ältere Personen zeigen teils Amyloid-positive PET-Befunde (Jansen et al., 2015), deren prädiktiver Wert noch nicht abschließend geklärt ist. Diese Befunde stellen den realen Nachweis einer Amyloid-Pathologie dar (keine falsch-positiven Ergebnisse), sind aber nicht automatisch mit der Prädiktion einer Alzheimer-Demenz bzw. einer kognitiven Beeinträchtigung gleichzusetzen. Die Mehrzahl dieser Personen scheint über längere Zeiträume (viele Jahre) kognitiv stabil bleiben zu können (Roberts et al., 2018). Die neuen Kriterien der Alzheimer's Association klassifizieren die Amyloid-PET als sogenannten »Core 1»-»A»-Biomarker und werten positive Befunde mit diesen »Core 1«-Biomarkern auch bei kognitiv asymptomatischen Personen bereits als »Alzheimer-Erkrankung« (Jack et al., 2024). Dies ist insofern nachvollziehbar, als dass gemäß der Amyloid-Kaskaden-Theorie die zerebrale Akkumulation von ß-Amyloid-Aggregaten schon lange vor dem Auftreten von Symptomen den initialen Trigger einer pathologischen Kaskade darstellt (Hardy et al., 1992). Dennoch wird diese Wertung kontrovers diskutiert, da in der öffentlichen Wahrnehmung der Begriff »Alzheimer« immer noch stark mit dem Vorhandensein von Demenzsymptomen gleichgesetzt wird und auch, da die Zeiträume zwischen der Detektion einer Amyloid-Pathologie und dem Auftreten kognitiver Symptome potenziell Jahrzehnte überspannen können (Roberts et al., 2018; Jansen et al., 2021). Auch können Amyloid-Ablagerungen einer Kopathologie entsprechen, wie z. B. bei der DLB und in höherem Alter zunehmend auch bei anderen Demenzformen, sodass die pauschale Bezeichnung »Alzheimer-Erkrankung« hier irreführend sein und sogar ungeeignete

Therapien nach sich ziehen könnte. Eine differenziertere Klassifizierung im Sinne von »Nachweis einer Amyloid-Pathologie« wäre in diesen Fällen somit möglicherweise vorzuziehen. Die Amyloid-PET wird derzeit in den S3-Leitlinien und auch in den aktualisierten AUC ab dem MCI-Stadium empfohlen (Rabinovici et al., 2025; ▶ Tab. 6.1). Zukünftige Anpassungen könnten erfolgen, wenn sich therapeutische Ansätze in frühere Stadien verlagern.

6.3.3 Amyloid-PET zur Differenzialdiagnostik

Betreffend die Differenzialdiagnostik hat die Amyloid-PET zwei besondere Stärken. Einmal ist sie besonders wertvoll für die Diagnostik atypischer Alzheimer-Krankheit-Subtypen wie der PCA, lvPPA und frontal-exekutiven Varianten und zweitens für den Ausschluss einer Amyloid-Pathologie in Fällen, die klinisch wie eine Alzheimer-Krankheit imponieren. Die US-amerikanische IDEAS-Studie zeigte, dass ca. 25 % der klinischen Alzheimer-Diagnosen keine Amyloid-Pathologie aufweisen (Rabinovici et al., 2019). Die Amyloid-PET wird daher gemäß der AUC als diagnostisches Werkzeug sowohl für atypische als auch für typische klinische Fälle empfohlen (Rabinovici et al., 2025). Auch die S3-Leitlinie »Demenzen« stuft die Amyloid-PET als sinnvoll ein, wenn die Demenzursache nach Ausschluss reversibler Faktoren unklar bleibt und eine Differenzialdiagnostik das klinische Management beeinflussen kann (AWMF, 2023a). Positive Befunde (d. h. der Nachweis von Amyloid-Pathologie) können neben der Alzheimer-Krankheit auch bei DLB oder zerebraler Amyloid-Angiopathie auftreten (Kantarci et al., 2020; Romoli et al., 2024) oder als Kopathologie bei anderen neurodegenerativen Erkrankungen vorkommen.

6.3.4 Amyloid-PET zum Staging und Centiloids

Neben der Differenzierung zwischen Amyloid-positiven und -negativen Fällen erlaubt die Amyloid-PET eine quantitative Bewertung der Pathologie. Die Ergebnisse korrelieren eng mit der Dichte neokortikaler Aß-Plaques und ermöglichen ein neuropathologisches Staging (Clark et al., 2011; Sabri et al., 2015; Ikonomovic et al., 2016; Grothe et al., 2017). Die Centiloid-Skala bietet eine standardisierte Messung: 0 entspricht dabei dem Mittelwert für gesunde Kontrollpersonen, 100 dem bei Patienten mit manifester Alzheimer-Demenz; > 30 Centiloids gelten als sicherer Nachweis einer Amyloid-Pathologie, < 10 als zuverlässiger Ausschluss (Collij et al., 2024; Farrar et al., 2025). Zukünftig könnten Ansätze wie die Erfassung der regionalen Pathologieausdehnung und »Fill-States« die Centiloid-Skalierung ergänzen (Doering et al., 2025).

6.3.5 Amyloid-PET zur Therapieauswahl

In den erfolgreichen klinischen Studien zu Anti-Amyloid-Antikörpern wurde die Amyloid-PET zur Patientenauswahl genutzt, und hat damit fundamental zum Erfolg dieser Studien beigetragen. Auch in der Routineanwendung dieser Therapien wird nun der Target-Nachweis gefordert, teils mit der Amyloid-PET aber auch teils mittels der Liquor-Biomarker (obwohl diese Methoden nicht unmittelbar austauschbar sind, siehe unten). Die Amyloid-PET kann heute als Goldstandard für die Patientenauswahl neuer Anti-Amyloid-Therapien gelten.

6.3.6 Amyloid-PET zur Therapiekontrolle

Die Möglichkeit zur quantitativen Bewertung von Amyloid-Ablagerungen und deren Reduktion unter Therapie hat eine Schlüsselrolle bei der Dokumentation der biologischen Wirksamkeit der neuen Therapieformen gespielt. In den erfolgreichen Studien konnten relevante Reduktionen der Amyloid-Last dokumentiert werden. Obwohl noch nicht formal zu diesem Zweck zugelassen, wurde die Reduktion der Tracer-Aufnahme von der FDA als Surrogat-Biomarker der Amyloid-Plaque-Reduktion anerkannt und zur beschleunigten Zulassung von Aducanumab und Lecanemab genutzt (Rabinovici et al., 2025; Barthel et al., 2023). In der TRAILBLAZER-ALZ2-Studie mit Donanemab wurde sogar die Therapie bei Erfüllung von »Amyloid-Negativität«-Kriterien entsprechend angepasst/auf Placebo umgestellt (Farrar et al., 2025). Gemäß den aktualisierten AUC wird die Amyloid-PET als geeignet sowohl für die Patientenauswahl als auch für die Therapieüberwachung zugelassener ATTs angesehen (Rabinovici et al., 2025).

Tab. 6.1: Indikationen, für welche die Amyloid-PET derzeit als sinnvoll angesehen wird. a: 1 bis 3: Selten sinnvoll, 4 bis 6: Nutzen unklar, 7 bis 9: Sinnvoll. b: Entsprechend einer aktualisierten Experten-Abstimmung nach der ersten Zulassung von Anti-ß-Amyloid-Antikörpern (Übertragen aus dem Englischen aus Rabinovici et al., 2025).

Klinisches Szenario	Bewertung[a]
Milde kognitive Störung oder Demenz, Alter < 65 Jahre, Verdacht auf Alzheimer-Pathologie	9
Milde kognitive Störung oder Demenz, vereinbar mit Alzheimer-Pathologie, amnestische Defizite, Symptombeginn ≥ 65 Jahre	8
Milde kognitive Störung oder Demenz, Alzheimer-Pathologie möglich, atypische Symptome (nicht amnestische Defizite, schneller oder langsamer Progress, gemischte Symptomatik)	8
Milde kognitive Störung oder Demenz, grenzwertige oder nicht konklusive Ergebnisse in der Alzheimer-Liquordiagnostik	8
Milde kognitive Störung, Beurteilung der Prognose	8
Qualifizierung für eine zugelassene Anti-Amyloid-Antikörper-Therapie	9[b]
Erfassung des biologischen Erfolges einer zugelassenen Anti-Amyloid-Antikörper-Therapie	8[b]

6.4 Tau-PET

6.4.1 Aufnahmemechanismus der Tau-Radiopharmaka

Für die PET-Bildgebung des Alzheimer-Biomarkerbereichs »T« ist der in Europa und USA zugelassene Tracer F18-Flortaucipir derzeit nur in den USA kommerziell verfügbar. Weitere Tau-PET-Tracer der zweiten Generation (F18-Florzolotau, F18-GTP1, F18-MK-6240, F18-PI-2620, F18-RO-948) befinden sich in klinischer Entwicklung, teils mit angestrebter Zulassung. Diese Radiopharmaka binden an verschiedene Bindungsstellen von 3R/4R-Tau-Aggregaten, die sich je nach Krankheitsstadium in unterschiedlichen Hirnregionen der Alzheimer-Krankheit ansammeln (▸ Abb. 6.4).

F18-Flortaucipir wurde erfolgreich in einer in-vivo-PET- vs. post-mortem-Histopathologie-Studie evaluiert, wobei es Alzheimer-Krankheit-Tau-Aggregate ab Braak-Stadium V zuverlässig nachweist (Fleisher et al., 2020). Erste Studien zu Tau-PET-Tracern der zweiten Generation weisen auf höhere diagnostische Genauigkeit hin und zeigen Potenzial zur Detektion früher Tau-Stadien sowie Nicht-Alzheimer(4R)-Tauopathien (Brendel et al., 2020).

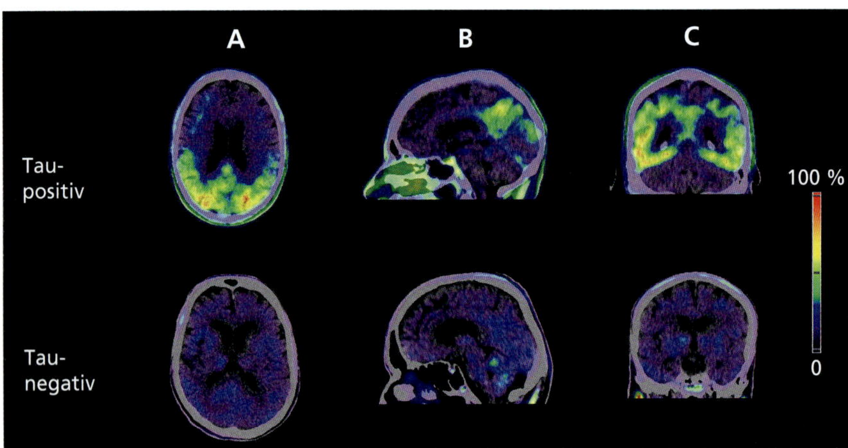

Abb. 6.4: Typische Tau-PET-Befunde (18F-PI-2620) in einem Tau-positiven (obere Reihe) und einem Tau-negativen (untere Reihe) Fall. Darstellung in: A) axialer, B) sagittaler und C) koronarer Schnittführung in kaudaler, links lateral und ventraler Ansicht. Gut erkennbar ist die deutlich fokal betonte Tacer-Anreicherung im Bereich des posterioren zingulären, parietookzipitalen und temporolateralen Kortex beidseits im Tau-positiven Fall, während sich im Tau-negativen Fall keine spezifische Anreicherung findet.

6.4.2 Tau-PET zur Frühdiagnostik und Prädiktion

Laut gängigen Erkrankungsmodellen entwickelt sich bei der Alzheimer-Krankheit zunächst die Amyloid-Pathologie, gefolgt von der Tau-Pathologie und schließlich der Neurodegeneration (Hanson et al., 2021; ▶ Kap. 1). In-vivo-Daten zu den verschiedenen bildgebenden Verfahren bestätigen diese Reihenfolge prinzipiell, sodass mit der Tau-PET im Regelfall erst später als mit der Amyloid-PET Auffälligkeiten zu erwarten sind (Ossenkoppele et al., 2022). Zudem detektiert, wie oben bereits erwähnt, der erste zugelassene Tau-Tracer, 18F-Flortaucipir, auch erst fortgeschrittene Erkrankungsstadien (Braak > IV) zuverlässig (Fleisher et al., 2020). Dabei muss aber berücksichtigt werden, dass gemäß der Interpretationsrichtlinien für diesen Tracer bestimmte Befunde, wie z. B. die ausschließliche mesiotemporale Tau-Tracer-Bindung, als »Tau-negativ« gewertet werden sollen. Dies betrifft das Phänomen der primär altersbedingten Tauopathie (PART), bei der Tau-Aggregationen mesiotemporal auftreten können, teils auch bei Personen ohne Amyloid-Pathologie. Ihr prognostischer Wert für die Alzheimer-Krankheit ist noch unklar (Duyckaerts et al., 2015). Auch wenn die Amyloid-PET potenziell frühere Veränderungen anzeigen kann, korreliert die Tau-PET enger mit der Symptomatik und zeigt eine bessere kurzfristige Vorhersagekraft für das Auftreten einer Demenz im MCI-Stadium bei Amyloid-positiven Patienten (Ossenkoppele et al., 2021). Laut aktuellen AUC ist die Tau-PET für MCI prognostisch geeignet, aber noch nicht gesichert für SCD und asymptomatische Personen (Rabinovici et al., 2025; ▶ Tab. 6.2).

6.4.3 Tau-PET zur Differenzialdiagnostik

Die Tau-PET kann die Alzheimer-Demenz zuverlässig von anderen Demenzformen abgrenzen. Sie unterscheidet nicht nur Tau-positive von Tau-negativen Fällen (▶ Abb. 6.4), sondern kann auch anhand charakteristischer Verteilungsmuster zwischen Amyloid-positiven und -negativen Demenzformen differenzieren (Hammes et al., 2021). Da die Tau-PET zudem auch eine »N»-Information in der frühen Perfusionsphase liefern kann (Hammes et al., 2017), könnte dieses Verfahren potenziell als relativ universeller A/T/N-Biomarker dienen. Die Tau-PET ermöglicht zudem die Charakterisierung atypischer Alzheimer-Varianten anhand spezifischer Tau-Verteilungsmuster – eine Differenzierung, die mit Amyloid-PET nicht möglich ist (Dronse et al., 2017). Wie oben bereits erwähnt, haben einige Tracer der zweiten Generation das Potenzial zur Identifikation von Nicht-Alzheimer-Tauopathien, wie sie zum Beispiel beim CBS und der PSP auftreten (Brendel et al., 2020).

Die S3-Leitlinie »Demenzen« empfiehlt die Tau-PET mit hohem Konsensgrad, wenn die Ursache der Demenz nach Ausschluss reversibler Faktoren und nach klinischer sowie neuropsychologischer Untersuchung unklar bleibt und eine Differenzialdiagnostik das klinische Management beeinflussen kann (AWMF, 2023a). Die AUC bewerten die Tau-PET als sinnvoll bei atypischen Fällen, während ihr

Nutzen bei klinisch typischen Fällen noch als unklar eingestuft wird (Rabinovici et al., 2025).

6.4.4 Tau-PET zum Staging

Die Tau-PET reflektiert neuronalen Schaden direkter als die Amyloid-PET und spielt eine zentrale Rolle im Staging der Alzheimer-Krankheit, was zahlreiche Studien bestätigen (Schöll et al., 2016; Rullmann et al., 2022; Macedo et al., 2023). Die Alzheimer's-Association-Kriterien klassifizieren sie als »Core 2»-»T2«-Biomarker, der tauopathische Neurodegeneration abbildet und für Stadien-Einteilung sowie Prognoseabschätzung besonders nützlich ist (Jack et al., 2024). Ähnlich wie die Centiloid-Skala für Amyloid-PET wurden Methoden zur quantitativen Bewertung für Tau-PET entwickelt, darunter die »Centaur«-Skala (Villemagne et al., 2023) und das Konzept der »Fill States« (Doering et al., 2025). Die aktuellen AUC bewerten die Rolle der Tau-PET im Staging jedoch noch als unsicher (Rabinovici et al., 2025).

6.4.5 Tau-PET zur Therapieauswahl und zur Therapiekontrolle

Die Tau-PET eignet sich optimal für die Patientenauswahl und -stratifizierung in Therapiestudien. In der Phase-III-Studie (Trailblazer-Alz2) zu Donanemab mussten Teilnehmer nicht nur positiv auf Amyloid-PET getestet werden, sondern auch in einem ergänzenden Flortaucipir-PET-Scan ein Alzheimer-typisches Muster aufweisen. Patienten mit sehr niedrigem oder fehlendem Tau-Nachweis in der Bildgebung wurden ausgeschlossen (Sims et al., 2023).

Gemäß den aktualisierten AUC wird die Tau-PET neben der Amyloid-PET als geeignet für die Auswahl von Patienten für Amyloid-gerichtete Therapien bewertet (Rabinovici et al., 2025), obwohl sie dafür noch nicht offiziell von der FDA zugelassen ist. Dies unterstreicht ihr Potenzial als universeller A/T/N-Biomarker.

Die Messung von Therapieeffekten mit der Tau-PET zeigt bisher uneinheitliche Ergebnisse. Während manche Studien eine verlangsamte Zunahme der Tau-Ablagerungen unter Anti-Amyloid-Therapie dokumentierten, konnte dies in anderen Studien nicht entsprechend reproduziert werden, und eine absolute Reduktion der Tau-Aggregate wurde nicht nachgewiesen (Sims et al., 2023; Mintun et al., 2023). Zukünftig könnte die Tau-PET aber eine zentrale Rolle im Einschluss und Monitoring gezielter Anti-Tau-Therapien spielen (Panza et al., 2023).

Tab. 6.2: Indikationen, für welche die Tau-PET derzeit als sinnvoll angesehen wird. a: 1 bis 3: Selten sinnvoll, 4 bis 6: Nutzen unklar, 7 bis 9: Sinnvoll. b: Entsprechend einer aktualisierten Experten-Abstimmung nach der ersten Zulassung von Anti-ß-Amyloid-Antikörpern (Übertragen aus dem Englischen aus Rabinovici et al., 2025).

Klinisches Szenario	Bewertung[a]
Milde kognitive Störung oder Demenz, Alter < 65 Jahre, Verdacht auf Alzheimer-Pathologie	8
Milde kognitive Störung oder Demenz, Alzheimer-Pathologie möglich, atypische Symptome (nicht amnestische Defizite, schneller oder langsamer Progress, gemischte Symptomatik)	7
Milde kognitive Störung, Beurteilung der Prognose	7
Demenz, Verdacht auf Alzheimer-Pathologie, Beurteilung der Prognose	7
Qualifizierung für eine zugelassene Anti-Amyloid-Antikörper-Therapie	8[b]

6.5 PET-Biomarker im Kontext zu »Fluid«-Biomarkern der Alzheimer-Krankheit

Die Frage, ob die PET-basierten Alzheimer-Biomarker konkurrierend oder komplementär zu den existierenden Liquor-basierten und kommenden Plasma-basierten »Fluid«-Alzheimer-Biomarkern sind, wird derzeit intensiv diskutiert (Drzezga & Barthel, 2025), insbesondere vor dem Hintergrund der Anti-Amyloid-Therapien. Generell bleibt festzuhalten, dass beide Kategorien von Alzheimer-Biomarkern unterschiedliche Prozesse messen: Während die PET aggregierte Formen der Amyloid- und Tau-Pathologie direkt im Hirn erfasst, liefern die »Fluid«-Biomarker Informationen zu löslichen Formen dieser Pathologien. Insgesamt haben auch bezüglich Kosten, Grad an Verbreitung, Risiken, Grad der Evaluierung usw. beide Alzheimer-Biomarker-Kategorien jeweils Vorteile und Nachteile. Nur die PET-Bildgebung ist in der Lage, die Verteilung und Konzentration der jeweiligen Pathologie innerhalb des Hirns zu erfassen und zu quantifizieren. Die Verfahren sind nicht einfach austauschbar, insbesondere nicht im Kontext der neuen Alzheimer-Therapien. Vielmehr werden derzeit zunehmend Konzepte diskutiert, in denen sich beide Kategorien sinnvoll ergänzen können.

6.5.1 Therapieauswahl

Für die zugelassenen Therapien wird ein Amyloid-Nachweis mittels Biomarkern gefordert. Als Goldstandard kann dafür die PET-Bildgebung gelten, aber auch die Liquor-Analyse wird dafür teils verwendet/diskutiert. Im klinisch symptomatischen

Stadium kann dies für den kategorischen Nachweis der Erkrankung vertretbar erscheinen. Wie oben bereits diskutiert, bilden »Fluid«-Biomarker frühere (lösliche) Prozesse und nicht unbedingt aggregierte Pathologie ab (Reimand et al., 2020). Dies ermöglicht potenziell zwar eine frühere Diagnostik sogar in asymptomatischen Stadien, erschwert aber ggfs. eine stratifizierte Patientenauswahl für Therapien, die auf aggregierte Pathologie abzielen. Auch konnte gezeigt werden, dass sich bei der CSF-Analyse für einen relevanten Anteil von Patienten Ergebnisse im Graubereich ergeben, was den Bedarf einer ergänzenden PET-Diagnostik nach sich ziehen kann (Brendel et al., 2024). Passend dazu wurde in den Empfehlungen zur Anwendung von Aducanumab bereits vorgeschlagen, bei unklaren CSF-Ergebnissen eine Amyloid-PET-Bildgebung zu ergänzen, und Personen mit abnormalem CSF und normalem Amyloid-PET nicht mit Aducanumab zu behandeln, sondern in 1–3 Jahren erneut mit Amyloid-PET zu untersuchen (Cummings et al., 2021). In den Anwendungsempfehlungen von Lecanemab finden sich diese Hinweise nicht explizit, es wird hier jedoch festgestellt, dass Blutbiomarker derzeit noch nicht als ausreichend für den Einschluss angesehen werden (Cummings et al., 2023). Generell könnten kombinierte Ansätze eine sinnvolle Synthese darstellen. So könnte sich zukünftig die Anwendung von Plasma-basierten Alzheimer-Biomarkern als Screening-Werkzeug und die Verwendung von PET- bzw. Liquor-basierten Alzheimer-Biomarkern zur anschließenden Validierung (ggfs. Quantifizierung) und Therapie-Einschluss anbieten (▶ Abb. 6.5).

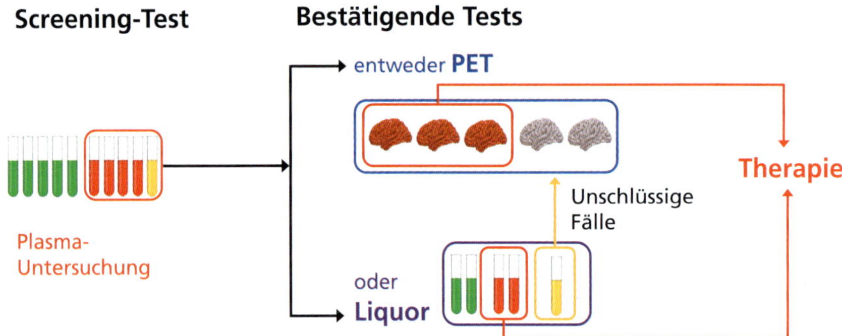

Abb. 6.5: Mögliches kombiniertes Vorgehen zur Therapieauswahl.
Reagenzröhrchen Rot: auffälliger Test, Grün: unauffälliger Test, Gelb: unschlüssiger Test.
PET-Bilder Rot: auffällig, Grau: unauffällig.

Die Auswahl der Biomarker kann auch vom tatsächlich angewandten Therapiekonzept abhängen. Als Beispiel wurde kürzlich vorgeschlagen, bei Anti-Tau-Immuntherapien und Tests mit Tau-Aggregations-Hemmern die PET gegenüber CSF-/Plasmamarkern zu bevorzugen, während bei Tests mit Tau-Produktions- und posttranslationalen Tau-Modifikations-Medikamenten das Gegenteil empfohlen wurde (Ossenkoppele et al., 2022).

6.5.2 Therapiekontrolle

Im Rahmen der Phase-2- und -3-Zulassungsstudien von Lecanemab und Donanemab wurde die PET-Verlaufsbildgebung als primärer biologischer Endpunkt verwendet, und Liquor/Plasma-Marker-Verläufe als sekundäre Endpunkte (McDade et al., 2022). Interessant in dem Kontext ist zum Beispiel, dass Plasma-Biomarker während der Therapie eine Tendenz zur Normalisierung (d. h. Anstieg der Aß42/40-Verhältnisse und Abnahme der p-tau-Werte) aufwiesen, dieser Trend sich jedoch nach Absetzen der Therapie schnell umkehrte, während die PET-Ergebnisse auf einem weitgehend stabilen niedrigen Niveau blieben. Folglich wurden bisher keine starken linearen Korrelationen zwischen ATT-induzierten Reduktionen der Centiloids und entsprechenden Veränderungen der Plasma-/CSF-Biomarker berichtet. Generell wird beim Einsatz von Plasma-Biomarkern zur Therapiekontrolle gewarnt, dass variable Bedingungen wie die (potenziell auch durch das Medikament veränderte) Nierenfunktion ihre Konzentrationen beeinflussen können (Mielke et al., 2022), anders als die PET-Bildgebung.

6.6 Fazit

- Die Verfahren der molekularen Bildgebung erlauben in vivo nicht invasiv die quantitative und regionale Erfassung der Kernpathologien der Alzheimer-Krankheit und sind solide validiert.
- Diese PET-Bildgebungsmarker bieten exzellente Möglichkeiten in der Früh- und Differenzialdiagnostik und insbesondere auch der Therapieauswahl und -kontrolle. Hier dient die Amyloid-PET aktuell als Goldstandard.
- PET- und »Fluid«-Biomarker der Alzheimer-Krankheit sind komplementär, nicht austauschbar: Die PET-Verfahren zeigen das Ausmaß und die Verteilung aggregierter Pathologie, während die »Fluid«-Biomarker dynamische lösliche Prozesse widerspiegeln.
- Diese komplementären Eigenschaften werden in den derzeitigen Klassifizierungssystemen (A/T/N, CORE-Kriterien) nicht vollständig berücksichtigt.
- Die individuelle Auswahl der Biomarker sollte nicht kategorisch, sondern abhängig von der klinischen Fragestellung erfolgen.
- Von den bildgebenden Verfahren könnte die Tau-PET in Zukunft potenziell einen universellen Alzheimer-Biomarker darstellen.
- Eine Kombination aus Plasma-Screening und PET-basierter Bestätigung könnte in Zukunft eine besonders effiziente Diagnostik der Alzheimer-Krankheit ermöglichen.

6.7 Literatur

AWMF (2023). Leitlinie zur Parkinson-Krankheit S2k. AWMF-Versionsnr. 8.1, vollständig überarbeitet am 25. Oktober 2023. [online] (Verfügbar unter: https://www.awmf.org, Zugriff: 25. Oktober 2023).

AWMF (2023). S3-Leitlinie »Demenzen«. AWMF-Reg.-Nr. 038–013, vollständig überarbeitet. [online] (Verfügbar unter: https://www.awmf.org, Zugriff: 25. Oktober 2023).

Barthel, H. (2023). Amyloid imaging-based Food and Drug Administration approval of lecanemab to treat Alzheimer disease: what lasts long finally becomes good? J NuclMed. 64, 503–504.

Beyer, L., Nitschmann, A., Barthel, H. et al. (2020). Early-phase [18F]PI-2620 tau-PET imaging as a surrogate marker of neuronal injury. Eur J Nucl Med Mol Imaging. 47(12), 2911–2922. https://www.doi.org/10.1007/s00259-020-04788-w. Epub 2020 Apr 21. PMID: 32318783; PMCID: PMC7567714.

Bollack, A., Collij, L.E., García, D.V. et al. (2024). Investigating reliable amyloid accumulation in Centiloids: Results from the AMYPAD Prognostic and Natural History Study. Alzheimers Dement. 20(5), 3429–3441. https://www.doi.org/10.1002/alz.13761. Epub 2024 Apr 4. PMID: 38574374; PMCID: PMC11095430.

Brendel, M., Barthel, H., van Eimeren, T. et al. (2020). Assessment of 18F-PI-2620 as a Biomarker in Progressive Supranuclear Palsy. JAMA Neurol. 77(11), 1408–1419.

Brendel, M., Parvizi, T., Gnörich, J. et al. (2024). Aβ status assessment in a hypothetical scenario prior to treatment with disease-modifying therapies: Evidence from 10-year real-world experience at university memory clinics. Alzheimers Dement (Amst). 16(4), e70031.

Carson, R.E., Naganawa, M., Toyonaga, T. et al. (2022). Imaging of Synaptic Density in Neurodegenerative Disorders. J Nucl Med. 63(Suppl 1): 60S–67S. https://www.doi.org/10.2967/jnumed.121.263201. PMID: 35649655.

Clark, C.M., Schneider, J.A., Bedell, B.J. et al. (2011). Use of florbetapir-PET for imaging beta-amyloid pathology. JAMA 305(3), 275–283.

Collij, L.E., Bollack, A., La Joie, R. et al. (2024). Centiloid recommendations for clinical context-of-use from the AMYPAD consortium. Alzheimers Dement. 20(12), 9037–9048.

Cummings, J., Aisen, P., Apostolova, L.G., Atri, A., Salloway, S., Weiner, M. (2021). Aducanumab: Appropriate Use Recommendations. J Prev Alzheimers Dis. 8(4), 398–410.

Doering, E., Hoenig, M.C., Giehl, K. et al. (2025). »Fill States«: PET-derived Markers ft he Spatial Extent of Alzheimer Disease Pathology. Radiology. 314(3), e241482. https://www.doi.org/10.1148/radiol.241482. PMID: 40131110; PMCID:PMC11950890.

Dronse, J., Fliessbach, K., Bischof, G.N. et al. (2017). In vivo Patterns of Tau Pathology, Amyloid-β Burden, and Neuronal Dysfunction in Clinical Variants of Alzheimer's Disease. J Alzheimers Dis. 55(2), 465–471.

Drzezga, A., Barthel, H. (2025). Imaging and Fluid Biomarkers of Alzheimer's Disease – Complementation rather than Competition. J Nucl Med 2025, in press.

Drzezga, A., Grimmer, T., Riemenschneider, M. et al. (2005). Prediction of individual clinical outcome in MCI by means of genetic assessment and (18)F-FDG PET. J Nucl Med. 46(10), 1625–1632. PMID: 16204712.

Drzezga, A., Lautenschlager, N., Siebner, H. et al. (2003). A. Cerebral metabolic changes accompanying conversion of mild cognitive impairment into Alzheimer's disease: a PET follow- up study. Eur J Nucl Med Mol Imaging. 30(8), 1104–1113. https://www.doi.org/10.1007/s00259-003-1194-1. Epub 2003 May 23. PMID: 12764551.

Duyckaerts, C., Braak, H., Brion, J.P. et al. (2015). PART ft he of Alzheimer disease. Acta Neuropathol. 129(5), 749–756.

Farrar, G., Weber, C.J., Rabinovici, G.D. (2025). Expert opinion on Centiloid thresholds suitable for initiating anti-amyloid therapy. Summary of discussion at the 2024 spring Alzheimer's Association Research Roundtable. J Prev Alzheimers Dis. 12(1), 100008.

Fleisher, A.S., Pontecorvo, M.J., Devous, M.D. Sr. et al. (2020). Positron Emission Tomography Imaging With [18F]flortaucipir and Postmortem Assessment of Alzheimer Disease Neuropathologic Changes. JAMA Neurol. 77(7), 829–839.

Florek, L., Tiepolt, S., Schroeter, M.L. et al. (2018). Dual Time-Point [18F]Florbetaben PET Delivers Dual Biomarker Information in Mild Cognitive Impairment and Alzheimer's Disease. J Alzheimers Dis. 66(3), 1105–1116. https://www.doi.org/10.3233/JAD-180522. PMID: 30400095.

Grothe, M.J., Barthel, H., Sepulcre, J. et al. (2017). In vivo staging of regional amyloid deposition. Neurology. 89(20), 2031–2038.

Hammes, J., Bischof, G.N., Bohn, K.P. et al. (2021). One-Stop Shop: 18F-Flortaucipir PET Differentiates Amyloid-Positive and -Negative Forms of Neurodegenerative Diseases. J Nucl Med. 240–24.

Hammes, J., Leuwer, I., Bischof, G.N. et al. (2017). Multimodal correlation of dynamic [18F]-AV-1451 perfusion PET and neuronal hypometabolism in [18F]-FDG PET. Eur J Nucl Med Mol Imaging. 44(13), 2249–2256. https://www.doi.org/10.1007/s00259-017-3840-z. Epub 2017 Oct 12. PMID: 29026951.

Hansson, O. (2021). Biomarkers for neurodegenerative diseases. Nat Med. 27(6), 954–963. https://www.doi.org/10.1038/s41591-021-01382-x. Epub 2021 Jun 3. PMID: 34083813.

Hardy, J.A., Higgins, G.A. (1992). Alzheimer's disease: the amyloid cascade hypothesis. Science. 256(5054), 184–5. https://www.doi.org/10.1126/science.1566067. PMID: 1566067.

Herholz, K., Salmon, E., Perani, D. et al. (2002). Discrimination between Alzheimer dementia and controls by automated analysis of multicenter FDG PET. Neuroimage. 17(1), 302–16. https://www.doi.org/10.1006/nimg.2002.1208. PMID: 12482085.

Iaccarino, L., Sala, A., Perani, D. et al. (2019). Predicting long-term clinical stability in amyloid-positive subjects by FDG-PET. Ann Clin Transl Neurol. 6(6), 1113–1120.

Ikonomovic, M.D., Buckley, C.J., Heurling, K. et al. (2016). Post-mortem histopathology underlying β-amyloid PET imaging following flutemetamol F 18 injection. Acta Neuropathol Commun. 4(1), 130.

Jack, C.R. Jr., Andrews, J.S., Beach, T.G. et al. (2024). Revised criteria for diagnosis and staging of Alzheimer's disease: Alzheimer's Association Workgroup. Alzheimers Dement. 20(8), 5143–5169.

Jansen, W.J., Ossenkoppele, R., Knol, D.L. et al. (2015). Prevalence of cerebral amyloid pathology in persons without dementia: a meta-analysis. JAMA. 313(19), 1924–1938.

Kantarci, K., Lowe, V.J., Chen, Q et al. (2020). β-Amyloid PET and neuropathology in dementia with Lewy bodies. Neurology. 94(3), e282–e291.

Kreisl, W.C., Kim, M.J., Coughlin, J.M. et al. (2020). PET imaging of neuroinflammation in neurological disorders. Lancet Neurol. 19(11), 940–950. https://www.doi.org/10.1016/S1474-4422(20)30346-X. PMID: 33098803; PMCID: PMC7912433.

La Joie, R., Ayakta, N., Seeley, W.W. et al. (2019). Multisite study ft he relationships between antemortem [(11)C]PIB-PET Centiloid values and postmortem measures of Alzheimer's disease neuropathology. Alzheimers Dement. 15, 205–216.

Landau, S.M., Harvey, D., Madison, C.M. et al. (2011). Alzheimer's Disease Neuroimaging Initiative. Associations between cognitive, functional, and FDG-PET measures of decline in AD and MCI. Neurobiol Aging. 32(7), 1207–1218. https://www.doi.org/10.1016/j.neurobiolaging.2009.07.002. Epub 2009 Aug 5. PMID: 19660834; PMCID: PMC2891865.

Lesman-Segev, O.H., La Joie, R., Iaccarino, L. et al. (2021). Diagnostic Accuracy of Amyloid versus ¹⁸ F-Fluorodeoxyglucose Positron Emission Tomography in Autopsy-Confirmed Dementia. Ann Neurol. 89(2), 389–401. https://www.doi.org/10.1002/ana.25968. Epub 2020 Dec 7. PMID: 33219525; PMCID: PMC7856004.

Macedo, A.C., Tissot, C., Therriault, J. et al. (2023). The Use of Tau PET to Stage Alzheimer Disease According ft he Braak Staging Framework. J Nucl Med. 64(8), 1171–1178.

McDade, E., Cummings, J.L., Dhadda, S. et al. (2022). Lecanemab in patients with early Alzheimer's disease: detailed results on biomarker, cognitive, and clinical effects from the randomized and open-label extension ft he phase 2 proof-of-concept study. Alzheimers Res Ther. 14(1), 191.

Mielke, M.M., Dage, J.L., Frank, R.D. et al. (2022). Performance of plasma phosphorylated tau 181 and 217 in the community. Nat Med. 28(7), 1398–1405.

Minoshima, S., Cross, D., Thientunyakit, T. et al. (2022). 18F-FDG PET Imaging in Neurodegenerative Dementing Disorders: Insights into Subtype Classification, Emerging Disease Categories, and Mixed Dementia with Copathologies. J Nucl Med. 63(Suppl 1), 2S–12S. https://www.doi.org/10.2967/jnumed.121.263194. Erratum in: J Nucl Med. 2022 Jul;63(7):100–1000. PMID: 35649653.

Minoshima, S., Foster, N.L., Sima, A.A. et al. (2001). Alzheimer's disease versus dementia with Lewy bodies: cerebral metabolic distinction with autopsy confirmation. Ann Neurol. 50(3), 358–365. https://www.doi.org/10.1002/ana.1133. PMID: 11558792.

Minoshima, S., Giordani, B., Berent, S. et al. (1997). Metabolic reduction in the posterior cingulate cortex in very early Alzheimer's disease. Ann Neurol. 42(1), 85–94. https://www.doi.org/10.1002/ana.410420114. PMID: 9225689.

Mintun, M.A., Lo, A.C., Duggan Evans, C. et al. (2021). Donanemab in Early Alzheimer's Disease. N Engl J Med. 384(18), 1691–1704.

Mosconi, L., Tsui, W.H., Herholz, K. et al. (2008). Multicenter standardized 18F-FDG PET diagnosis of mild cognitive impairment, Alzheimer's disease, and other dementias. J Nucl Med. 49(3), 390–398. https://www.doi.org/10.2967/jnumed.107.045385. Epub 2008 Feb 20. PMID: 18287270; PMCID: PMC3703818.

Nobili, F., Arbizu, J., Bouwman, F. et al. (2018). EANM-EAN Task Force ft he Prescription of FDG-PET for Dementing Neurodegenerative Disorders. European Association of Nuclear Medicine and European Academy of Neurology recommendations ft he use of brain ¹⁸ F-fluorodeoxyglucose positron emission tomography in neurodegenerative cognitive impairment and dementia: Delphi consensus. Eur J Neurol. 25(10), 1201–1217. https://www.doi.org/10.1111/ene.13728. Epub 2018 Jul 20. PMID: 29932266.

Ossenkoppele, R., Pichet Binette, A., Groot, C. et al. (2022). Amyloid and tau PET-positive cognitively unimpaired individuals are at high risk for future cognitive decline. Nat Med. 28(11), 2381–2387.

Ossenkoppele, R., Smith, R., Mattsson-Carlgren, N. et al. (2021). Accuracy of Tau Positron Emission Tomography as a Prognostic Marker in Preclinical and Prodromal Alzheimer Disease: A Head-to-Head Comparison Against Amyloid Positron Emission Tomography and Magnetic Resonance Imaging. JAMA Neurol. 78(8), 961–971.

Panza, F., Dibello, V., Sardone, R. et al. (2023). Clinical development of passive tau-based immunotherapeutics for treating primary and secondary tauopathies. Expert Opin Investig Drugs. 32(7), 625–634.

Pfeil, J., Hoenig, M.C., Doering, E. et al. (2021). Unique regional patterns of amyloid burden predict progression to prodromal and clinical stages of Alzheimer's disease. Neurobiol Aging. 106, 119–129. https://www.doi.org/10.1016/j.neurobiolaging.2021.06.014. Epub 2021 Jun 21. PMID: 34284259; PMCID: PMC8461082.

Rabinovici, G.D., Gatsonis, C., Apgar, C. et al. (2019). Association of Amyloid Positron Emission Tomography With Subsequent Change in Clinical Management Among Medicare Beneficiaries With Mild Cognitive Impairment or Dementia. JAMA. 321(13), 1286–1294. https://www.doi.org/10.1001/jama.2019.2000. PMID: 30938796; PMCID: PMC6450276.

Rabinovici, G.D., Knopman, D.S., Arbizu, J. et al. (2025). Updated appropriate use criteria for amyloid and tau PET: A report from the Alzheimer's Association and Society for Nuclear Medicine and Molecular Imaging Workgroup. Alzheimers Dement. 21(1), e14338.

Reimand, J., Collij, L., Scheltens, P. et al. (2020). Alzheimer's Disease Neuroimaging Initiative. Association of amyloid-β CSF/PET discordance and tau load 5 years later. Neurology. 95(19), e2648–e2657.

Roberts, R.O., Aakre, J.A., Kremers, W.K. et al. (2018). Prevalence and Outcomes of Amyloid Positivity Among Persons Without Dementia in a Longitudinal, Population-Based Setting. JAMA Neurol. 75(8), 970–979.

Romoli, M., Marinoni, G., Tagliabue, L. et al. (2024). 18F-Flutemetamol-PET Aided Classification of Cerebral Amyloid Angiopathy: A Multicenter Study. Neurology. 103(4), e209719.

https://www.doi.org/10.1212/WNL.0000000000209719. Epub 2024 Jul 31. PMID: 39083717.

Rullmann, M., Brendel, M., Schroeter, M.L. et al. (2022). Multicenter 18F-PI-2620 PET for In Vivo Braak Staging of Tau Pathology in Alzheimer's Disease. Biomolecules. 12(3), 458.

Sabri, O., Sabbagh, M.N., Seibyl, J. et al. (2015). Florbetaben PET imaging to detect amyloid beta plaques in Alzheimer's disease: phase 3 study. Alzheimers Dement. 11(8), 964–974.

Scheef, L., Spottke, A., Daerr, M. et al. (2012). Glucose metabolism, gray matter structure, and memory decline in subjective memory impairment. Neurology. 79(13), 1332–1339. https://www.doi.org/10.1212/WNL.0b013e31826c1a8d. Epub 2012 Aug 22. PMID: 22914828.

Schöll, M., Lockhart, S.N., Schonhaut, D.R. et al. (2016). PET Imaging of Tau Deposition in the Aging Human Brain. Neuron. 89(5), 971–982.

Silverman, D.H., Small, G.W., Chang, C.Y. et al. (2001). Positron emission tomography in evaluation of dementia: Regional brain metabolism and long-term outcome. JAMA. 286(17), 2120–2127.

Sims, J.R., Zimmer, J.A., Evans, C.D. et al. (2023). Donanemab in Early Symptomatic Alzheimer Disease: The TRAILBLAZER-ALZ 2 Randomized Clinical Trial. JAMA. 330(6), 512–527.

Tondo, G., Boccalini, C., Vanoli, E.G. et al. (2022). Network-AD project. Brain Metabolism and Amyloid Load in Individuals With Subjective Cognitive Decline or Pre-Mild Cognitive Impairment. Neurology. 99(3), e258–e269.

Villemagne, V. et al. (2025). TBC.

Villemagne, V.L., Leuzy, A., Bohorquez, S.S. et al. (2023). CenTauR: Toward a universal scale and masks for standardizing tau imaging studies. Alzheimers Dement (Amst). 15(3), e12454.

Woost, T.B., Dukart, J., Frisch, S. et al. (2013). Neural correlates ft he DemTect in Alzheimer's disease and frontotemporal lobar degeneration – A combined MRI & FDG-PET study. Neuroimage Clin. 2, 746–758.

Yuan, Y., Gu, Z.X., Dann, W.S. (2009). Fluorodeoxyglucose-positron-emission tomography, single-photon emission tomography, and structural MR imaging for prediction of rapid conversion to Alzheimer disease in patients with mild cognitive impairment: a meta-analysis. AJNR Am J Neuroradiol. 30(2), 404–410.

Zhang, S., Han, D., Tan, X. et al. (2012). Diagnostic accuracy of 18 F-FDG and 11 C-PIB-PET for prediction of short-term conversion to Alzheimer's disease in subjects with mild cognitive impairment. Int J Clin Pract. 66(2), 185–198.

7 Amyloid Related Imaging Abnormalities (ARIA)

Jochen B. Fiebach

Zusammenfassung

Die Abkürzung ARIA steht für den Begriff *Amyloid Related Imaging Abnormality* und ist ausschließlich mittels Magnetresonanztomografie (MRT) zu diagnostizieren. Ursache einer ARIA ist eine intensive Immunantwort auf Anti-Amyloid-Antikörper. Diese Antikörper gibt es als Autoantikörper bei der zerebralen Amyloidangiopathie (CAA) und als therapeutisch eingesetzte monoklonale Antikörper in der Frühbehandlung der Alzheimer-Krankheit. Die Immunreaktion der Mikroglia mit Anti-Amyloid-Antikörpern steigert die Durchlässigkeit der Blut-Hirn- und Blut-Liquor-Schranke, sodass Makromoleküle diese passieren können. Es kommt zu einer Effusion von Proteinen in den Liquorraum oder zum Auftreten eines Parenchymödems. ARIA bei sulcaler Effusion oder parenchymatösem Ödem heißt ARIA-E, beide Formen können unabhängig voneinander auftreten und verursachen bei einigen Patienten Symptome wie Kopfschmerzen, Übelkeit oder Verwirrtheit.

Als Folge einer verstärkt durchlässigen Blut-Hirn-Schranke kann es zusätzlich zu einem Austritt von Erythrozyten in das Parenchym oder in den Liquorraum kommen. Der parenchymatöse Übertritt von Erythrozyten wird nach deren Abbau in der T2*-gewichteten MRT als Mikroblutung sichtbar. Gelangen die Erythrozyten in einen Sulcus, so entsteht eine oberflächliche Siderose. Mikroblutungen und Siderose werden als ARIA-H bezeichnet. ARIA-E und ARIA-H können gemeinsam oder unabhängig voneinander auftreten.

7.1 Einleitung

Das Vorliegen von zerebralen Amyloid Plaques in der Großhirnrinde ist ein relevanter Faktor bei der Entstehung der Alzheimer-Krankheit. Eine Idee zur Behandlung der Erkrankung war daher zunächst, eine Immunisierung (aktive Impfung) gegen Amyloid zu entwickeln. Leider erbrachte keine der aktiven Impfungen eine klinische Wirksamkeit, aber bei 6% der mit dem aktiven Vakzin AN1792 behandelten Patienten kam es 40–75 Tage nach der Impfung zu einer Meningo-

Enzephalitis. In der MRT-Untersuchung fanden sich teils massive lobäre Hirnödeme. Von den 18 betroffenen Patienten erholten sich sechs Personen auch ein Jahr nach der Amyloid-Impfung nicht vollständig (Orgogozo et al., 2003). Diese klinische Erfahrung führte zu einer engmaschigen Überwachung der Studienpatienten auch in den klinischen Studien zur passiven Immunisierung mit Anti-Amyloid-Antikörpern, in denen in Ergänzung zum klinischen Monitoring engmaschig MRT-Untersuchungen durchgeführt wurden (Sperling et al., 2011; Barakos et al., 2013). Das MRT-Protokoll in Studien sowie in Empfehlungen zur klinischen Anwendung beinhaltet neben FLAIR und T2*-gewichteten Sequenzen eine T1-gewichtete 3D-Sequenz, Diffusionsgewichtete Bildgebung (DWI) und T2-gewichtete Aufnahmen (▶ Tab. 7.1).

Das Konzept war hierbei, früheste Zeichen einer Blut-Hirn-Schrankenstörung im MRT zu erkennen und eine Therapiepause einzulegen. Hauptaugenmerk war dabei auf ARIA-E gerichtet. Bildete sich diese in den Folgemonaten zurück, konnte die Therapie wieder aufgenommen werden.

Tab. 7.1: MRT-Untersuchungsprotokoll vor und während Anti-Amyloid-Antikörper-Therapie-Zulassungsstudien bei 1,5 T oder 3 T

Sequenz	Orientierung/SD	Befund
FLAIR	axial 2D 4–5 mm	Leucoaraiose (Fazekas Grad), Parenchymdefekte nach Trauma, Infarkt oder Tumor, Atrophiemuster
T2*-gew.	axial 2D 4–5 mm	Mikroblutung, Siderose, intrazerebrale, subdurale, epidurale und subarachnoidale Blutungen
T2-gew.	axial 2D 4–5 mm	Hydrocephalus, Abgrenzung Mikroblutung von Gefäßanschnitt, größere Aneurysmen und andere Gefäßpathologien
T13D	1 mm isovoxel	Atrophiemuster, Aquädukt (Stenose), Hypophysentumoren, ermöglicht akkurate Koregistrierung mehrerer Untersuchungen und automatisierte Volumetrie
DWI	axial 2D 2,5–5 mm	akuter Infarkt, mittels ADC-Werten gelingt die Abgrenzung parenchymatöser ARIA-E vom akuten Infarkt (s. auch ▶ Tab. 7.3)

Insbesondere bei T2*-gewichteten Aufnahmen und bei der FLAIR wären heutzutage bessere/sensitivere Sequenzparameter möglich. Die Sequenzen in ▶ Tab. 7.1 entsprechen denen, die in den Zulassungsstudien verwendet wurden. Sie ermöglichen es, Patienten mit dem zulässigen Risikoprofil für die Behandlung zu identifizieren und dabei nicht restriktiver als in den Studien vorzugehen.

Hochaufgelöste FLAIR-Aufnahmen und eine stärkere Suszeptibilitätsempfindlichkeit mittels suszeptibilitätsgewichteter Bildgebung (SWI), parallelem Imaging oder anderen Echoplanar-Bildgebungs-(EPI)-Techniken sind eine mögliche Quelle, beim Screening Ausschlusskriterien zu überdiagnostizieren und beim Monitoring fälschlicherweise ARIA zu diagnostizieren. Daher sollten SWI und 3D-Flair in der Bildgebung für Anti-Amyloid-Antikörper-Therapien nicht verwendet werden.

7.2 Erscheinungsbild der ARIA

7.2.1 ARIA-E

ARIA-E wird in der Fluid Attenuated Inversion Recovery (FLAIR) diagnostiziert und zeichnet sich durch hyperintens sichtbare, sulcale Effusionen einerseits oder durch eine Parenchym-Hyperintensität andererseits aus. Die sulcale Effusion ist ausschließlich sichtbar, wenn T2-gewichtete MRT-Aufnahmen mit Liquor-Signal-Unterdrückung (FLAIR) angefertigt werden. Die FLAIR-Sequenz verwendet einen zusätzliche Inversionsimpuls, der so bemessen wird, dass die Moleküle im freien Wasser (= Liquor, sulcal und im Ventrikel) nicht zum Bildsignal beitragen können. Bei einem erhöhten Eiweißgehalt im Liquor funktioniert dieser Effekt nicht, sodass ein stark hyperintenses Signal auf der FLAIR entsteht und die Effusion somit sichtbar wird (▸ Abb. 7.1). Der durch Effusionen bedingte geringfügige Anstieg des Proteingehalts im sulcalen Liquor ist weder auf T1-gewichteten Aufnahmen noch auf konventionellen T2-gewichteten Aufnahmen sichtbar. Die Diffusion im Liquor wird nur so geringfügig vermindert, dass eine DWI (Diffusion Weighted Imaging) ebenfalls unauffällig bleibt.

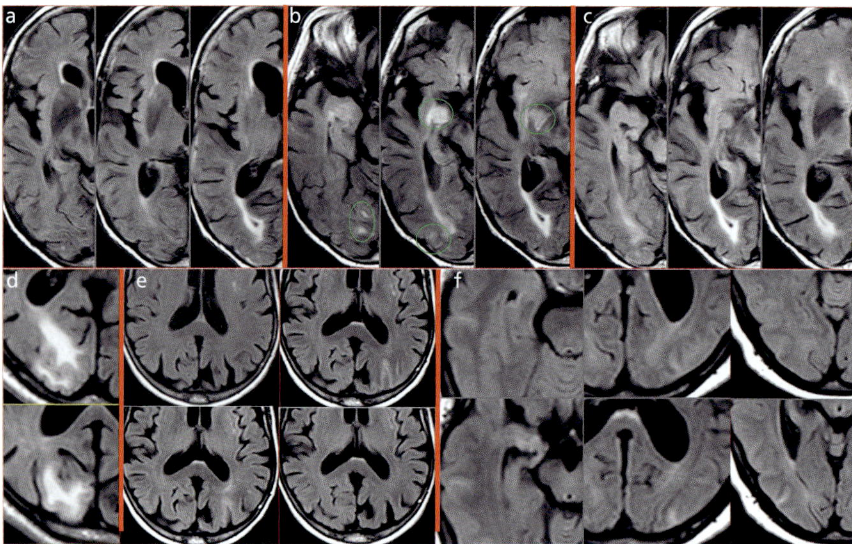

Abb. 7.1: Parenchymatöse ARIA-E im medialen Temporallappen rechts sowie im Okzipitallappen: a) Erstuntersuchung mit Leukoaraiose, b) ARIA-E (grüne Kringel), c) folgenlose Rückbildung der ARIA. d) parenchymatöse ARIA-E mit Schwerpunkt im Marklager. e) Vier verschiedene Untersuchungen: Erstuntersuchung mit niedrigem Liquorsignal links parietal, Verlaufsuntersuchung mit sulcaler ARIA-E, nach weiteren vier Wochen zusätzlich parenchymatöse ARIA-E peritrigonal und abschließend vollständige Rückbildung. f) sulcale ARIA-E, zuerst rechts temporal, drei Wochen später links parietal und weitere sechs Wochen später rechts parietal.

Parenchymatöse ARIA-E ist auf FLAIR-Aufnahmen ebenfalls exzellent zu diagnostizieren. Auch ein leichtgradiges Ödem ist kontrastreich abgrenzbar. Der Vergleich mit Voraufnahmen in gleicher Aufnahmetechnik ist bei subtiler ARIA-E zwingend erforderlich, denn vorbestehende Hyperintensitäten, meist verursacht durch Mikroangiopathie, müssen vom neuentstandenen Ödem abgegrenzt werden. Sämtliche Untersuchungen eines Patienten sollten mit dem gleichen Untersuchungsgerät und dem identischen Untersuchungsprotokoll durchgeführt werden. Protokollabweichungen und eine veränderte Positionierung des Kopfes beziehungsweise eine unterschiedliche Angulation der Aufnahmeschichten verursacht andere Partialvolumen-Effekte, sodass sich eine vorbestehende, initial auf einer Schicht erkennbare Läsion auf zwei benachbarten Aufnahmen und jeweils weniger prominent zeigt.

In den bisherigen klinischen Studien zur Sicherheit und Wirksamkeit von Anti-Amyloid-Antikörpern wurde die FLAIR-Sequenz üblicherweise mit einer Schichtdicke von 5 Millimetern akquiriert (Sims et al. 2023; van Dyck et al. 2023). Technisch ist heutzutage eine höhere Auflösung mit lediglich geringfügig längerer Untersuchungszeit möglich. Eine niedrigere Schichtdicke ermöglicht eine deutlich höhere Nachweisrate kleinster Veränderungen. Gleichzeitig sind hochauflösende 3D-Aufnahmen anfälliger für Störsignale und Bewegungsartefakte. Dies führt potenziell zu falsch positiven Befunden, die zu unnötigen Therapiepausen führen können.

Die Schweregrad-Einteilung der ARIA-E orientiert sich an der Frage, ob eine singuläre Läsion vorliegt oder mehrere Läsionen nachweisbar sind sowie an der Größe der prominentesten Läsion. Verwendet man anstatt der in Studien etablierten 5 mm Schichtdicke hochauflösende Aufnahmen, so ist eine Änderung des Befundes von negativ zu positiv möglich und eine Hochstufung von monofokal zu multifokal. Diese Annahme ließe sich durch Verwendung von dünn- und dickschichtigen Aufnahmen bei jeder Untersuchung beweisen. Aktuell wird untersucht, inwieweit die Befunde verschiedener Aufnahmetechniken korrelieren.

Das parenchymatöse Hirnödem bei ARIA-E kann prinzipiell auch mit anderen Modalitäten diagnostiziert werden. Weder CT noch Ultraschall haben sich in der Verlaufsbeobachtung von Antikörper-Therapien etabliert, denn weder ist die erforderliche Sensitivität erwartbar noch ist es zu rechtfertigen, longitudinal wiederholt CT-Untersuchungen durchzuführen, insbesondere bei Placebo-Patienten. Zu beachten ist in der zukünftigen Versorgung, dass akut neurologisch erkrankte Patienten, die über ihre Anamnese keine Auskunft geben können, mit Anti-Amyloid-Antikörpern behandelt worden sein könnten. Somit kann ein prominentes parenchymatöses Ödem in CT oder MRT differenzialdiagnostisch eine symptomatischen ARIA-E repräsentieren.

7.2.2 ARIA-H

ARIA-H entsteht nach Austritt von Erythrozyten aus Gefäßen und der anschließenden Ablagerung von Hämosiderin, welches zu mehr als einem Drittel aus Eisen besteht. Jede MRT-Aufnahmetechnik mit starker Suszeptibilitätsempfindlichkeit stellt Eisen als Signalverlust dar. In der Diagnostik vor und beim Monitoring während einer Anti-Amyloid-Antikörper-Therapie werden konventionelle T2*-gewichtete Aufnahmen eingesetzt. Bei einer Schichtdicke von 5 Millimetern und dem Verzicht auf SWI und EPI werden Mikroblutungen (CMB = zerebrale Mikroblutungen) und Siderosen in dem Ausmaß diagnostiziert, wie dies in den klinischen Zulassungsstudien der Fall war. 15,7 % der mit Lecanemab behandelten Patienten hatten vor Beginn der Therapie 1–4 CMB (Honig et al., 2024) und in der Donanemab-Phase-3-Studie hatten 14,5 % der Patienten vor Beginn der Therapie eine Siderose oder CMB. In der Trailblazer-ALZ6-Studie wurde die Anzahl der CMB mittels T2*-gewichteten Aufnahmen beim Studienbeginn ermittelt. Aufgrund der zusätzlich erhobenen SWI wären 38 der 840 (4,5 %) behandelten Patienten, wegen zusätzlich nachweisbarer CMB, ausgeschlossen worden (Otero Svaldi et al., 2025). Durch eine Verwendung der SWI bei der Erstuntersuchung würde somit einem von 23 geeigneten Patienten die wirksame Behandlung vorenthalten.

ARIA-H kommt in zwei Formen vor: parenchymatöse *Mikroblutungen (CMB)* sind als noduläre Signalauslöschungen sichtbar und erreichen einen Durchmesser von bis zu 10 Millimetern. Sie treten in allen Abschnitten des Gehirns vereinzelt oder gruppiert auf. Eine wichtige Differenzialdiagnose großer Mikroblutungen ist das Cavernom, welches auf T2-gewichteten Aufnahmen ein heterogenes Binnensignal aufweist und einen hypointensen Randsaum hat. Weist die Läsion auf T1-gewichteten Aufnahmen eine zentrale Hyperintensität auf, ist dies eine subakute Einblutung in ein Cavernom.

Die sulcale *Siderose* ist eine bandförmige Signalauslöschung im Verlauf der Hirnfurchen. Sie entsteht durch Ablagerung von Hämosiderin und ist zumeist symptomlos. Im Gegensatz dazu werden bei der klassischen infratentorielle Siderosen nach Trauma, Operation oder aufgrund ungeklärter Ätiologie Schwerhörigkeit, Dysarthrie und Ataxie beschrieben (▶ Abb. 7.2).

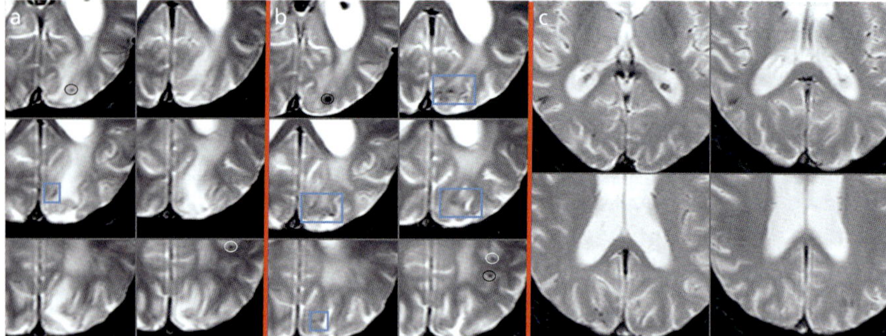

Abb. 7.2: a) ARIA-H zeigt sich als parietale CMB (schwarzer Kreis) und Siderose (blauer Kasten). Einer CMB ähnlich zeigt sich ein senkrecht durch die Bildebene verlaufendes Gefäß (weißer Kreis). b) nach 8 Wochen Zunahme der Siderose und prominentere CMB. c) Siderose biparietal und gruppierte CMB rechts hochparietal.

Mikroblutungen und sulcale Siderose können bereits vor Beginn einer Antikörpertherapie vorliegen. Weist ein Patient mehr als vier Mikroblutungen oder mehr als eine Siderose auf, ist ein Therapiebeginn kontraindiziert (Fachinformation Lecanemab, Rabinovici et al., 2025). Als weitere, mit Hilfe der MRT erkennbare, *Kontraindikationen* gelten: die Zerebrale Amyloidangiopathie (CAA), eine ausgeprägte Leucoaraiose (Fazekas Grad 3) und Infarkte in den Thalami und in sprachrelevanten Hirnregionen, Liquorzirkulations-Störungen sowie meningeale Tumore und Tumore im Hirnparenchym.

7.3 Vorkommen von asymptomatischer und symptomatischer ARIA

Lecanemab und Donanemab dürfen in der EU nur Patienten verordnet werden, deren ApoE-ε4-Genotyp heterozygot oder negativ ist, denn bei ApoE-ε4-Genotyp-homozygoten Patienten traten symptomatische ARIA-E deutlich häufiger auf. Im Verlauf der Lecanemab-Behandlung werden ApoE-ε4-negative und heterozygote Patienten nach der 4., 6. und 13. Medikamentengabe im MRT untersucht. Dabei wird erwartet, dass 11,6% der ApoE-ε4-heterozygoten Patienten und 6,5% der ApoE-ε4-negativen Patienten im MRT eine ARIA-E aufweisen, typischerweise ohne damit verbundene Symptome. ARIA-E tritt meist in den ersten 3 Monaten der Therapie auf (71%); innerhalb der ersten 6 Monate entstehen 90% aller ARIA-E-Ereignisse. Bei der Hälfte der Patienten waren diese nach weiteren 3 Monaten nicht mehr nachweisbar, nach 4 Monaten bei 80%. Vermutlich wird die Inzidenz von ARIA-E im klinischen Alltag unterhalb der in Studien beobachteten liegen. Denn findet sich ein subtiler MRT-Befund, so kann durch eine ergänzende Aufnahme (z. B. durch eine koronare FLAIR) geklärt werden, ob das Bildsignal ein Artefakt ist oder eine Pathologie darstellt. Diese Differenzierungsmöglichkeit bestand bei der zentralen Studienauswertung nicht. Daher mussten in Studien auch fragliche und subtile Befunde als ARIA dokumentiert werden, ein Teil davon war vermutlich falsch positiv.

Donanemab wird ebenfalls für Patienten empfohlen, deren ApoE-ε4-Genotyp heterozygot oder negativ ist. Zu Therapiebeginn wird ein gleichmäßiger Anstieg der monatlichen Dosis über die ersten 4 Medikamentengaben (350 mg, 700 mg, 1050 mg und 1400 mg) vorgeschrieben. Statt wie in der Phase-3-Studie dreimalig monatlich 700 mg gefolgt von monatlich 1400 mg führte diese angepasste Aufdosierung zu deutlich weniger ARIA (14% statt 24%) (Rabinovici et al., 2025).

ARIA-E tritt bei Patienten mit beginnender Alzheimer-Krankheit gelegentlich spontan auf. Unter Placebogabe wurden bei 1,9% ApoE-ε4-heterozygoten Patienten und bei 0,3% der ApoE-ε4-negativen Patienten ARIA-E diagnostiziert.

Mit einer symptomatischen ARIA-E unter Anti-Amyloid-Antikörper-Therapie muss bei jedem 60. Patienten gerechnet werden (Honig et al., 2024). Die häufigsten

Symptome der 12 betroffenen Patienten in der Lecanemab-Zulassungsstudie waren Kopfschmerzen (50 %) und Verwirrtheit (17 %). Jeweils ein Patient (8 %) hatte Schwindelgefühl, Übelkeit oder ein fokal neurologisches Defizit.

Treten unter Anti-Amyloid-Antikörper-Therapie neue Symptome auf, so ist unverzüglich eine MRT-Untersuchung zu veranlassen. Zeigt sich dabei eine leichtgradige ARIA-E, so ist eine Fortsetzung der Therapie möglich. Bei moderater ARIA-E wird eine Therapiepause von 2 bis 4 Monaten empfohlen. Sobald sich der MRT-Befund normalisiert, kann eine erneute Dosierung erfolgen. Wiederholte Episoden von ARIA-E waren unter Lecanemab selten, mit 4/496 (0,8 %) der ApoE-ε4-negativen Patienten und 18/867 (2,1 %) der ApoE-ε4-heterozygoten Patienten.

ARIA-H tritt häufig im gleichen Hirnlappen wie die ARIA-E auf. Bei 11,9 % ApoE-ε4-negativen Patienten und 16,1 % der heterozygoten Patienten fand sich ARIA-H (ebd.). Isolierte ARIA-H fand sich in 7,7 % ApoE-ε4-negativen Patienten und 8,8 % der heterozygoten Patienten. Unabhängig vom ApoE-ε4-Genotyp waren insgesamt 0,4 % der ARIA-H symptomatisch. Als Hinweis auf eine passagere Schrankenstörung bleibt eine einmal entstandene Hämosiderin-Ablagerung zeitlebens bestehen. Gelegentlich ist diese auf der Verlaufsuntersuchung dennoch nicht zu erkennen, denn Bewegungsartefakte können die Signalauslöschung »verwischen«.

Eine parenchymatöse zerebrale Blutung ist formal von den ARIA-H zu unterscheiden. Eine Makroblutung ist (nahezu) immer symptomatisch und imponiert klinisch als Schlaganfall. Die Diagnose kann mittels CT oder MRT erfolgen. In den klinischen Studien zu Aducanumab, Lecanemab und Donanemab wurden bei 0,1–0,4 % der Placebo-Patienten und bei 0,3–0,6 % der Verum-Patienten Hirnblutungen diagnostiziert (ebd.). Es gibt Fallberichte über Thrombolysen unter Antikörpertherapie mit tödlichem Verlauf, leider ohne dass die neuroradiologischen Untersuchungen vor Thrombolyse veröffentlicht wurden. Somit lässt sich in diesen Fällen die Diagnose ischämischer Schlaganfall nicht verifizieren und es könnte sich auch um Thrombolysen bei parenchymatöser ARIA-E gehandelt haben.

7.4 ARIA-Schweregrad-Skalen

Zur Einteilung der ARIA-E wurde anfangs die Barkhof Grand Total Scale (BGTS) entwickelt (Barkhof et al., 2013). Hierbei werden pro Hemisphäre die Hirnlappen separat beurteilt. Läsionsgrößen werden in 2 cm Abstufung unterteilt und es werden Parenchymschwellung, Parenchymödem und sulcale Effusion separat dokumentiert. Die Severity Scales of ARIA-E (SSAE-3 und SSAE-5) bewerten den jeweils größten Befund und, ob es sich um einen Fokus oder mehrere betroffene Regionen handelt (Klein et al., 2022). In dieser Bewertung wird eine monofokale ARIA-E mit maximal 5 cm Durchmesser als mild eingestuft. Multifokale ARIA-E oder ARIA-E mit mehr als 5 cm Durchmesser sind moderat. Bei einer Läsionsgröße von mehr als 10 cm ist eine schwere ARIA-E vorhanden. BGTS und SSAE korrelieren gut miteinander (Bracoud et al., 2023). Der SSAE-3 ist in der europäischen Zulassung für das Therapiemonitoring vorgeschrieben (▶ Tab. 7.2). Für die ARIA-H sind bis zu 4 neue CMB eine milde Ausprägung, 5–10 eine moderate ARIA-H und mehr als 10 neue CMB eine schwere ARIA-H. Im Gegensatz zu den CMB ist bei der Siderose die Gesamtanzahl der vorhandenen Läsionen entscheidend für die Schweregradeinteilung: Eine Siderose bedeutet leichtgradige ARIA-H, 2 Siderosen sind moderat und mehr als 2 Siderosen entsprechen einer schweren ARIA-H.

Tab. 7.2: ARIA-MRT-Klassifizierungskriterien (gemäß SSAE 3, Bracoud et al., 2023)

ARIA-Typ	**Radiologischer Schweregrad**		
	Leicht	**Moderat**	**Schwer**
ARIA-E	FLAIR-Hyperintensität beschränkt auf Sulcus und/oder Kortex/subkortikale weiße Substanz an einer Stelle, < 5 cm	FLAIR-Hyperintensität 5 bis 10 cm in der größten einzelnen Abmessung oder mehr als 1 beteiligte Stelle mit einer Größe von jeweils < 10 cm	FLAIR-Hyperintensität > 10 cm mit assoziierter gyraler Schwellung und Verstreichen der Sulci. Hierbei können eine oder mehrere separate/unabhängige beteiligte Lokalisationen festgestellt werden.
ARIA-H Mikroblutung	≤ 4 neu aufgetretene Mikroblutungen	5 bis 9 neu aufgetretene Mikroblutungen	10 oder mehr neu aufgetretene Mikroblutungen
ARIA-H superfizielle Siderose	1 Fokusbereich superfizieller Siderose	2 Fokusbereiche superfizieller Siderose	> 2 Bereiche superfizieller Siderose

7.5 Differenzialdiagnose

7.5.1 Differenzialdiagnose der ARIA-E

Bei der Befundung der FLAIR-Aufnahmen zum Ausschluss einer ARIA-E ist es erforderlich, artefaktfreie Bilder zu erstellen. Idealerweise wird die Verlaufsuntersuchung am gleichen MR-Gerät, in gleicher Lagerung und mit dem identischen Untersuchungsprotokoll durchgeführt. Im longitudinalen Vergleich stellen sich anatomisch-bedingte Artefakte dann unverändert dar.

Die sulcale ARIA-E wird gelegentlich mit einer umschriebenen Subarachnoidalblutung verwechselt. Eine beginnende Meningitis weist ebenfalls eine sulcale Eiweißansammlung auf, die in der FLAIR hyperintens imponiert. Zur Klärung der Differenzialdiagnose kann eine Lumbalpunktion erwogen werden. Die parenchymatöse ARIA-E kann in der FLAIR einer singulären Metastase oder einem hirneigenen Tumor ähneln. Weitere Differenzialdiagnosen sind ein Stauungsödem bei Thrombose eines Sinus oder einer Hirnvene oder ein Entzündungsödem einer beginnenden Meningoenzephalitis. Das posteriore reversible Enzephalopathie-Syndrom (PRES) sieht aus wie parenchymatöse ARIA-E, es ist aber typischerweise symmetrisch. Die möglichen Ursachen für ein PRES sind vielfältig, von arterieller Hypertonie über Chemotherapie bis hin zu Immunsuppressiva.

7.5.2 Differenzialdiagnose der ARIA-H

Auf T2*-gewichteten Aufnahmen zeigen sich senkrecht durchs Bild verlaufende Gefäße als Signalauslöschung, die nicht mit einer CMB verwechselt werden dürfen. Der Abgleich mit konventionellen T2-gewichteten Aufnahmen zeigt das Gefäß hier ebenfalls als Signalauslöschung und die CMB ist hier nicht erkennbar.

7.5.3 ARIA als akut symptomatisches Ereignis

Fokal neurologische Symptome, wie zum Beispiel eine Sprachstörung, eine Sehstörung oder eine Parese, sind bei ARIA selten. Treten diese Symptome bei Anti-Amyloid-Antikörper-Therapie-Patienten auf, imitieren sie einen Schlaganfall. Somit besteht im typischen Versorgungsablauf für zerebrovaskuläre Ereignisse das Risiko, dass der Anti-Amyloid-Antikörper-Therapie-Patient ausschließlich in der CT untersucht wird (▶ Abb. 7.3).

In der CT kann das vasogene Ödem einer parenchymatösen ARIA-E einem Infarkt ähneln, die sulcale ARIA-E ist in der CT nicht sichtbar. Zur Differenzierung der parenchymatösen ARIA-E vom akuten Infarkt ist eine MRT mit DWI (diffusionsgewichtete Bildgebung) erforderlich. Im Gegensatz zur ARIA-E hat der akute Hirninfarkt in der DWI ein stark hyperintenses Signal und ist auf ADC-Maps dunkel (▶ Abb. 7.4).

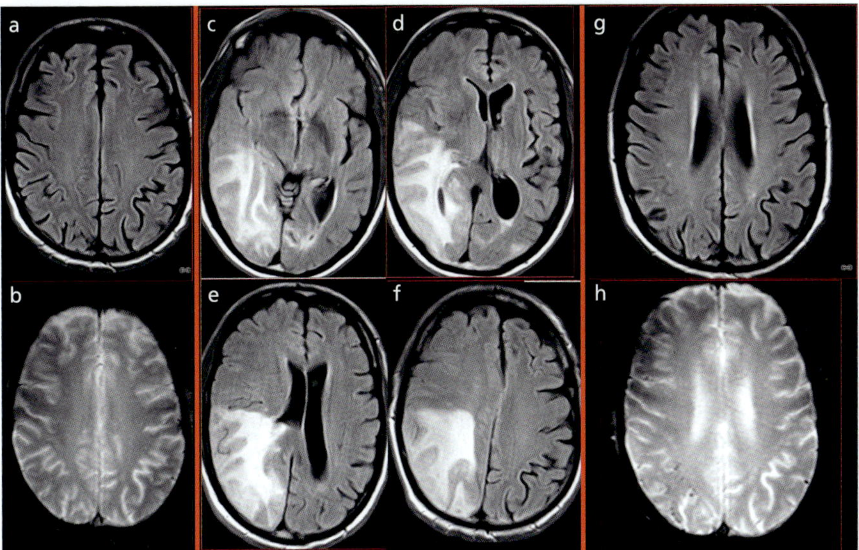

Abb. 7.3: Massive ARIA-E (c–f) in der FLAIR mit Pelottierung des re. Seitenventrikels und Verlagerung der Mittellinienstrukturen. Voruntersuchung FLAIR & T2* (a & b) und Verlaufsuntersuchung FLAIR & T2* (g & h). Vollständige Rückbildung (g) des Ödem und der Pelottierung und neue rechts parietale ARIA-H mit CMB & Siderose (h).

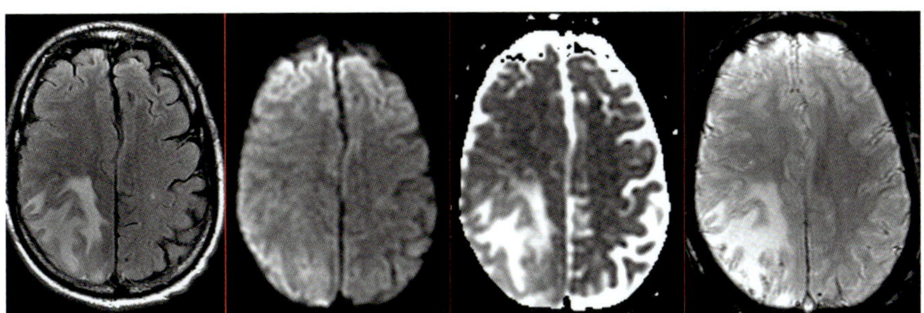

Abb. 7.4: ARIA-E in FLAIR/DWI/ADC/T2*. Die parenchymatöse ARIA-E in der FLAIR (a) ist auf den DWI (b) iso- bis leicht hyperintens zum gesunden Gewebe. Der ADC ist hoch (hell auf ADC-Maps (c)). Auf T2*-gew. (d) ist das Ödem hyperintens und die neuen CMB sind hypointens.

7.5.4 Gegenüberstellung von akutem ischämischem Schlaganfall und ARIA-E

Der akute ischämische Schlaganfall und die ARIA-E weisen ein vasogenes Ödem auf. Beim ischämischen Schlaganfall entsteht dies innerhalb der ersten Erkrankungsstunden und wird dann in CT und FLAIR sichtbar. Die beiden Pathologien können in der CT nicht unterschieden werden. Mit Hilfe von diffusionsgewichteten Aufnahmen lässt sich die Diagnose sichern: Ein akuter ischämischer Infarkt weist ein zytotoxisches Ödem auf – mit hyperintensem Signal in der DWI und erniedrigtem Diffusionskoeffizienten (= ADC) (▶ Tab. 7.3).

Tab. 7.3: Infarkt versus ARIA-E

		Akuter ischämischer Schlaganfall	**ARIA-E**
CT	vasogenes Ödem	• kortikale Hypodensität, sodass der Kortex nicht vom Marklager abgrenzbar ist • Hypodensität des Linsenkerns • Marklager initial normal • geringe Schwellung mit verstrichenen Furchen	• sulcale ARIA nicht sichtbar • parenchymatöse ARIA-E mit deutlicher Hypodensität des Marklagers und des angrenzenden Kortex • geringe Schwellung mit verstrichenen Furchen
	zytotoxisches Ödem	nicht nachweisbar	nicht vorhanden
MRT	vasogenes Ödem	nach ca. 4,5 Stunden in FLAIR und T2 sichtbar	parenchymatöse ARIA-E in FLAIR und T2 deutlich hyperintens sichtbar
	zytotoxisches Ödem	DWI-Messung zeigt bereits 20 Minuten nach Symptombeginn Hyperintensität auf diffusionsgewichteten Aufnahmen (b = 1.000 s/mm^2) und *um 21 % erniedrigten ADC*	normales Signal auf diffusionsgewichteten Aufnahmen oder leichte Signalerhöhung, *ADC-Wert normal oder leicht erhöht*

ARIA-E = Amyloidbedingte Bildgebungsanomalien (Erguss/Ödem); MRT = Magnetresonanztomografie; CT = Computertomografie; FLAIR = Fluid-attenuated Inversion Recovery; DWI = Diffusion Weighted Imaging; ADC = Apparent Diffusion Coefficient.

7.6 Risikofaktoren für ARIA

Der wesentliche Risikofaktor für die Entstehung einer ARIA ist der ApoE-ε4-Genotyp, was in der europäischen Zulassung zu einem Ausschluss von ApoE-ε4-homozygoten Patienten führt. Darüber hinaus ist eine Antikörpertherapie kontraindiziert, wenn in einer MRT, die längstens 6 Monate vor Therapiebeginn angefertigt wurde, das Gehirn die Zeichen einer substanziellen Vorerkrankung aufweist. Dazu zählen eine ausgeprägte mikroangiopathische Marklagerschädigung mit konfluierenden Läsionen in der FLAIR (Fazekas Grad 3), mehr als 4 CMB, mehr als eine Siderose oder ein subakuter Hirninfarkt. Patienten mit vorbestehenden chronischen Territorialinfarkten oder mit Aneurysmen wurden in den Studien nicht behandelt, sodass hier keine Daten zur Behandlungssicherheit vorliegen.

7.7 Klinischer Stellenwert und Therapie der ARIA

Der Nachweis einer asymptomatischen, leichtgradigen ARIA ist lediglich Hinweis auf eine passagere Störung der Blut-Hirn-Schranke. Leichtgradige ARIA kann klinisch überwacht werden und bei moderater ARIA wird die Therapie pausiert. Bei schwerwiegender Symptomatik oder hochgradiger ARIA gibt es zur Behandlung für Anti-Amyloid-Antikörper-Therapie-Patienten bisher nur Fallberichte.

Aktuell wurde von einer japanischen Patientin berichtet, die sich 6 Tage nach dem Neuauftreten einer Hemiparese in der Klinik vorstellte (Yamazaki et al., 2025). Eine schwere ARIA-E mit Verlagerung der Mittellinienstrukturen führte zur stationären Aufnahme. Hochdosiert wurden Steroide i.v. über 5 Tage verabreicht, anschließend erfolgte eine orale Weiterbehandlung über 6 Wochen mit Dosisreduktion. Dieses Therapieschema führte bei Patienten mit der ARIA-ähnlichen inflammatorischen CAA zu einer erheblichen Verbesserung der Prognose (Antolini et al., 2021: Hazard Ratio 4,68, 95 % CI 1,57–13,93; p = 0,006). Die hochdosierte Steroidbehandlung mit mehrwöchigem Ausschleichen erscheint auch für Anti-Amyloid-Antikörper-Therapie-Patienten sinnvoll, denn die therapeutischen Antikörper sind bei den Patienten auch Wochen nach der letzten Infusion nachweisbar.

In einer Patientenserie mit 194 Patienten (unabhängig vom ApoE-ε4-Status), die jeweils zumindest 4 Gaben Lecanemab erhalten hatten und mindestens einmal im MRT untersucht wurden, hatten 29 Patienten ARIA-E und weitere 13 Patienten isolierte ARIA-H (Paczynski et al., 2025). Von den 2 klinisch schwer betroffenen Patienten erholte sich einer innerhalb von 3 Monaten vollständig, die andere Patientin erhält weiterhin antipsychotische Medikation. Kongressberichte über die Alltagserfahrungen in Japan, Israel und den USA schildern übereinstimmend behandlungsbedürftige ARIA-Episoden in ca. 0,5 % der Patienten.

7.8 Fazit

- Bei der Anti-Amyloid-Antikörper-Therapie sollte die MRT-Bildgebung standardisiert erfolgen. Die initiale Untersuchung dient der Sicherung der Diagnose und dem Ausschluss anderer schwerwiegender Pathologien. Der Schweregrad einer vorbestehenden Leucoaraiose und die Anzahl vorbestehender CMB und Siderosen muss vor Therapiebeginn erfasst werden.
- Zur Verlaufsbeurteilung werden zu definierten Zeitpunkten MRT-Untersuchungen durchgeführt, um ein parenchymatöses Ödem oder eine sulcale Effusion zu erfassen (ARIA-E). T2*-gewichtete Aufnahmen ermöglichen die Diagnose von Mikroblutungen und Siderose (ARIA-H). Beide ARIA-Formen sind typischerweise lediglich das MRT-Zeichen einer passageren Blut-Hirn-Schrankenstörung und treten ohne klinische Symptome auf.

- Bei leichtgradiger ARIA kann die Anti-Amyloid-Antikörper-Therapie fortgeführt werden, bei moderater ARIA wird die Behandlung pausiert. Dann erfolgt vor erneuter Anti-Amyloid-Antikörper-Therapie eine MRT zum Nachweis einer ARIA-Rückbildung. Selten kommt es unter Anti-Amyloid-Antikörper-Therapie zu Symptomen wie Kopfschmerzen, Schwindel und Sehstörungen. Findet sich dann im MRT eine symptomatische ARIA, so wird eine Therapiepause eingelegt. Bei symptomatischer ARIA -E mit fokalen akuten Symptomen soll mittels DWI und ADC ein akuter Infarkt sicher von der ARIA-E unterschieden werden.
- ARIA-E und ARIA-H werden jeweils in drei radiologische Schweregrade unterteilt. Die Diagnose der ARIA ist in Kenntnis der typischen Befunde leicht in die alltägliche radiologische Versorgung zu implementieren.

7.9 Literatur

Antolini, L., DiFrancesco J.C., et al. (2021). Spontaneous ARIA-like Events in Cerebral Amyloid Angiopathy–Related Inflammation. Neurology®, 97, e1809–e1822.

Barakos, J., Sperling, R., Salloway, S., et al. (2013). MR Imaging Features of Amyloid-Related Imaging Abnormalities. American Journal of Neuroradiology, 34(10), 1958–1965; https://doi.org/10.3174/ajnr.A3500

Barkhof, F., et al. (2013). An MRI rating scale for amyloid-related imaging abnormalities with edema or effusion. AJNR Am J Neuroradiol, 34(8), 1550–1555.

Bracoud, L., Klein, G., Lyons, M., et al. (2023). Validation of 3- and 5-point severity scales to assess ARIA-E. Alzheimers Dement (Amst), 5(4), e12503. https://www.doi.org/10.1002/dad2.12503. eCollection 2023 Oct-Dec.

van Dyck, C.H., Swanson, C.J. et al. (2023). Lecanemab in Early Alzheimer's Disease. N Engl J Med, 388, 9–21.

Rote Liste Fachinfo Sevice (o.J.): Eisai Fachinformation – Leqembi 100 mg/ml – Konzentrat zur Herstellung einer Infusionslösung. (https://www.fachinfo.de/fi/pdf/025319/leqembi-100-mg-ml-konzentrat-zur-herstellung-einer-infusionsloesung, Zugriff am 16.07.2025).

Honig, L.S., Sabbagh, M.N. et al. (2024) Updated safety results from phase 3 lecanemab study in early Alzheimer's disease. Alzheimer's Research & Therapy (2024) 16, 105. https://doi.org/10.1186/s13195-024-01441-8.

Klein G., Scelsi, M.A. et al., (2022) Comparing ARIA-E severity scales and effects of treatment management thresholds. Alzheimers Dement (Amst). 2022 Dec 2;14(1), e12376. https://www.doi.org/10.1002/dad2.12376

Orgogozo, J.M., Gilman, S., Dartigues, J-F, et al. (2003). Subacute meningoencephalitis in a subset of patients with AD after Aβ42 immunization. Neurology, 61(1), 46–54. https://www.doi.org/10.1212/01.wnl.0000073623.84147.a8

Otero Svaldi D., Biffi A., et al. (2025). Head-to-head comparison of susceptibility-weighted imaging and T2*-weighted gradient-recalled echo MRI sequences to detect ARIA-H in the TRAILBLAZER-ALZ 6 trial of donanemab. AAIC 2025 Toronto, Canada; July 27–31, 2025.

Paczynski, M., Hofmann, A. et al. (2025). Lecanemab Treatment in a Specialty Memory Clinic. JAMA Neurol., 2025; 82;(7), 655–665. https://www.doi.org/10.1001/jamaneurol.2025.1232

Rabinovici, G.D., Selkoe D.J., et al. (2025). Donanemab: Appropriate use recommendations. J Prev Alzheimers Dis. 2025 May;12(5), 100150. https://doi.org/10.1016/j.tjpad.2025.100150

Sims, J.R., et al. (2023). Donanemab in Early Symptomatic Alzheimer Disease: The TRAILBLAZER-ALZ 2 Randomized Clinical Trial. JAMA, 330(6), 512–527.

Sperling R., A., et al. (2011). Amyloid-related imaging abnormalities in amyloid-modifying therapeutic trials: Recommendations from the Alzheimer's Association Research Roundtable Workgroup. Alzheimer's & Dementia, 7, 367–385.

Yamazaki, A., et al. (2025). A case of severe ARIA with multiple infarctions and extensive microbleeds following lecanemab administration. Psychogeriatrics, 25(1), e13231.

8 ApoE-Genotypisierung – praktische und individuelle Implikationen

Ulrich Finckh und Sönke Arlt

Zusammenfassung

Die Anwendungsbeschränkung von Lecanemab und Donanemab in der Therapie der Alzheimer-Krankheit auf Personen mit keinem oder einem ApoE-ε4-Allel macht eine ApoE-Genotypisierung vor Therapiebeginn zwingend notwendig. Da es sich um eine diagnostische genetische Untersuchung handelt, kann nach dem Gendiagnostikgesetz jede approbierte ärztliche Person diese Untersuchung veranlassen, eine genetische Beratung ist nicht zwingend notwendig und nur im Ausnahmefall sinnvoll.

8.1 Einleitung

Bzgl. der genetischen Ätiologie wird unterschieden zwischen der sehr seltenen, zumeist frühmanifesten, klassisch-erblichen Form der familiären Alzheimer-Krankheit (FAD; < 0,5 % aller Alzheimer-Krankheitsfälle) und der häufigen, zumeist spätmanifesten (Late-Onset) und nicht klassisch-erblichen (sporadischen) Alzheimer-Krankheit, der LOAD. In diesem Kapitel verwenden wir für die sporadische Form der Alzheimer-Krankheit die Abkürzung LOAD, obschon sich ein Teil der sporadischen Alzheimer-Krankheit durchaus früh, d. h. als sog. präsenile Alzheimer-Krankheit vor dem 65. Lebensjahr manifestiert. Vom Gen ApoE kommen in der Bevölkerung drei häufige allelische Varianten (Allele) vor, benannt nach den durch sie kodierten Apolipoprotein-E-Isotypen ε2, ε3 und ε4. Die Allele (Haplotypen) ε2, ε3 und ε4 definieren sich aus der kombinierten Betrachtung der Genotypen der beiden Polymorphismen der ApoE-Codons 112 und 158.

Seit 1993 ist eine Assoziation zwischen LOAD-Risiko und dem ApoE-Genotyp, bzw. mit der Dosis des ApoE-ε4-Allels bekannt (Strittmatter et al., 1993; Corder et al., 1993; Saunders et al., 1993). Dies wurde in sehr vielen Studien weltweit repliziert und gilt für die meisten Populationen als gesichert (Farrer et al., 1997). In Mitteleuropa steigt verglichen zum homozygoten Genotyp ApoE-ε3/ε3 das Alzheimer-Risiko beim heterozygoten Genotyp ε3/ε4 auf ca. das Dreifache und beim homozygoten Genotyp ε4/ε4 auf das bis zu 15-fache. Die molekularen Grundlagen des Zusammenhangs zwischen ApoE-Genotyp und LOAD-Risiko sind bislang nicht verstanden. Zudem tragen 20 bis 30 % der deutschen Bevölkerung das ε4-Allel und bleiben von LOAD verschont, und 40 bis 50 % der LOAD-Patienten sind ε4-negativ, sodass letztendlich auf Populationsebene lediglich 12–18 % aller LOAD auf ApoE-ε4 zurückzuführen sind (Evans et al., 1997; Slooter et al., 1998; Tol et al., 1999). Somit würde eine präsymptomatische Genotypisierung von ApoE nicht sinnvoll zur Vorhersage einer manifesten Alzheimer-Krankheit beitragen und bei einem Großteil der Fälle falsche Verunsicherung erzeugen oder Sicherheit vortäuschen. Entsprechend wird in der aktuellen S3-Leitlinie Demenzen (DGN e.V. & DGPPN e.V., 2023) von einer ApoE-Genotypisierung für die Diagnostik oder Differenzialdiagnostik oder für prognostische Fragestellung bei Demenz abgeraten.

8.2 Statistischer Zusammenhang zwischen ApoE-Genotyp und Amyloid-assoziierten zerebralen Läsionen (ARIA) bei der Antikörpertherapie

Im Rahmen einer Alzheimer-Antikörpertherapie können potenziell gefährliche, in der Bildgebung objektivierbare zerebrale Komplikationen – sog. *Amyloid-Related Imaging Abnormalities* mit Ödembildung oder Blutung (ARIA-E bzw. ARIA-H) – auftreten (▶ Kap. 4, ▶ Kap. 7). Bei ARIA-E zeigen sich in der cMRT vor allem vasogene Ödeme der grauen und weißen Substanz, sowie oberflächliche »Sulcal Effusions«, während ARIA-H mit Hämosiderinablagerungen, Mikrohämorrhagien oder oberflächlichen Siderosen einhergehen. In den ENGAGE- und EMERGE-Studien wurde das ApoE-ε4-Allel als Hauptrisikofaktor jeder Form von ARIA identifiziert (Filippi et al., 2022). Auch in anderen Analysen bestand eine auffällige Assoziation der Alleldosis von ApoE-ε4 mit ARIA, wie beispielhaft für ARIA-E in ▶ Tab. 8.1 zusammengefasst. Die Häufigkeit der ARIA war höher bei ApoE-ε4-Homozygoten als bei ApoE-ε4-Heterozygoten, für ARIA-E (OR = 4,28 vs. 1,74), ARIA-H mit Mikroblutungen (OR = 4,58 vs. 1,46) und für ARIA-H mit oberflächlicher Siderose (OR = 7,85 vs. 3,14) (Loomis et al., 2024). Auch war die Wahrscheinlichkeit schwer ausgeprägter ARIA bei ApoE-ε4-Homozygoten höher als bei Heterozygoten (OR = 7,04–24,64 vs. 3,19–5,00) (Loomis et al., 2024). Diese in mehreren Untersuchungen nachgewiesene Assoziation der Alleldosis von ApoE-ε4 mit ARIA ist auf molekularer Ebene nicht verstanden, hat aber zu der regulatorischen Vorgabe geführt, dass die beiden EMA-zugelassenen Antikörper Lecanemab und Donanemab nur bei Personen eingesetzt werden sollen, die keine oder nur eine Kopie des ApoE-ε4-Allels tragen, was eine ApoE-Genotypisierung vor Therapiebeginn notwendig macht.

Tab. 8.1: Häufigkeit (%) von ARIA-E nach Behandlung mit Lecanemab, Donanemab oder Aducanumab im Zusammenhang mit der ApoE-ε4-Alleldosis (*Ossenkoppele et al., 2023; **Sims et al., 2023; ***Salloway et al., 2022)

	ApoE-ε4 -/-	ApoE-ε4 +/-	ApoE-ε4 +/+
Lecanemab	5,4*	10,9*	32,6*
Donanemab	15,7*	22,8*	35*–40,6**
Aducanumab	18–23*	35,9***	66***

8.3 ApoE-Genotypisierung vor Antikörpertherapie und Gendiagnostikgesetz (GenDG)

Jegliche genetische Untersuchung am Menschen zu medizinischen Zwecken bedarf in Deutschland gemäß Abschn. 2 des Gendiagnostikgesetzes (GenDG; in Kraft seit 2010) einer expliziten ärztlichen Aufklärung inkl. der Aufklärung über ein Widerrufsrecht und einer schriftlichen Einwilligung. Das GenDG unterscheidet bei klassisch erblichen Erkrankungen zwischen *pränataler*, *prädiktiver* und *diagnostischer* Untersuchungskonstellation. Bei den klassisch erblichen Erkrankungen gelten einzelne genomische Faktoren (z. B. Chromosomenstörungen oder pathogene Genmutationen) als hauptursächlich für die betreffende Erkrankung oder Entwicklungsstörung. Die Untersuchung genetischer Varianten, welche als nicht alleinig oder hauptsächlich krankheitsursächlich eingestuft werden (wie z. B. das APO-ε4-Allel in Bezug auf das LOAD-*Risiko)* oder auch pharmakogenetisch relevante Genvarianten, welche speziell oder ausschließlich in Hinblick auf Wirksamkeit oder Risiken einer medikamentösen Therapie eine Rolle spielen, werden im GenDG pauschal als *diagnostisch* kategorisiert. Das ApoE-ε4-Allel ist also ein genetischer *Risikofaktor* für LOAD und bei geplanter Antikörpertherapie der Alzheimer-Krankheit auch als *pharmakogenetischer* Parameter zu betrachten, da aktuell in Europa eine ε4-Homozygotie als Kontraindikation für die Antikörpertherapie zur Behandlung der Alzheimer-Krankheit gilt. Im Gegensatz zu den pränatalen und prädiktiven Untersuchungskonstellationen darf eine diagnostische oder pharmakogenetische Untersuchung unabhängig vom klinischen Kontext nach Aufklärung und schriftlicher Einverständniserklärung gem. GenDG von *jeder* approbierten ärztlichen Person veranlasst werden, d. h. es ist *keine* humangenetische Beratung *vor* Blutabnahme für diese Gendiagnostik vorgeschrieben. Weiter heißt es in § 10 (1) des GenDG:

> »Bei einer diagnostischen genetischen Untersuchung soll die verantwortliche ärztliche Person nach Vorliegen des Untersuchungsergebnisses der betroffenen Person eine genetische Beratung durch eine Ärztin oder einen Arzt, die oder der die Voraussetzungen nach § 7 Abs. 1 und 3 erfüllt [d.h. Qualifikation zur humangenetischen Beratung, Anm. d. Autoren] anbieten. Wird bei der betroffenen Person eine genetische Eigenschaft mit Be-

deutung für eine Erkrankung oder gesundheitliche Störung festgestellt, die nach dem allgemein anerkannten Stand der Wissenschaft und Technik nicht behandelbar ist, gilt Satz 1 mit der Maßgabe, dass die verantwortliche ärztliche Person die Beratung anzubieten hat.«

8.4 Probenabnahme, Patientenaufklärung und Einverständniserklärung gemäß GenDG

Die ApoE-Genotypisierung vor Alzheimer-Antikörpertherapie soll und muss also nicht durch die in der Regel nur ambulant erhältlichen Angebote der humangenetischen Sprechstunde verzögert werden. Da in Deutschland bzw. Europa aktuell der ApoE-Genotyp sogar zwingend in Erfahrung zu bringen ist, bevor überhaupt die Antikörpertherapie verordnet werden darf, besteht hier klinisch ein gewisser Handlungsdruck bzgl. der Genotypisierung. Ob ausnahmsweise eine genetische Beratung *nach* ApoE-Genotypisierung tatsächlich erforderlich oder sinnvoll ist, hängt letztendlich von der individuellen Konstellation ab, wobei sich am ehesten bei den Angehörigen ein Beratungsbedarf ergeben könnte. Die Angehörigen könnten z.B. in gemeinsamen Gesprächen mit Patientin/Patient vom Behandlungspersonal über die erfolgte ApoE-Genotypisierung informiert werden. Dadurch können Limitierungen durch die ärztliche Schweigepflicht und auch unangenehme »Überraschungseffekte« durch vermeintlich verspätete Tatsacheninformation bei Angehörigen vermieden werden. Vielleicht wollen Angehörige quasi prädiktiv ihren ε4-Trägerstatus in Erfahrung bringen, welcher sich selbst bei ε4-negativem Genotyp im Indexfalle bei den Angehörigen niemals ausschließen ließe. Eine ε4-Homozygotie beim Indexfall ließe zumindest einen heterozygoten ε4-Trägerstatus bei den biologischen (!) Kindern erwarten. Da sich jedoch bis dato aus einer quasi-prädiktiven Genotypisierung keine individuellen prophylaktischen Maßnahmen ableiten lassen, und individuelle prognostische Aussagen nicht möglich sind, kann und sollte in der Regel Angehörigen von einer solchen Genotypisierung explizit *abgeraten* werden. Der oben zitierte § 10 (1) des GenDG lässt bzgl. Genotypisierung und LOAD-Risiko hinreichend Spielraum, potenziell alarmistisch wirkende Angebote einer genetischen Beratung zu vermeiden. Denn es handelt sich, wie oben bereits ausgeführt, *nicht* um einen *prädiktiven* Test im Sinne des GenDG, der Genotyp ist nur ein *Risikofaktor*, und es handelt sich vielmehr um eine *pharmakogenetische Analyse*; die Alzheimer-Krankheit ist *behandelbar*, und das Ergebnis der ApoE-Genotypisierung ist für die Angehörigen nach aktuellem wissenschaftlichen Erkenntnisstand medizinisch und prognostisch wenig bis gar nicht bedeutsam. Außerdem soll die Antikörpertherapie – wenn überhaupt – früh im Erkrankungsprozess eingesetzt werden, sodass seitens der Behandelten in der Regel noch von einer hinreichenden Einwilligungsfähigkeit für die ApoE-Genotypisierung auszugehen ist. Eine genetische Beratung oder gar Familienberatung ist hier also nicht vorgeschrieben und allenfalls in Ausnahmefällen wichtig. Während gem. der o. g. S3-Leitlinie von einer ApoE-Genotypisierung für Diagnosestellung oder Prognose der LOAD eindeutig abzuraten ist, widerspricht die ApoE-Genotypisierung zur *Therapieplanung* nicht dieser Leitlinie.

Zumeist erfolgt die Gendiagnostik aus EDTA-Blut oder Mundschleimhautabstrich. Die DNA in diesen Untersuchungsmaterialien bleibt auch bei Raumtemperatur über mehrere Tage hinreichend stabil für eine gezielte ApoE-Genotypisierung. Da die ApoE-Genotypisierung im Rahmen der intendierten pharmakogenetischen Fragestellung gezielt erfolgt, sind keine zusätzlichen, außerhalb der Fragestellung liegenden Ergebnisse zu erwarten. Aufklärung und Einverständniserklärung müssen *vor* Probenabname erfolgen. Es sollten standardisierte Vorlagen zur schriftlichen Dokumentation von Aufklärung und Einverständniserklärung unter Kenntnis und Berücksichtigung der §§ 8–11 des GenDG vorgehalten werden. Gemäß GenDG ist die genetische Analyse hinsichtl. Art und Umfang der Analyse, der Fragestellung, Ergebniskommunikation und Vernichtung an die Einverständniserklärung gebunden. Daher muss z. B. – sofern im ärztlichen Bericht das Ergebnis der Gendiagnostik erwähnt werden soll – bereits bei der Einverständniserklärung klargestellt werden, welche Personen den ärztlichen Bericht erhalten sollen.

8.5 Diskussion

Der Zusammenhang ApoE-ε4-Alleldosis sowohl mit dem LOAD-Risiko als auch mit dem ARIA-Risiko der Antikörpertherapie ist bislang nicht verstanden. Die häufig geäußerte Hoffnung, aus der Kenntnis eines genetischen Risikofaktors spezifische Therapieansätze abzuleiten, wird bei der Alzheimer-Antikörpertherapie mehr als enttäuscht, da anscheinend eher das Gegenteil zutrifft: Je höher das Erkrankungsrisiko durch ApoE-ε4, desto höher das ARIA-Risiko der Antikörpertherapie. Aus dieser Enttäuschung könnten sich aber evtl. auch kreative Forschungsansätze ableiten lassen: Wenn es z. B. gelingen würde, die Komplikationsrisiken der Antikörpertherapie durch eine begleitende Co-Medikation *spezifisch*, also nicht nur symptomatisch, zu reduzieren, ergäbe sich daraus möglicherweise ein experimenteller Ansatz zur generellen Behandlung der Alzheimer-Krankheit – unabhängig vom ApoE-Genotyp.

Mittlerweile sind neben der Antikörpertherapie bei Alzheimer-Krankheit schon eine ganze Reihe therapierelevanter Gendiagnostiken bekannt, wie z. B. bei der genetischen Thrombophiliediagnostik vor Verordnung gewisser hormoneller Kontrazeptiva bei Frauen mit belasteter Anamnese (Martinelli et al., 2003) oder bei Frauen über 30 Jahren, der Analyse der Gene CYP2D6 oder CYP2C19 bei Therapie mit bestimmten Antidepressiva (Beunk et al., 2024), Tamoxifen (Blancas et al., 2025), oder Clopidogrel (Hertz et al., 2024) oder bei der DPYD-Genotypisierung vor Chemotherapie mit 5-Fluorouracil oder dessen Vorstufen (Ho et al., 2025), sodass die pharmakogenetische Diagnostik auch in weiteren Konstellationen zur

Therapieoptimierung und Risikoreduktion i. S. einer individuell zugeschnittenen Therapie eingesetzt werden kann.

Das Gebiet der medizinischen Genetik unterliegt bis heute relativ stark dem allgemeinen Zeitgeist, kulminierend im *genetischen Exzeptionalismus*, die letztendlich auch prägende Grundlage des GenDG und analoger Gesetze in den Nachbarländern. Paradoxerweise fällt genau in die Entstehungszeit dieser Gesetze die noch heute anhaltende, endlich bahnbrechende Weiterentwicklung der medizinischen Gendiagnostik. Mittlerweile kann sogar die Mehrzahl der als klassisch erblich eingestuften Erkrankungen mittels moderner Gendiagnostik diagnostisch geklärt werden. Speziell am Beispiel der Rolle des ApoE-Genotyps für die Alzheimer-Antikörpertherapie und auch an den anderen oben aufgelisteten pharmakogenetischen Beispielen zeigt sich die Erfordernis eines klinisch pragmatischen, vorurteilsfreien und unbürokratischen Umgangs mit einer klinisch begründeten Gendiagnostik.

8.6 Fazit

- Bei der ApoE-Genotypisierung vor geplanter Antikörpertherapie handelt es sich um eine pharmakogenetische, und damit gemäß Definition im GenDG um eine diagnostische genetische Untersuchung. Daher ist hierfür das Angebot einer genetischen Beratung vorab nicht vorgeschrieben, und jede approbierte ärztliche Person kann unter diesem Kontext die Genotypisierung veranlassen. In den meisten Fällen ist daher bei bestehender klinischer Indikation für eine ApoE-Genotypisierung keine Verzögerung oder Behinderung der Diagnostik durch das Gendiagnostikgesetz zu erwarten.

8.7 Literatur

Beunk, L., Nijenhuis, M., Soree, B. et al. (2024). Dutch Pharmacogenetics Working Group (DPWG) guideline for the gene-drug interaction between CYP2D6, CYP2C19 and non-SSRI/non-TCA antidepressants. Eur J Hum Genet, 32(11),1371–1377. https://www.doi.org/10.1038/s41431-024-01648-1

Blancas, I., Linares-Rodríguez, M., Rodríguez-González, C.J. et al. (2025). Influence of CYP2D6 polymorphisms on tamoxifen side effects in patients with breast cancer. Clin Transl Oncol. https://www.doi.org/10.1007/s12094-025-03908-y. Online ahead of print

Corder, E.H., Saunders, A.M., Strittmatter, W.J. et al. (1993). Gene dose of apolipoprotein E type 4 allele and the risk of Alzheimer's disease in late onset families. Science, 261(5123): 921–923. https://www.doi.org/10.1126/science

DGN e.V. & DGPPN e.V. (Hrsg.) S3-Leitlinie Demenzen, Version 4.0, 8.11.2023, verfügbar unter: https://register.awmf.org/de/leitlinien/detail/038-013 (Zugriff am 12.05.2025)

Evans, D.A., Beckett, L.A., Field, T.S. et al. (1997) Apolipoprotein E epsilon4 and incidence of Alzheimer disease in a community population of older persons. JAMA, 277(10): 822–824.

Farrer, L.A., Cupples, L.A., Haines, J.L. et al. (1997) Effects of age, sex, and ethnicity on the association between apolipoprotein E genotype and Alzheimer disease. A meta-analysis. APOE and Alzheimer Disease Meta Analysis Consortium. JAMA, 278(16): 1349–1356.

Filippi, M., Cecchetti, G., Spinelli, E.G. et al. (2022) Amyloid-Related Imaging Abnormalities and β-Amyloid-Targeting Antibodies: A Systematic Review. JAMA Neurol, 79(3): 291–304. https://www.doi.org/10.1001/jamaneurol.2021.5205

Hertz, D.L., Bousman, C.A., McLeod, H.L. et al. (2024) Recommendations for pharmacogenetic testing in clinical practice guidelines in the US. Am J Health Syst Pharm, 81(16): 672–683. https://www.doi.org/10.1093/ajhp/zxae110

Ho, T.T., Smith, D.M., Aquilante, C.L. et al. (2025) Pharmacogenomics Global Research Network Publication Committee. A Guide for Implementing DPYD Genotyping for Systemic Fluoropyrimidines into Clinical Practice. Clin Pharmacol Ther, 117(5): 1194–1208. https://www.doi.org/10.1002/cpt.3567

Loomis, S.J., Miller, R., Castrillo-Viguera, C. et al. (2024). Genome-Wide Association Studies of ARIA From the Aducanumab Phase 3 ENGAGE and EMERGE Studies. Neurology, 102(3): ε207919. https://www.doi.org/10.1212/WNL.0000000000207919

Martinelli, I., Battaglioli, T., Mannucci, P.M. (2003). Pharmacogenetic aspects of the use of oral contraceptives and the risk of thrombosis. Pharmacogenetics, 13(10): 589–594. https://www.doi.org/10.1097/00008571-200310000-00002

Ossenkoppele, R., van der Flier, W.M. (2023). APOE Genotype in the Era of Disease-Modifying Treatment With Monoclonal Antibodies Against Amyloid-β. JAMA Neurol, 80(12): 1269–1271. https://www.doi.org/10.1001/jamaneurol.2023.4046

Salloway S., Chalkias S., Barkhof F. et al. (2022) Amyloid-Related Imaging Abnormalities in 2 Phase 3 Studies Evaluating Aducanumab in Patients With Early Alzheimer Disease. JAMA Neurol, 79(1): 13–21. https://www.doi.org/10.1001/jamaneurol.2021.4161

Saunders, A.M., Schmader, K., Breitner, J.C. et al. (1993) Apolipoprotein E epsilon 4 allele distributions in late-onset Alzheimer's disease and in other amyloid-forming diseases. Lancet, 342(8873): 710–711. https://www.doi.org/10.1016/0140-6736(93)91709-u

Sims, J.R., Zimmer, J.A., Evans, C.D. et al. (2023). Donanemab in Early Symptomatic Alzheimer Disease: The TRAILBLAZER-ALZ 2 Randomized Clinical Trial. JAMA, 330(6): 512–527. https://www.doi.org/10.1001/jama.2023.13239

Slooter, A.J., Cruts, M., Kalmijn, S. et al. (1998). Risk estimates of dementia by apolipoprotein E genotypes from a population-based incidence study: the Rotterdam Study. Arch Neurol, 55(7): 964–968. https://www.doi.org/10.1001/archneur.55.7.964

Strittmatter, W.J., Saunders, A.M., Schmechel, et al. (1993) Apolipoprotein E: high-avidity binding to beta-amyloid and increased frequency of type 4 allele in late-onset familial Alzheimer disease. Proc Natl Acad Sci U S A, 90: 1977–1981.

III Ethische und gesundheitsökonomische Aspekte

9 Ethische Aspekte einer Testung auf Demenzrisiko

Jana Wegehöft, Silke Schicktanz und Julia Perry

Zusammenfassung

Mit der Einführung krankheitsmodifizierender Therapien (DMTs) wie Lecanemab oder Donanemab erhält die Demenzrisikotestung neue Relevanz, da sie als Voraussetzung für eine Behandlung dient. Dies wirft zentrale ethische Fragen zur Abwägung zwischen individuellem Nutzen, psychosozialer Belastung, Autonomie und potenzieller Stigmatisierung auf. Empirisch-ethische Studien zur bisherigen Risikotestung zeigen, dass Erwartungen und Bewertungen der Betroffenen sowie Angehörigen stark variieren und eine professionelle Entscheidungsunterstützung erforderlich machen. Besondere Bedeutung kommt dabei einer empathischen, adressatengerechten und werteorientierten Aufklärung und Beratung zu. Diese soll Betroffenen und ihren Angehörigen eine fundierte Entscheidung ermöglichen. Das Kapitel diskutiert empirisch-ethische Perspektiven und formuliert erste Handlungsempfehlungen für eine verantwortungsvolle Aufklärung und Beratung zur prädiktiven Diagnostik im Zugang zu DMTs.

9.1 Einleitung

Neue Biomarker-basierte Verfahren ermöglichen eine Risikotestung für die Alzheimer-Krankheit bereits in asymptomatischen oder frühen Stadien, wie dem MCI (Mild Cognitive Impairment – deutsch: leichte kognitive Störung). Unter einer Risikotestung versteht man eine statistische Wahrscheinlichkeitsberechnung, ob eine Person an einer Alzheimer-Krankheit erkranken wird, obwohl eine eindeutige Diagnose noch nicht möglich ist. Die Einführung neuer krankheitsmodifizierender Therapien (Disease-modifying Therapies, DMTs) wie Lecanemab oder Donanemab verleihen der Risikotestung eine erhöhte Relevanz, da sie als Voraussetzung für eine Behandlung dienen (Cummings et al., 2023). Diese Entwicklungen werfen die Frage auf, unter welchen Bedingungen eine Risikotestung ethisch vertretbar ist. Dabei ist zu bedenken, wie die möglichen konfligierenden Implikationen der Risikotestung miteinander abgewogen werden. Im Folgenden stellen wir empirisch-ethische Erkenntnisse zu den Erwartungen sowie Bewertungen von potenziellem Nutzen und Risiken von Biomarker-basierten Risikotests aus Sicht von Betroffenen und ihren Angehörigen vor. Wir gehen auf die aktuelle Praxis ein und geben erste Empfehlungen für den weiteren Einsatz als Zugang zu oder Ausschluss von DMTs. Aus ethischer Sicht plädieren wir für Aufklärungs- und Beratungsformate vor, während und nach prädiktiven und diagnostischen Verfahren, die informierend, adressatengerecht und empathisch eine Testentscheidung unterstützen.

9.2 Ethische Abwägungen zur Alzheimer-Risikotestung

Eine frühe Risikotestung wird nicht von allen Betroffenen gewünscht (Werner et al., 2021). Die Entscheidung für oder gegen eine Testung auf die Alzheimer-Krankheit ist durch individuelle Präferenzen und Abwägungen der Betroffenen sowie oft die ihrer Angehörigen geprägt. Ausschlaggebend sind eigene Erfahrungen, familiäre Konstellationen, Vorstellungen zum Umfang und zu den Risiken durch Untersuchungen, Kosten und Verlässlichkeit der Tests.

9.2.1 Nutzen-Risiken-Abwägungen zur Testung und Lebensplanung

Die Ad hoc Arbeitsgemeinschaft im Diskursverfahren »Konfliktfall Demenzvorhersage« (Ad hoc Working Group, 2018), welche die erste deutschsprachige, disziplinenübergreifende Position zu Demenzprädiktion verfasst hat, betont die Notwendigkeit der systematischen Nutzen-Risiko-Abwägung. Aus Sicht der Betroffenen bietet eine Risikodiagnostik die Möglichkeit, ihre Autonomie auch im Falle einer fortschreitenden Demenz zu wahren. Denn frühzeitige Informationen über ein Alzheimerrisiko ermöglichen Betroffenen, oft im engen Austausch mit den Angehörigen, individuelle, soziale und rechtliche Vorsorgemaßnahmen wie Patientenverfügungen, Vollmachten und Forschungsvorausverfügungen vorzubereiten. Diese erlauben es, persönliche Lebensentscheidungen wie die Wohnsituation oder Pflege rechtzeitig zu planen (Lohmeyer et al., 2021; Perry, 2022). Eine frühzeitige Vorbereitung kann bei den Betroffenen und ihrem sozialen Umfeld zur emotionalen Entlastung beitragen, da künftige Entscheidungssituationen vorweggenommen werden und die langfristige Beteiligung trotz späterer Einwilligungsunfähigkeit ermöglicht wird. Betroffene können Risikoinformationen nutzen und verstärkt gesundheitsfördernde Maßnahmen wie Bewegung, ausgewogene Ernährung oder kognitives Training verfolgen, um selbst Einfluss auf den Krankheitsverlauf zu nehmen. Zuweilen wird die Risikotestung auch als moralische Verantwortung im Sinne der Selbstorganisation und als Beitrag zur Reduktion von

Unsicherheiten für die familiäre Zukunft verstanden (Alpinar-Sencan et al., 2021; Lohmeyer et al., 2021; Werner et al., 2021). Dieser Wunsch nach Selbstbestimmung wurde auch mit dem Wissen geäußert, dass keine effektiven medikamentösen Therapien vorhanden waren. Sofern longitudinale Studien zu DMTs die Erwartungen einer effizienten Verzögerung oder gar Minderung des Alzheimer-Krankheitsverlaufs bestätigen, ist es plausibel anzunehmen, dass diese Interessen weiter in den Vordergrund treten. Schon jetzt äußern Betroffene eine mit der Diagnostik einhergehende Hoffnung, einen besseren Zugang zu Versorgungsstrukturen, klinischen Studien, derzeitigen Therapien oder zukünftig verfügbaren DMTs zu erhalten (Lohmeyer et al., 2021; Perry et al., 2024). Eine positive Risikodiagnostik (d. h. ein Test zeigt erhöhtes Risiko für eine Alzheimer-Erkrankung an) muss nicht zwangsläufig zu einer Verschlechterung der individuellen, sozialen und psychischen Lebensqualität der Betroffenen führen. Die gewonnene Klarheit kann eine entlastende Wirkung haben, insbesondere wenn zuvor Unsicherheit hinsichtlich kognitiver Beschwerden empfunden wurde (Lohmeyer et al., 2021; Rostamzadeh et al., 2023b).

Neben den erwähnten Vorteilen und positiven Motivationen bestehen auch psychosoziale Nachteile und Risiken. So gehen Entscheidungen zur Risikodiagnostik auch mit erheblichen psychosozialen Belastungen wie Unsicherheit, Angst, Überforderung, Identitätskrisen und depressiven Verstimmungen für die Betroffenen und Angehörigen einher, insbesondere wenn keine Handlungsoptionen bestehen (Ad hoc Working Group, 2018; Lohmeyer et al., 2021). Besonders belastend sind genetische Testergebnisse für Angehörige, die nicht nur die getestete Person betreffen, sondern Rückschlüsse auf sie selbst zulassen. Dies gilt vor allem, wenn sie zuvor nicht in den Prozess des Testens einbezogen wurden und folglich biografische Entscheidungen wie Familienplanung oder Berufswahl betroffen sind (Schicktanz & Kogel, 2014). Einige Betroffene reagieren mit Resignation, Vermeidung von präventiven Maßnahmen oder dem Gefühl, »nichts ändern zu können«. Auch das Phänomen einer dauerhaften Selbstbeobachtung, die zur alltäglichen Belastung und Einschränkung führen kann, muss bedacht werden (Rostamzadeh et al., 2023b). Menschen mit MCI äußern die Sorge, schon früh von wichtigen Entscheidungen ausgeschlossen zu werden. Derartige Autonomieverluste können später familiäre Spannungen hervorrufen. Hinzu kommt ein frühzeitiger Druck auf Angehörige, Zusagen bezüglich der Pflegeversorgung zu machen. Das kann situativ zu Schuldgefühlen oder Entscheidungsdruck führen (Alpinar-Sencan et al., 2021; Perry, 2022; Werner et al., 2021).

Einen weiteren Belastungsfaktor stellt die (Angst vor) Stigmatisierung dar. Da Demenzerkrankungen gesellschaftlich meist mit Kontrollverlust, Belastungen und Abhängigkeit thematisiert werden, vermeiden es viele Betroffene, offen mit der Diagnose umzugehen (Lohmeyer et al., 2021; Werner et al., 2021). Selbst Angehörige können eine Form der sozialen Abwertung erleben, die sich durch die Nähe zu Personen mit Demenz ergibt (Perry et al., 2024). Wenn durch den zunehmenden Fokus auf Frühdiagnostik ein gesellschaftlicher Erwartungsdruck entsteht, sich testen zu lassen, ist dies ethisch höchst problematisch (Petersen & Schicktanz, 2021). Drängen Angehörige aus Planungsgründen auf eine Diagnostik, obwohl die betroffene Person keine Information wünscht, entsteht ebenfalls ein ethischer Interessenkonflikt. In solchen Fällen gerät das Recht auf Nichtwissen unter Druck, das sich vom Grundrecht auf körperliche und informationelle Selbstbestimmung ableitet (Karneboge et al., 2025; Perry et al., 2024).

9.2.2 Aufklärung, Entscheidungsfindung und Beratung

Um den genannten Erwartungen und Beweggründen gerecht zu werden, bedarf es einer umfassenden Begleitung und Beratung. Konkrete Empfehlungen für Liquor- und PET-Biomarker-Tests in frühen Demenzstadien der Alzheimer-Krankheit sind derzeit noch spärlich. Selbst wenn Auswirkungen auf die psychische Gesundheit berücksichtigt werden, fehlen spezifische Leitlinien für eine umfassende psychologische und soziale Beratung, die zudem Angehörige einbezieht (Ad hoc Working Group, 2018; Perry et al., 2024; Visser et al., 2021).

a) Herausforderungen der Aufklärung

Angesichts der Komplexität von Risikovorhersagen ist eine verständliche Kommunikation über eine Diagnose, Prognose und mögliche therapeutische Maßnahmen sowie Risiken unerlässlich, damit Patienten eine fundierte Entscheidung treffen können (Karneboge et al., 2025). Für eine gelungene Aufklärung bedarf es substanziierter und niedrigschwelliger Informationen vor einer Testung, die die Aussagekraft von Testergebnissen und deren Bedeutung klar kommunizieren. Laut Rostamzadeh et al. (2023a) erwarten rund ein Viertel der Personen mit MCI und fast die Hälfte der befragten Angehörigen eine eindeutige, 100%ig sichere Diagnose, obwohl medizinisch nur Wahrscheinlichkeitsaussagen möglich sind, die falsch-positive und falsch-negative Irrtumswahrscheinlichkeiten beinhalten. Betroffene und Angehörige berichten, dass sie häufig nur vage Risikoinformationen ohne konkrete Empfehlungen erhalten, was Unsicherheit, Missverständnisse und die Wahrnehmung mangelhafter Fürsorge seitens der Ärzteschaft verstärkt. Unzureichende oder schwer verständliche ärztliche Aufklärung in solchen komplexen Zusammenhängen sind ethisch bedenklich und müssen gezielt vermieden werden (Lohmeyer et al., 2021; Perry et al., 2024; Rostamzadeh et al., 2023a).

b) Herausforderungen der Entscheidungsfindung

Die Einwilligungsfähigkeit und Verständniskompetenz stellen im Kontext der Demenzdiagnostik einen zentralen Aspekt dar. Obwohl die Einwilligungsfähigkeit bei der Risiko- und Frühdiagnose in Stadien wie dem MCI häufig noch gegeben ist, können viele Betroffene und gesunde Angehörige die Diagnosen wie MCI oder Biomarker-basierte Befunde nicht sicher einordnen (Rostamzadeh et al., 2023b). Für die Beurteilung von Einwilligungsfähigkeit bei Demenz liegen zwar Instrumente vor (z. B. Scholten & Haberstroh, 2024), die jedoch nicht regelhaft eingesetzt werden, aber ethisch zu fordern sind. Auch falsche Erwartungen oder Verdrängen haben einen unmittelbaren Einfluss auf die Entscheidungsfindung. Denn eine autonome Entscheidung setzt voraus, dass Betroffene ihre Ängste, Hoffnungen und Handlungsoptionen verstehen und reflektieren können (Rostamzadeh et al., 2023b). Daraus lässt sich ethisch ein Bedarf an klarer, konsistenter und niedrigschwelliger Aufklärung ableiten, bei der auch die Entscheidungsfindung und Rücksichtnahme auf die kognitive Kompetenz als dynamischer, wertebasierter Prozess verstanden werden soll. Dies sollte als Vorgang konzipiert werden, der sich an situativ abhängigen und psychosozialen Bedingungen, unter denen sich die Person befindet, orientiert (Perry, 2022; Perry et al., 2024; Schicktanz et al., 2024).

Vor diesem Hintergrund gewinnt das Modell des Shared Decision Makings (SDM) an Bedeutung. SDM ist ein kollaborativer, schrittweiser Prozess, in dem Fachpersonen Patienten, und auf Wunsch Angehörige, dabei unterstützen medizinische Möglichkeiten im Lichte persönlicher Werte und Präferenzen zu bewerten. Die Orientierung an diesen erfolgt, indem Optionen einzeln abgewogen werden. Durch persönliche Unterstützungen und eine verständlich aufbereitete Informationsvermittlung können Beratende Menschen mit kognitiven Einschränkungen dazu befähigen, aktiv an Entscheidungen über ihre Versorgung teilzuhaben (Karneboge et al., 2025; Scholten & Haberstroh, 2024). Damit eine zukünftige flächendeckende Implementierung gelingt, ist weitere Forschung zur systematischen Evaluation und Optimierung der Wirksamkeit von SDM-Modellen bei der Kommunikation von Demenzrisiken notwendig.

c) Anforderungen an die Beratung

Die oben genannten Herausforderungen resultieren in einer Ambivalenz der Betroffenen zwischen dem Wunsch nach Wissen und nach Selbstorganisation sowie dem Bedürfnis nach Schutz vor belastendem Wissen. Hieraus ergibt sich die ethische Anforderung, eine Beratung so zu gestalten, dass sie sowohl individuell informiert als auch schützt, zugleich Orientierung nach der Diagnose gibt, ohne zu überfordern. Wichtig ist zudem, das Recht auf Nichtwissen zu thematisieren und als gleichwertige Option zu vermitteln. Eine solche werteorientierte und partizipative Ausgestaltung des Beratungsprozesses und der Erwartungssteuerung orientiert sich an kognitiven Voraussetzungen, Ressourcen und Gesundheitskompetenzen der Betroffenen. Seitens beratender Personen sind Schulungen zur psychosozialen Begleitung, die medizinische, ethische und soziale Aspekte integrieren, sinnvoll und sollten ausgebaut werden (Perry et al., 2024). Hausärztliche und geriatrisch fachärztlich Tätige spielen im Beratungsprozess eine besondere Rolle, da sie die Lebensrealitäten von Menschen mit Demenz gut kennen (▶ Kap. 13). Wesentliches Ziel sollte es sein, auch die Patientenschaft mit kognitiven Einschränkungen zur selbstbestimmten Abwägung zu befähigen. Für die Beratung und zur Entscheidungsunterstützung sollten vermehrt Texte in leichter Sprache, visuelle Materialien (z. B. zur Wahrscheinlichkeit) und schriftliche Entscheidungshilfen entwickelt und dann verwendet werden (McDowell et al., 2016; Visser et al., 2021).

9.2.3 Risikotestung als Voraussetzung für DMTs – eine ethische Bewertung

Mit der Einführung von DMTs hat der Stellenwert genetischer und Biomarker-basierter Diagnostik im Kontext der Alzheimer-Krankheit wesentlich an Bedeutung gewonnen. So wird die ApoE-ε4-Genotypisierung zum zentralen Schritt nach der allgemeinen Diagnostik als Voraussetzung für eine Therapieaufnahme (Cummings et al., 2023; ▶ Kap. 8). Hintergrund ist, dass Personen mit zwei ApoE-ε4-Allelen aufgrund erhöhter Nebenwirkungsrisiken keine Antikörper-Therapie erhalten dürfen. Bisher war in Deutschland die ApoE-ε4-Genotypisierung eher restriktiv gehandhabt worden, da es sich um ein Suszeptibilitätsgen mit begrenzter Aussagekraft bzgl. des späteren Auftretens einer Alzheimer-Krankheit handelt (BÄK, 2018). Viele Betroffene mögen nun die Erwartung entwickeln, dass eine Testung immer Zugang zu einer Behandlung bedeutet. Allerdings kommen derzeitige DMTs nur für eine kleine Patientengruppe infrage (Karneboge et al., 2025). Personen, die sich für eine Biomarker- sowie genetischen Testung zur Erlangung von DMTs entscheiden, werden jedoch je nach diagnostischen Ergebnissen auf Herausforderungen treffen, die spezifischer Aufklärung und Beratung bedürfen:

Personen mit erhöhtem Risiko stellen die Zielgruppe für den Zugang zu DMTs dar. Bei ihnen könnte eine Behandlung den Verlauf der Alzheimer-Krankheit verlangsamen. Diese Gruppe trägt neben dem potenziellen klinischen Nutzen auch die oben genannten psychosozialen Risiken der Testung sowie das soziale Risiko der Stigmatisierung (Karneboge et al., 2025). Grundlegend muss in der Beratung und Aufklärung dieser Personengruppe vorab vollumfänglich über Nebenwirkungen, begrenzte Wirksamkeit sowie Langzeitfolgen aufgeklärt und eine Vorsorgeberatung zur weiteren Lebensplanung angeboten werden (Perry et al., 2024).

Eine andere Personengruppe sind solche mit erhöhtem Risiko, die aufgrund von Kontraindikationen wie einem homozygoten ApoE-ε4-Status oder mangelnden Therapieplätzen keinen oder späten Zugang zu DMTs erhalten werden. Diese Personen werden wahrscheinlich emotionalen und sozialen Stress erleben – eventuell vergleichbar zu anderen risikopositiven Personen – aber ohne den medizinischen Nutzen in Anspruch nehmen zu können. Nicht »geeignet zu sein« und keinen Zugang zu erhalten, kann daher Frustration und Enttäuschung über das Gesundheitssystem entstehen lassen. Hierbei handelt es sich um ein sensibles Feld der Aufklärung, wie auch in ▶ Kap. 11 beschrieben. Diese Personen benötigen ein hohes Maß an nachträglicher Betreuung, da sie die psychosozialen Kosten der Diagnostik auf sich nehmen und dennoch beschränkte Handlungsmöglichkeiten erhalten. Die Betreuung sollte Unterstützungsangebote wie Lebensstiländerung, Ergotherapie und psychosoziale Angebote beinhalten. Im Weiteren sind empirische Studien notwendig, um die Auswirkungen des Ausschlusses von der Therapie bei Personen mit positiver Alzheimer-Diagnose zu verstehen und entsprechend ethisch zu reagieren.

Eine dritte Gruppe sind Personen, bei denen eine falsche Alzheimer-Risikodiagnose gestellt wurde. Auch wenn durch Testkombinationen solche Häufigkeiten von Falschdiagnosen stark reduziert werden können, ist es nicht gänzlich ausgeschlossen, dass Personen mit einer falsch-positiven Alzheimer-Risikodiagnose zumindest eine gewisse Zeit leben müssen. Erfolgen Ausgrenzungen bzw. sozioökonomische Einschränkungen (z. B. im Versicherungsbereich) ohne je zu erkranken, kann dies zu substanziellem Misstrauen in das Gesundheitssystem führen (Lohmeyer et al., 2021; Perry et al., 2024). Bei Personen, die ein falsch-negatives Ergebnis mit der Aussage erhalten haben, sie hätten ein geringes Risiko, kann es zu einem trügerischen Sicherheitsgefühl kommen, das zum Verzicht von Vorsorge oder langfristiger Lebensplanung führen kann. Dies kann gravierende persönliche und familiäre Gefahren des »Nicht-Vorbereitet Seins« bei einem späteren symptomatischen Verlauf hervorrufen (Karneboge et al., 2025; Perry, 2022) und birgt das Risiko der Verleugnung der eigenen Krankheit.

Alle Fälle zeigen, dass eine Risikotestung nicht neutral ist und sich je nach Ergebnis und DMT-Zugangsmöglichkeit unterschiedlich auswirken kann. Kritisch zu betrachten sind Narrative der »verantwortlichen Früherkennung«, die ungewollt sozialen Druck erzeugen, sich unabhängig vom individuellen Nutzen oder Wunsch zu testen (Karneboge et al., 2025). Ethisch positiv zu bewerten ist ein Stufenmodell der Diagnostik für die Eignung von DMTs, dass die ApoE-ε4-Genotypisierung als letzte Testung nach anderen Ausschluss- und Eignungskriterien vorsieht. Dies begrenzt individuelle und familiäre Belastungen (Cummings et al., 2023).

9.3 Zusammenfassung

Die Risikotestung einer Alzheimer-Krankheit gewinnt durch die Einführung von DMTs wie Lecanemab oder Donanemab enorm an Bedeutung. Die Entscheidung zur Testung darf nicht allein durch medizinische Erwägungen motiviert werden, sondern muss auch individual- und sozialethische Überlegungen einbeziehen. Indem durch DMTs die Risikotestung, die bislang diagnostisch und forschungsorientiert war, einen therapeutischen Nutzen erhält, muss sich die bisherige Versorgungspraxis an neue Anforderungen anpassen. Eine ethisch fundierte Beratung ist entscheidend, um den psychosozialen, normativen und informatorischen Herausforderungen der Risikotestung verantwortungsvoll zu begegnen. Daraus ergibt sich die Notwendigkeit, verbindliche Beratungsstandards und Entscheidungshilfen zu entwickeln, die den rechtlichen Anspruch auf qualifizierte Beratung praktisch umsetzen und die Beratenden, Betroffenen sowie ihre Angehörigen unterstützen.

9.4 Fazit

Aus den oben dargestellten Erkenntnissen leiten sich eine Reihe von Handlungsempfehlungen ab:

- Aufklärung und Beratung dürfen nicht erst mit der Befundmitteilung beginnen, sondern müssen frühzeitig im Entscheidungsprozess ansetzen. Ein zeitlicher Abstand zwischen Aufklärung und Durchführung der Testung ist essenziell, um eine informierte, reflektierte und nicht unter Zeitdruck stehende Entscheidung zu ermöglichen. In der Beratung muss zwischen diagnostischer Information und Therapieindikation unterschieden werden.
- Inhalte einer optimalen Vermittlung umfassen die Aufklärung über Nutzen, Risiken und Alternativen der Testung sowie deren potenziellen Auswirkungen auf Lebensplanung, Versicherungen (z. B. Abschluss von Lebensversicherungen) und Bereitschaft zur Forschungsteilnahme. Rechtliche Vorsorgeinstrumente wie Pflegevorausplanung und Forschungsverfügungen können zukunftsgerichtete Entscheidungsfindungen unterstützen.
- Das Recht auf Nichtwissen, also die Möglichkeit sich bewusst gegen eine Diagnostik zu entscheiden, sollte explizit angesprochen und dokumentiert werden.
- Potenziellen emotionalen Belastungen wie unsicheren Ergebnissen oder familiären Konflikten sollte durch Zugang zu psychosozialer Therapie entgegnet werden. Sinnvoll ist der Aufbau von unabhängigen Beratungsstellen, die eine Zusammenarbeit zwischen psychosozialen und medizinischen Fachkräften ermöglichen. Einer ethisch problematischen Zuschreibung von einseitiger Verantwortung der Betroffenen ist entgegenzuwirken.
- Beratungsschulungen sollten fachliches Wissen sowie kommunikative Kompetenzen umfassen. Anzupassen ist die Beratung an die sprachlichen und kognitiven Voraussetzungen der zu Beratenden. Fachvokabular sollte vermieden oder verständlich erklärt werden, um den Zugang zu Informationen für viele Menschen zu gewährleisten. Validierte Entscheidungshilfen sowie visuelle oder digitale Informationsformate können unterstützen.
- Da ein niederschwelliger Zugang zur Information und allgemeiner Beratung in der Regel über allgemeinmedizinische Praxen stattfindet, muss deren Rolle und Fachwissen genauer geklärt sein (PREPARE, 2025).
- Zukünftige Modelle sollen Beratung und Aufklärung verstärkt als partizipative Entscheidungsprozesse im Sinne eines SDMs konzipieren. Dies bedeutet, die individuellen Wertvorstellungen und moralischen Motivationen der Testung zu thematisieren und kognitiv herausgeforderte Personen adäquat bei Überlegungen zu unterstützen.
- Die Implementierung der Beratungsangebote sollte kontinuierlich durch ethische und sozialempirische Begleitforschung unterstützt werden, um den gesamten Verlauf von der präsymptomatischen Phase bis zur möglichen Behandlung zu berücksichtigen. Dies kann zur verbesserten Qualität und Personalisierung der Entscheidungsfindung beitragen.

- Einbettung der Diskussion über Früherkennung und Einsatz von DMTs in einen breiteren gesellschaftlichen Diskurs über den fairen Zugang zu Diagnostik und Therapie sowie die Vermeidung eines gesellschaftlichen Bildes des »selbstverantwortlichen Patienten«.

Dieser Beitrag entstand im Rahmen des Forschungsprojekts PREPARE – Risikokommunikation in der zukünftigen hausärztlichen Versorgung bei Alzheimer (Förderkennzeichen des BMFTR: 01GP2213). Unser besonderer Dank gilt den Verbundpartnern für die konstruktive Zusammenarbeit und den interdisziplinären Austausch.

9.5 Literatur

Ad Hoc Working Group in the German Stakeholder Conference on Conflicts in Predictive Dementia Diagnostics. (2018). Consensual Position Statement. (https://praediadem.de/wp-content/uploads/2019/06/Joint-Position-Statement-Short-Version.pdf , Zugriff am 12.06.2025)

Alpinar-Sencan, Z., Schicktanz, S., Ulitsa, N. et al. (2021). Moral motivation regarding dementia risk testing among affected persons in Germany and Israel. Journal of Medical Ethics, 48(11), 861–867. https://doi.org/10.1136/medethics-2020-106990

Bundesärztekammer (2018). Bekanntmachung zur »Stellungnahme zum Umgang mit prädiktiven Tests auf das Risiko für die Alzheimer Krankheit«. Deutsches Ärzteblatt, 115(10). https://doi.org/10.3238/arztebl.2018.sn_alzheimer01

Cummings, J., Apostolova, L., Rabinovici, G. et al. (2023). Lecanemab: Appropriate Use Recommendations. The journal of prevention of Alzheimer's disease, 10(3), 362–377. https://doi.org/10.14283/jpad.2023.30

Karneboge, J., Haberstroh, J., Geschke, K. et al. (2025). Facing the new diagnostic and treatment options of Alzheimer's disease: The necessity of informed consent. Alzheimer's & Dementia: The Journal of the Alzheimer's Association, 21(1). https://doi.org/10.1002/alz.14204

Lohmeyer, J., Alpinar-Sencan, Z. & Schicktanz, S. (2021). Attitudes towards prediction and early diagnosis of late-onset dementia: a comparison of tested persons and family caregivers. Aging & Mental Health, 25(5), 832–843. https://doi.org/10.1080/13607863.2020.1727851

McDowell, M., Rebitschek, F., Gigerenzer, G. et al. (2016). A Simple Tool for Communicating the Benefits and Harms of Health Interventions: A Guide for Creating a Fact Box. MDM policy & practice, 1(1), 2381468316665365. https://doi.org/10.1177/2381468316665365

Perry, J. (2022). Challenges of anticipation of future decisions in dementia and dementia research. History and philosophy of the life sciences, 44(4), 62. https://doi.org/10.1007/s40656-022-00541-8

Perry, J., Radenbach, K., Geschke, K. et al. (2024). Counseling and disclosure practices in predictive Alzheimer's disease diagnostics: A scoping review. Alzheimer's & Dementia: The Journal of the Alzheimer's Association, 20(12), 8910–8936. https://doi.org/10.1002/alz.14365

Petersen, N. & Schicktanz, S. (2021). The Experts' Advice: Prevention and Responsibility in German Media and Scientific Discourses on Dementia. Qualitative Health Research, 31(11), 2005–2018. https://doi.org/10.1177/10497323211014844

PREPARE. (2025). PREPARE Risikokommunikation in der zukünftigen hausärztlichen Versorgung bei Alzheimer. (https://prepare.hardingcenter.de/, Zugriff am 12. Juni 2025).

Rostamzadeh, A., Schwegler, C., Rosende-Roca, M. et al. (2023a). Risk knowledge and risk perception of MCI patients and their caregivers in predictive diagnosis of AD: Findings from the PreDADQoL study. Alzheimer's & Dementia, 19(4). https://doi.org/10.1002/alz.067376

Rostamzadeh, A., Schwegler, C., Rosende-Roca, M. et al. (2023b). Risk prediction of Alzheimer's dementia in mild cognitive impairment – Impact of AD biomarker disclosure on quality of life, mental health and risk knowledge: The PreDADQoL study. Alzheimer's & Dementia, 19(4). https://doi.org/10.1002/alz.067305

Schicktanz, S., Alpinar-Segawa, Z., Ulitsa, N. et al. (2024). Moving Towards Ethical-Practical Recommendations for Alzheimer's Disease Prediction. Addressing Interindividual, Interprofessional, and Societal Aspects. Journal of Alzheimer's Disease, 101(4), 1063–1081. https://doi.org/10.3233/JAD-231137

Schicktanz, S. & Kogel, F. (2014). Genetic Responsibility Revisited: Moral and Cultural Implications of Genetic Prediction of Alzheimer's Disease. In B. Prainsack, S. Schicktanz & G. Werner-Felmayer (Hrsg.), Genetics as Social Practice. Transdisciplinary Views on Science and Culture (S. 199–219). Ashgate.

Scholten, M. & Haberstroh, J. (2024). Entscheidungsassistenz und Einwilligungsfähigkeit bei Demenz. Ein Manual für die klinische Praxis und Forschung. Kohlhammer.

Visser, L., Minguillon, C., Sanchez-Benavides, G. et al. (2021). Dementia risk communication. A user manual for Brain Health Services-part 3 of 6. Alzheimer's Research & Therapy, 13(1), 170–181. https://doi.org/10.1186/s13195-021-00840-5

Werner, P., Ulitsa, N., Shephet, D. et al. (2021). Fear about Alzheimer's disease among Israeli and German laypersons, persons with Mild Neurocognitive Disorder and their relatives: a qualitative study. International psychogeriatrics, 33(10), 1019–1034. https://doi.org/10.1017/S1041610220003397

10 Wirtschaftliche und gesundheitssystemische Perspektiven

Bernhard Michalowsky und Eva Gläser

Zusammenfassung

In Deutschland beliefen sich die gesamtgesellschaftlichen Versorgungskosten für Menschen mit Demenz im Jahr 2020 auf 82 Mrd. €, wovon rund 40 Mrd. € allein der Demenz bei Alzheimer-Krankheit zuzurechnen sind. Mit der Entwicklung krankheitsmodifizierender Antikörpertherapien ergeben sich neue Optionen, den Krankheitsverlauf im Frühstadium zu verlangsamen. Diese Therapien setzen jedoch eine kostenintensive Biomarker-basierte Diagnostik voraus. In Kombination mit der Therapie und Begleitung werden jährliche Gesamtkosten von über 30.000 € pro Patient erwartet. Trotz nachgewiesenen klinischen Nutzens zeigen daher sämtliche bislang publizierten gesundheitsökonomischen Evaluationen, welche alle modellbasiert erfolgten, keine Kosteneffektivität. Die Einführung von Antikörpertherapien gegen die Alzheimer-Krankheit ist demnach mit hohen finanziellen Belastungen verbunden, auch wenn der Zugewinn an Lebensqualität einen sehr relevanten Zusatznutzen für die Patienten darstellen. Eine gezielte Anwendung bei Patientengruppen mit überdurchschnittlichem Therapieerfolg, zukünftig kostengünstigere Biosimilars oder wirksamere neue Therapien sowie effizientere Diagnostikverfahren könnten die Kosteneffektivität signifikant verbessern. Diese werden jedoch erst in einigen Jahren zur Verfügung stehen. Langfristig bedarf es realer Patienten- und Versorgungsdaten, um die tatsächliche Kosteneffektivität belastbar bewerten zu können.

10.1 Gesellschaftliche & ökonomische Herausforderungen der Demenz bei Alzheimer-Krankheit

Die Versorgung von Menschen mit Demenz stellt eine erhebliche ökonomische und gesamtgesellschaftliche Herausforderung dar. Das Statistische Bundesamt bezifferte die Kosten der Demenz im Jahre 2020 auf 20,4 Mrd. €. Auf die Demenz bei Alzheimer-Krankheit entfallen, unter der Annahme, dass 60–70 % der Demenzen der Alzheimer-Krankheit zugeschrieben werden, zwischen 12 und 14 Mrd. € (Statistisches Bundesamt, 2020).

Diese Berechnungen beruhen auf Abrechnungsdaten der Kostenträger und inkludieren nicht die von den An- und Zugehörigen geleisteten unbezahlten informellen Unterstützungs- und Pflegeleistungen. Schätzungsweise 75 % der Menschen mit Demenz leben in der eigenen Häuslichkeit und werden von Angehörigen gepflegt, welche damit eine wesentliche Säule in der Versorgung darstellen. Darüber hinaus wird nur ein Teil der Menschen mit Demenz (MmD) im Versorgungssystem erkannt und erhält eine formale Demenzdiagnose (Eichler et al., 2015). Kostenschätzungen auf Basis von administrativen Abrechnungsdaten sind daher nur eingeschränkt repräsentativ.

In einer Meta-Analyse (Michalowsky et al., 2019) wurden sämtliche bislang in Deutschland veröffentlichten Krankheitskostenstudien aggregiert. Die Analyse konnte aufzeigen, dass sich die gesamtgesellschaftlichen Versorgungskosten von MmD, welche auch die Angehörigenpflege einbeziehen, auf 82 Mrd. € für das Jahr 2020 beliefen. Für die Kostenträger, die Kranken- und Pflegekassen, lagen die Ausgaben im Jahre 2020 bei insgesamt 38 Mrd. €, wobei 54 % (21 Mrd. €) ausschließlich aufgrund der Demenzerkrankung anfielen. Übertragen auf die Demenz bei Alzheimer-Krankheit ergaben sich demnach Zusatzkosten von ca. 14 Mrd. € aus Sicht der Kostenträger bzw. 40 Mrd. € aus gesamtgesellschaftlicher Perspektive. Dies entspricht 7 % bzw. 18 % der Gesundheitsausgaben der über 65-Jährigen und verdeutlicht die ökonomische Herausforderung der Demenz bei Alzheimer-Krankheit (▶ Abb. 10.1).

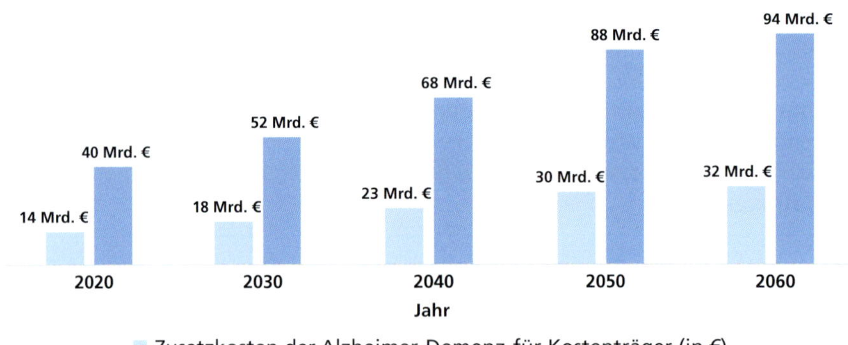

Abb. 10.1: Prognostizierte Zusatzkosten der Demenz bei Alzheimer-Krankheit auf Basis der Daten von Michalowsky et al.; Annahme: 65 % der Demenzen sind Alzheimer-Demenzen (Michalowsky et al., 2019; CC BY 4.0; https://www.doi.org/10.1007/s00103-019-02985-z)

Aktuelle Untersuchungen aus Deutschland (Michalowsky et al. 2025) und anderen Ländern weltweit (Stallard et al. 2025; Dou et al. 2025) zeigen im Vergleich zu früheren Jahren sinkende Inzidenz-, teils auch Prävalenzraten der Demenz auf.

Trotz Voranschreiten des demografischen Wandels, könnten die erwartende Anzahl an Menschen mit Demenz durchaus geringer ausfallen, was sich ebenfalls erheblich auf die gesamtgesellschaftlichen Kosten der Demenz auswirken kann.

10.2 Krankheitskosten entlang des Kontinuums der Alzheimer-Krankheit

Die dargestellten Kosten der Demenz bei Alzheimer-Krankheit vermitteln einen umfassenden Einblick in die ökonomische Belastung für das Gesundheitssystem und die Gesellschaft und dienen als Grundlage für eine bedarfsgerechte Allokation von Ressourcen. Derzeit existiert eine Vielzahl an Studien zu den Krankheitskosten der Demenz (Michalowsky et al., 2019). Die Studienlage zur Demenz bei Alzheimer-Krankheit ist im Vergleich dazu deutlich lückenhafter.

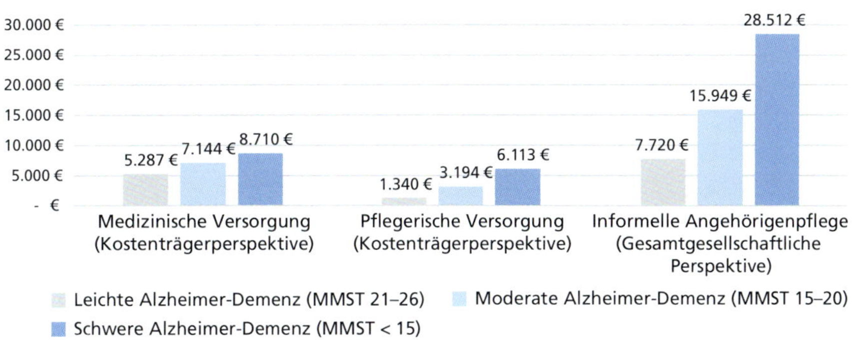

Abb. 10.2: Krankheitskosten der Alzheimer-Demenz über Schweregrade (Boess et al., 2016)

Die GERAS-Studie (Boess et al., 2016; Dodel et al., 2015), eine europaweit durchgeführt prospektive Beobachtungsstudie aus dem Jahr 2011, wies die Kosten der Demenz bei Alzheimer-Krankheit in Abhängigkeit vom Schweregrad der Erkrankung aus. Bei Patienten mit einer leichten Demenz bei Alzheimer-Krankheit lagen die jährlichen Gesamtkosten pro Person bei 15.735 €, bei mittlerer Demenz bei Alzheimer-Krankheit bei 28.941 € und bei schwerer Demenz bei Alzheimer-Krankheit bei 44.662 € (▸ Abb. 10.2). Während in frühen Stadien vor allem direkte medizinische Leistungen wie Arztbesuche und Krankenhausaufenthalte dominierten, verschob sich der Schwerpunkt mit Fortschreiten der Erkrankung zunehmend auf die Pflegekosten, vor allem der informellen Angehörigenpflege. Diese stiegen von 7.720 € (leichte Demenz bei Alzheimer-Krankheit) auf 28.512 € (schwere Demenz bei Alzheimer-Krankheit) jährlich und machten bei der schweren Demenz rund zwei Drittel der Gesamtkosten aus. Dies verdeutlicht, dass mit zunehmendem funktionellem Abbau die gesamtgesellschaftliche Belastung erheblich zunimmt.

Mit der Verfügbarkeit erster Antikörper-Therapien ist jedoch Evidenz zu den Kosten über das gesamte Alzheimer-Kontinuum, schon vor dem Auftreten einer Demenz, unabdingbar, insbesondere für die frühen Krankheitsstadien, da pathophysiologische Veränderungen bei der Alzheimer-Krankheit Jahre vor dem Auftreten klinischer Symptome beginnen (Dubois et al., 2014). Es sind vereinzelte Krankheitskosten-Studien zu frühen Stadien der Alzheimer-Krankheit, wie der Subjektiven (SCD) und der Leichten Kognitiven Störung (MCI) publiziert (Aye et al., 2024; Chandler et al., 2023; Dauphinot et al., 2022). Die bislang verfügbaren Studien zeigten erhöhte Kosten bei SCD und MCI (Aye et al., 2024; Gläser et al., 2025; Leibson et al., 2015) im Vergleich zu gleichaltrigen, kognitiv nicht beeinträchtigten Personen.

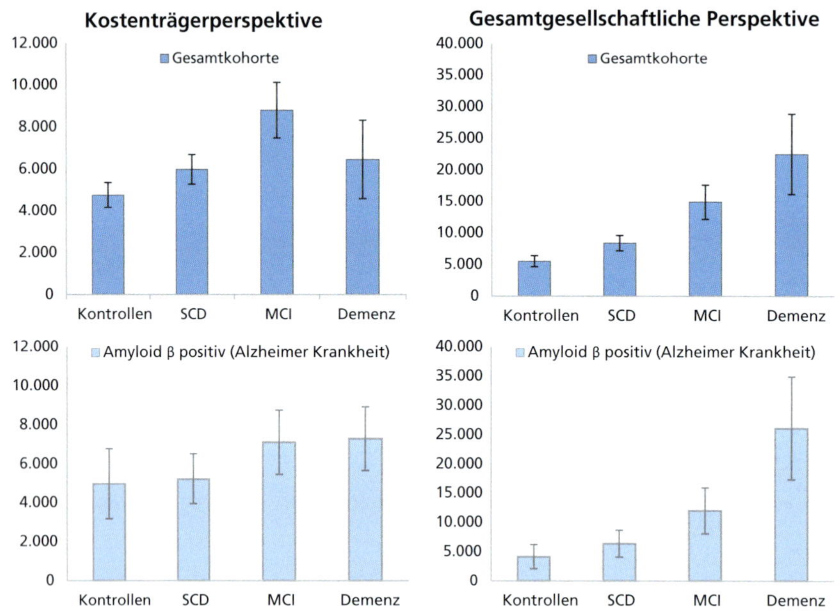

Abb. 10.3: Krankheitskosten (in €) entlang des Alzheimer-Kontinuums, berechnet auf Basis von Gläser et al. (Gläser et al., 2025; CC BY 4.0; https://www.doi.org/10.1186/s13195-025-01785-9)

In einer Studie von Gläser et al. (Gläser et al., 2025) wurden die Kosten erstmalig über das gesamte Kontinuum der Alzheimer-Krankheit dargestellt, wobei auch klinische Alzheimer-Marker, wie Aβ42 im Liquor, erfasst und in der Analyse und der Darstellung der Kosten berücksichtigt wurden. Die Ergebnisse zeigten, dass die Kosten aus Sicht der Kostenträger für SCD bereits um 25 % (bereinigter Mittelwert: 5.976 €), für MCI um 85 % (8.795 €) und bei Demenz bei Alzheimer-Krankheit um 36 % (6.454 €) im Vergleich zu gesunden Kontrollen (4.754 €) erhöht waren. Die gesamtgesellschaftlichen Kosten, welche auch die informelle Angehörigenpflege mit einbeziehen, waren für SCD um 52 % (8.377 €), für MCI um 170 % (14.886 €) und für Demenz bei Alzheimer-Krankheit um 307 % (22.481 €) im Vergleich zu den gesunden Kontrollen (5.522 €) erhöht. Die Kosten für die medizinische Versorgung hatten den Höchststand bei MCI und fielen bei Demenz leicht ab, auch wenn lediglich die Aβ42-positiven Fälle inkludiert wurden. Im Gegensatz dazu stiegen die gesamtgesellschaftlichen Kosten, vor allem aufgrund der Berücksichtigung der Angehörigenpflege, deutlich über die Stadien SCD, MCI und Demenz an, auch wenn lediglich die Aβ42-positiven Fälle analysiert wurden (▶ Abb. 10.3) (Gläser et al., 2025). Die Studie zeigte daher, dass bereits in den sehr frühen Phasen der Alzheimer-Krankheit die Versorgungs- und Unterstützungskosten signifikant erhöht sind, wodurch Antikörper-Therapien, welche die Erkrankung in der frühen Phase verlangsamen können, ein Potential haben, Kosten zu reduzieren.

10.3 Kosten und Kosten-Effektivität der Diagnostik kognitiver Störungen

Mit dem Aufkommen krankheitsmodifizierender Antikörpertherapien wird eine frühe und differenzierte Diagnostik kognitiver Störungen zur Voraussetzung für eine zielgerichtete Therapieindikation (Sperling et al., 2011). Voraussetzung für den Einsatz dieser Antikörper ist nicht nur die klinische Syndromdiagnose einer leichten kognitiven Störung oder leichten Demenz, sondern vor allem der Biomarker-basierte Nachweis einer Amyloid-Pathologie (Albert et al., 2011), was je nach eingesetztem Verfahren mit erheblichen Kosten verbunden ist.

Die ökonomischen Auswirkungen der Biomarker-basierten Diagnostik wurden in zwei in Deutschland durchgeführten prospektiven Studien untersucht (Michalowsky et al., 2017; Onur et al., 2022). In einer prospektiven Studie von Michalowsky et al. (Michalowsky et al., 2017) mit 120 Patienten einer deutschen Memory-Klinik wurden die an die Diagnostik gebundenen Personalzeiten und die eingesetzten Prozeduren monetär bewertet. Über die gesamte Stichprobe ergaben sich Gesamtkosten der Diagnostik in Höhe von 649 € pro bestätigter Alzheimer-Demenzdiagnose. Hierbei muss allerdings berücksichtigt werden, dass diese Studie die durchschnittlichen Kosten der diagnostischen Prozeduren aller in der Memory-Klinik behandelten Patienten mit einer kognitiven Störung darstellte. In lediglich 6 % der Fälle wurde hierbei ein Amyloid-PET angewandt. Für die Verabreichung einer Antikörper-Therapie muss jedoch zur Bestätigung der Amyloid-Pathologie ein Amyloid-PET oder eine Liquor-Untersuchung sowie ein MRT durchgeführt werden. Auf Basis dieser Voraussetzungen hätten sich die Kosten der Diagnostik auf bis zu 4.455 € pro Patient erhöht, wenn jeder Patient ein Amyloid-PET erhalten würde.

Auf Basis einer Umfrage von Onur et al. (Onur et al., 2022) im Deutschen Netzwerk Gedächtnisambulanzen (DNG) wurden an 15 Expertenzentren die Kosten einer Leitlinien-orientierten ätiologischen Erst-Diagnostik von kognitiven Störungen systematisch evaluiert. Während eine standardisierte Diagnostik ohne Biomarker im Mittel 634 € (bei CT-Bildgebung) bis 886 € (bei MRT) kostete, erhöht sich der Aufwand bei zusätzlicher Liquoranalytik auf ca. 1.215 € und bei Durchführung von FDG- und Amyloid-PET sogar auf durchschnittlich 4.741 € pro Fall (▶ Tab. 10.1).

Tab. 10.1: Typische Szenarien diagnostischer Vorgehensweisen bei kognitiven Störungen in Gedächtnisambulanzen und die damit verbundenen Kosten (Onur et al., 2022)

Leistung	Vergütung (€)	Szenario 1 Ausschluss-diagnostik	Szenario 2 Biomarker CSF	Szenario 3 Biomarker PET
Personalkosten	351,72	x	x	x
Labordiagnostik	72,41	x	x	x
CSF-Diagnostik	280,88		x	
CT	209,84	x	x	x
MRT	461,64		x	x
PET	3.806,56			x
Humangen. Beratung	48,25			x
	Gesamtkosten (€)	**633,97**	**1.214,90**	**4.740,58**

Aktuelle Vergütungsstrukturen decken jedoch die tatsächlichen Kosten der Biomarker-basierten Diagnostik nicht, was insbesondere im ambulanten Sektor problematisch ist (Onur et al., 2022). Gleichzeitig ist eine präzise Diagnostik jedoch essenziell, um Fehldiagnosen zu vermeiden, unnötige Therapiekosten zu reduzieren und den Nutzen der aktuell sehr preisintensiven Antikörpertherapien zu maximieren (Jedenius et al., 2010). Eine stärkere Standardisierung der Versorgungsstrukturen sowie eine an den Aufwand angepasste Vergütungsstruktur wäre wichtig, um den Zugang zu modernen Therapieformen wirtschaftlich tragfähig gestalten zu können. Deshalb müssen neue Finanzierungsmodelle entwickelt werden, um gegenwärtige Lücken in der Kostenerstattung für die ätiologische Diagnostik kognitiver Störungen zu schließen.

Neben den reinen Kosten der Diagnostik ist es wichtig, die Kosteneffektivität der Diagnostik selbst zu betrachten. Studienergebnisse zeigten hierbei, dass ein Amyloid-PET allein nicht kosteneffektiv ist (Lee et al., 2021; Contador et al., 2023; Wimo et al., 2025). Lediglich in Kombination mit den Antikörper-Therapien, vor allem durch weitere zukünftige Fortschritte in deren Wirksamkeit, könnte sich eine Kosteneffektivität ergeben.

10.4 Preisbildung der Antikörpertherapien und Gesamttherapiekosten

In den letzten Jahrzehnten wurden enorme Anstrengungen zur Entwicklung der Antikörper-Therapien unternommen (Cummings et al., 2022), welche zu Zulassungen erster Medikamente geführt haben (EADC, 2021; FDA, 2021; EMA, 2022). Seit Ende des Jahres 2025 sind in der EU und damit auch in Deutschland und Österreich die Substanzen Lecanemab und Donanemab zugelassen. Ein kontrovers diskutierter Aspekt war stets der hohe Preis dieser Antikörpertherapien, wie beim ersten zugelassenen Antikörper Aducanumab mit zunächst 56.000 $ (52.336 €) pro Patient und Jahr (Scott, 2021). Bisher waren solch hohe Arzneimittelpreise häufig bei kleineren Patientengruppen und seltenen Erkrankungen, jedoch ungewöhnlich bei einer so häufigen Erkrankung wie der Alzheimer-Krankheit. Den Diskussionen um die Wirksamkeit, die Nebenwirklungen und den zu hohen Preis folgend wurde der Preis für Aducanumab später halbiert. Eine Analyse des Institute for Clinical and Economic Review (ICER) ermittelte einen gerechtfertigten jährlichen Preis von nur 2.950 $ bis 8.360 $ (Lin et al., 2021), was deutlich unterhalb des initialen bzw. später halbierten Preises liegt. Die Markteinführung des Medikaments Lecanemab in den EU-Mitgliedstaaten erfolgte ab September 2025. Lecanemab kostet in den USA 26.500 $ pro Jahr, was ca. 23.500 € entspricht. Experten gehen aktuell davon aus, dass die Kosten für Lecanemab in Europa bei ca. 25.000 € pro Patient und Jahr liegen werden. Laut einer Schätzung von Jönsson et al. (Jönsson et al., 2023) würden durch diese hohen Arzneimittelkosten mehr als die Hälfte des EU-weiten Pharma-Gesamtbudgets verbraucht, wenn alle potenziell geeigneten Personen eine Antikörpertherapie erhalten würden. Die Europäische Kommission hat einige Monate nach der Zulassung von Lecanemab auch Donanemab zugelassen. Die Kosten für das Präparat fallen ähnlich hoch aus wie bei Lecanemab.

Die genannten Kosten beziehen sich dabei lediglich auf die Kosten für das Arzneimittel selbst, nicht auf die Diagnostik und Therapieausführung und -begleitung. Die Behandlung mit Lecanemab erfolgt als intravenöse Infusion alle 14 Tage in Gedächtnisambulanzen oder Facharztpraxen (Cummings et al., 2023), wobei innerhalb der ersten 15 Monate quartalsweise MRTs verpflichtend sind sowie zusätzliche ereignisbezogene MRTs bei Symptomen (bei ca. 20% der Patienten) anfallen. Aus einer ökonomischen Betrachtung heraus ergeben sich hierdurch zusätzliche jährliche Kosten von 531,70 € für 26 Infusionen (z. B. über die GOP 02102 à 20,45 €), 191,36 € für die Beobachtung und Betreuung (z. B. über die GOP 01540 à 47,84 € pro Quartal) sowie 522,00 € für vier MRT-Untersuchungen (z. B. über die GOP 34410 à 130,50 €), womit sich Gesamtkosten in Höhe von 1.245,50 € zusätzlich zum Arzneimittel (ca. 25.000 €) und den Diagnostikkosten (ca. 4.500 €) ergeben. Die jährlichen Gesamtkosten würden somit nach aktuellen Schätzungen bei ca. 31.000 € im ersten Jahr nach Diagnosestellung liegen (▸ Abb. 10.4).

Zusätzlich zu diesen Kosten müssten zur Durchführung der zeitintensiven Therapie die Strukturen für Diagnostik, Versorgung und Monitoring erheblich

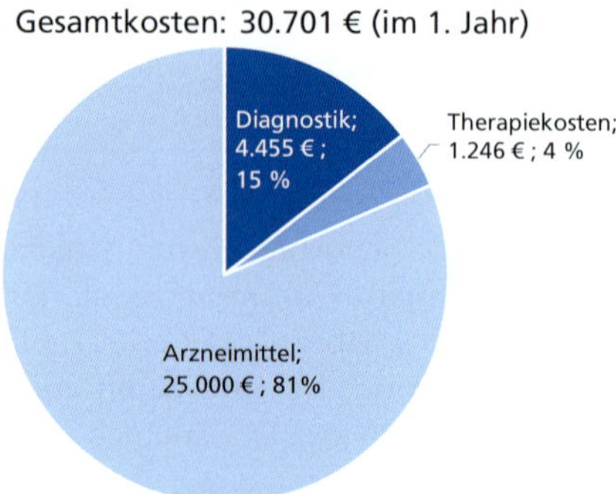

Abb. 10.4: Geschätzte Gesamtkosten der Antikörper-Therapie

ausgebaut werden (Hlavka et al., 2019). Zudem kommt die Biomarker-Diagnostik derzeit nur in ausgewählten Gedächtnisambulanzen zum Einsatz. Ein breiter Zugang für alle potenziell geeigneten Patienten würde daher erhebliche Investitionen und Umstrukturierungen verlangen. Kurz- und mittelfristig wird daher davon ausgegangen, dass aufgrund dieser Kapazitätseinschränkungen die oben aufgeführten Kosten in Höhe von 50% des Medikamenten-Budgets in Europa nicht eintreten werden (Jönsson et al., 2023).

10.5 Kosteneffektivität der Antikörper-Therapien

Der aktuelle US-Arzneimittelpreis der Therapie mit Lecanemab wurde im Verhältnis zum klinischen Nutzen bereits kontrovers diskutiert. Die Behandlungsdauer in bislang veröffentlichten Studien betrug 18 Monate. Trotzdem wurde ein durchschnittlicher Therapienutzen von insgesamt drei Jahren angenommen (Tahami Monfared et al., 2022). Wirtschaftliche Bewertungen sollten sich am besten auf belegte Effekte unter der Nutzung von echten Patientendaten stützen, und nicht auf Extrapolationen von Studiendaten sowie einer Vielzahl modellbasierter Annahmen. Aktuell liegen jedoch ausschließlich modellbasierte Kosteneffektivitäts-Analysen zur wirtschaftlichen Bewertung der Antikörper-Therapien vor.

Für die Therapie mit Lecanemab wurde in einem Entscheidungsbaum-Markov-Modell mit einer lebenslangen Perspektive die Kosteneffektivität bei Patienten mit leichten kognitiven Störungen (MCI) oder leichter Demenz bei Alzheimer-Krankheit analysiert (Nguyen et al., 2024). In allen Szenarien war die Standardversorgung ohne Antikörper-Therapie die kosteneffektivste Strategie. Eine Behandlung mit Lecanemab, ob gezielt bei Patienten mit ApoE-ε4-Genotyp oder einer allgemeinen Alzheimer-Kohorte, war insgesamt nicht kosteneffektiv. Jedoch zeigte sich, dass die Behandlung aller Alzheimer-Patienten zu einem schlechteren Ergebnis führte als ein gezielter Einsatz von Lecanemab bei Patienten mit keinem bzw. nur einem ApoE-ε4-Allel. Diese gezielte Behandlung, welche auch in Deutschland Anwendung findet (allerdings aufgrund von Nebenwirkungsprofilen und nicht aufgrund von Kosteneffektivitätsbetrachtungen), war mit einer Ersparnis von ca. 6.870 bis 8.780 $ kostengünstiger und brachte auch einen erhöhten Zugewinn an Lebensqualität, mit 0,03 bis 0,05 QALYs mehr im Vergleich zur Behandlung aller Patienten unabhängig vom ApoE-Status. Trotzdem lagen die Kosten-Effektivitäts-Relationen mit 287.284 € bis 475.336 € je qualitätsbereinigten Lebensjahren (QALYs) weit über akzeptierten Schwellenwerten. Die Höhe des Schwellenwertes für eine geeignete Kosten-Effektivitäts-Relation wird kontrovers diskutiert. In Großbritannien liegt der Schwellenwert des National Institute for Health and Care Excellence (NICE) für die Kosteneffektivität einer Behandlung bei 23.000 bis 34.000 € pro QALY (McCabe et al., 2008). In Deutschland gibt es solche festgelegten Werte nicht. In einer Studie von Pichon-Riviere et al. (Pichon-Riviere et al., 2023) wurde auf Grundlage der Gesundheitsausgaben pro Kopf und der Lebenserwartung ein Schwellenwert von 95.958 $ pro QALY für die sogenannten »High-Income-Countries« als kosteneffektiv bestimmt.

In einem weiteren Simulations-Modell zur Kosteneffektivität von Lecanemab auf Basis der Daten der Zulassungsstudie zeigte sich ohne Berücksichtigung der Arzneimittelkosten eine Tendenz zur Kosteneffektivität über den gesamten Lebenshorizont. Das Modell zeigte einen Zugewinn an 0,91 QALYs, bzw. 0,96 QALYs unter Einbezug der pflegenden Angehörigen. Gleichzeitig sanken die Versorgungskosten um rund 7.200 € aus Sicht der Kostenträger und um ca. 12.400 € aus gesellschaftlicher Perspektive. Diese Einsparungen resultierten vor allem aus geringerer Pflegeintensität und längerer Verweildauer im häuslichen Umfeld. Unter Einbezug der Arzneimittelkosten würde sich je nach Zahlungsbereitschaft aber auch in dieser Studie erst dann eine Kosteneffektivität von Lecanemab ergeben, wenn der Preis bei etwa 8.300 € liegen würde (Igarashi et al., 2023).

Alle Modelle zeigten daher keine Kosteneinsparungen, trotz der Wirksamkeit der Antikörper-Therapie selbst. Grund hierfür ist, dass Patienten nach einer kostenintensiven Diagnostik über Jahre hinweg mit einem relativ teuren Medikament behandelt werden sowie parallel eine intensive Therapiebegleitung benötigen. Die Kosten übersteigen in den aktuellen Modellen die potenziellen Kosteneinsparungen durch eine verringerte Pflegebedürftigkeit oder verzögerte Heimeinweisungen (Tahami Monfared et al., 2022). Zusätzlich nehmen einige Modelle eine verlängerte Lebensdauer an, was zusätzliche Gesundheitsausgaben in den weiteren Lebensjahren erzeugt. Diese Annahmen sind jedoch umstritten, Daten zu solch langfristigen Effekten der Antikörper-Therapie existieren nicht.

Die Ergebnisse hinsichtlich der Kosteneffektivität zeigen, dass bei den aktuell angenommenen Preisen eher nicht von einer kosteneffektiven Therapie gesprochen werden kann. Um die Kosteneffektivität zu verbessern, könnte, wie in der Studie von Nguyen et al. (Nguyen et al., 2024), die Erstattung auf Patientengruppen mit überdurchschnittlichem Nutzen und geringeren Kosten begrenzt werden. Solch eine gezielte Behandlung von Personen mit keiner oder maximal einer Kopie des ApoE-ε4-Gens ist in Deutschland geplant. Studien deuten darauf hin, dass diese ApoE-ε4-negativen Patienten bzw. Patienten mit nur einem ApoE-ε4-Allel sowie Männer und ältere Betroffene besonders von der Antikörper-Therapie profitieren (van Dyck et al., 2023). Eine solche Fokussierung würde sowohl die Kosten-Effektivitäts-Relation als auch die Auswirkungen auf das Gesundheitsbudget deutlich verbessern. Allerdings sind die unterschiedlichen Effekte in Subgruppen in den Sekundäranalysen der Zulassungsstudien bisher nicht ursächlich verstanden, was einen Aus- oder Einschluss bestimmter Gruppen, wie Frauen vs. Männer, ethisch schwierig macht. Es ist daher von entscheidender Bedeutung, die Effekte der Behandlung auf die Versorgungskosten unter Nutzung von Sekundärdaten sowie auf den Patientennutzen durch Erhebung von Primärdaten zu begleiten, um langfristige Effekte der Lecanemab-Behandlung über verschiedene Subgruppen hinweg besser bewerten zu können.

10.6 Ausblick: Einfluss zukünftiger diagnostischer Pfade, Biosimilars und gesundheitssystemische Perspektiven

Bislang verfügbare Antidementiva, welche die Symptomatik der Alzheimer-Demenz stabilisieren oder verbessern sollen, kosten pro Jahr und Patient weniger als 200 €. Da wir aktuell von Kosten von ca. 25.000 € für Lecanemab bzw. Donanemab ausgehen, wären die Antikörpertherapien etwa 125-mal teurer im Vergleich zu verfügbaren Antidementiva. Dieser sehr drastische Preisunterschied ist daher zentraler Bestandteil der aktuellen gesundheitspolitischen Debatte über die Kosten-Nutzen-Verhältnisse der neuer Antikörper-Therapien und wirft Fragen zur Finanzierbarkeit im solidarisch finanzierten Gesundheitssystem auf.

Vor allem in Anbetracht begrenzter und aktuell strapazierter Gesundheitsbudgets sowie der immer noch kritisch geführten Diskussionen zu Wirksamkeit und Nebenwirkungen der Antikörper-Therapien stellt sich die Frage, ob und unter welchen Bedingungen solche hochpreisigen Therapien erstattet werden sollten. Auch die Sektoralisierung des Gesundheitssystems in Deutschland verschärft diese Debatten, da die Ausgaben für die Identifikation, Diagnostik, Therapie und Behandlung im Bereich der medizinischen Versorgung, dem SGB V, anfallen, wohingegen sich die potenziellen Vorteile und Einsparungen über eine verzögerte Pflegebedürftigkeit hauptsächlich im Bereich der pflegerischen Versorgung, dem SGB XI, ergeben. Hier werden langfristige empirischen Daten, vor allem aus Registerstudien, unabdingbar sein, um langfristige Effekte auf das Versorgungssystem anhand tatsächlicher Daten, an Stelle von Modellrechnungen, beurteilen zu können. In Ergänzung werden trotzdem modellbasierte gesundheitsökonomische Evaluationen der Antikörper-Therapien wichtig sein, um Ergebnisse prospektiver Studien zu extrapolieren und langfristige Effekte der Antikörper-Therapien abzuschätzen.

Es wurden bereits wichtige Fortschritte in der Diagnostik erzielt, die das Potenzial haben, die frühzeitige präzise Diagnose der Alzheimer-Krankheit grundlegend zu verbessern. Zu beachten ist jedoch, dass wir in Deutschland trotz gut ausgebauter medizinischer Infrastruktur vor erheblichen Herausforderungen bei der rechtzeitigen Diagnose von Alzheimer stehen. Ein hierzu erstelltes Modell zeigte, dass sich Wartezeiten für spezialisierte Diagnostik, insbesondere PET-Scans, von bis zu 50 Monaten ergeben könnten. Patienten mit gesetzlicher Krankenversicherung hätten laut diesem Modell eine 1,9-fach längere Wartezeiten als privat Versicherte (76 Monate vs. 40 Monate). Die Studie von Mattke et al. (Mattke et al., 2024) zeigt daher, wie wichtig zukünftige Innovationen in der Diagnostik sowie strukturelle Optimierungen der Diagnosekapazitäten sind, um Wartezeiten deutlich zu verkürzen und den Zugang zu potenziell krankheitsmodifizierenden Behandlungen gerechter und schneller zu gestalten. Die Entwicklung plasmabasierter Biomarker könnte insbesondere in der Primärversorgung ein nützliches Instrument darstellen und langfristig Teil eines kosteneffizienten Diagnosepfads zur Identifikation früher Alzheimer-Stadien werden (Ebbesen et al., 2023). Aber auch die Digitalisierung kognitiver Tests sowie digital unterstützte Diagnosewerkzeuge könnten zur schnelleren und breiteren Erkennung beitragen. Eine höhere diagnostische Genauigkeit in der Primärversorgung ist hierbei entscheidend, um ausreichend diagnostische Kapazitäten bereitstellen zu können sowie den Druck auf spezialisierte Zentren zu reduzieren. Zusammengenommen wecken diese Entwicklungen die Hoffnung auf eine frühzeitige Diagnostik im großen Maßstab. Ohne gleichzeitig wirksame und bezahlbare krankheitsmodifizierende Therapien verfügbar zu machen, wird das Potenzial dieser Innovationen in der Praxis jedoch kaum ausgeschöpft werden.

Signifikant positiv auf die Kosteneffektivität der Antikörpertherapien kann sich das Auslaufen der Patente auswirken, was zu kostengünstigeren generischen Präparaten führen wird. Wir können aktuell davon ausgehen, dass das Auslaufen der Patente zwischen 2027 und 2035 eintritt (Biogen INC., 2025), sodass kostengünstigere Biosimilars verfügbar würden, welche in Kombination mit einer fortgeschrittenen Diagnostik und Therapiebegleitung das Potential hätten, zukünftig kosteneffektiv zu sein. Zwar ist dieses Szenario theoretisch denkbar, jedoch ist es ebenso möglich, dass bis dahin eine neue Generation von Alzheimer-Therapeutika verfügbar sein wird, die eine höhere Wirksamkeit bei gleichzeitig geringeren Nebenwirkungen bieten. Unter diesem Szenario könnten Biosimilars für Lecanemab oder Donanemab klinisch und wirtschaftlich an Bedeutung verlieren. Die langfristige Rolle dieser Antikörpertherapien in der Versorgung wird somit nicht nur vom Preis, sondern maßgeblich vom therapeutischen Fortschritt bestimmt. Zudem ist anzumerken, dass aktuelle Modellrechnungen von einer dauerhaften Therapie ausgehen. Zukünftig könnte die Therapiedauer jedoch verkürzt werden – etwa nach vollständiger Entfernung des Amyloids. Dies hätte potenziell positive Auswirkungen auf die Kosten-Effektivität der Antikörpertherapien, da die Therapiekosten sinken würden und der Nutzen der Behandlung in Form von Kosteneinsparungen stärker zum Tragen käme.

Abschließend ist darauf hinzuweisen, dass »Kosteneffektivität« nicht gleichbedeutend ist mit Kosteneinsparung. Wir als Gesellschaft haben eine »Zahlungsbereitschaft« für Behandlungen und Therapien, die besser sind als die aktuellen Standardtherapien. Diese patientenrelevante Verbesserung konnte in einer Vielzahl von Studien über einen Zugewinn an Lebensqualität und Lebenslänge bereits belegt werden. Daher sind Gesundheitssysteme weltweit bereit, mehr Geld für eine bessere Therapie zu bezahlen. Fraglich bleibt jedoch, wie Gesundheitspolitik und Gesundheitsversorgung mit den erheblichen Kosten für die Antikörper-Therapie umgehen wird. Die gemeinschaftliche Aufgabe, den Zugang zu neuen Therapien sowohl aus ökonomischer Sicht als auch mit ausreichenden Kapazitäten für Diagnostik und Behandlung zu sichern, ist eine große finanzielle sowie organisatorische Aufgabe, der sich die Gesellschaft stellen muss, um in naher Zukunft die aktuelle Lebens- und Versorgungssituation von Menschen mit Alzheimer-Krankheit zu verbessern.

10.7 Fazit

- Die Demenz bei Alzheimer-Krankheit verursachte im Jahr 2020 in Deutschland geschätzte Zusatzkosten von rund 40 Mrd. €, was eine erhebliche ökonomische und gesamtgesellschaftliche Herausforderung darstellt.
- Bisherige gesundheitsökonomische Evaluationen wurden ausschließlich modellbasiert durchgeführt. Trotz klinischem Nutzen und einem Zugewinn an qualitätsbereinigten Lebensjahren (QALYs) war keines der Modelle kosteneffektiv, vor allem auf Grund der hohen jährlichen Therapiekosten von mehr als 30.000 €.
- Eine Kosteneffektivität kann perspektivisch durch gezielte Erstattung für Patientengruppen mit hohem Nutzen, den Einsatz günstiger Biosimilars und die Integration innovativer, kosteneffektiver Diagnostikpfade erreicht werden. Dafür sind jedoch Investitionen in Infrastruktur, Vergütungssysteme und langfristige weitere Forschung notwendig.

10.8 Literatur

Albert, M. S., DeKosky, S. T., Dickson, D., et al. (2011). The diagnosis of mild cognitive impairment due to Alzheimer's disease: recommendations from the National Institute on Aging-Alzheimer's Association workgroups on diagnostic guidelines for Alzheimer's disease. Alzheimers Dement, 7(3), 270–279. https://doi.org/10.1016/j.jalz.2011.03.008

Aye, S., Frisell, O., Zetterberg, H., et al. (2024). Costs of Care in Relation to Alzheimer's Disease Severity in Sweden: A National Registry-Based Cohort Study. PharmacoEconomics. https://doi.org/10.1007/s40273-024-01443-2

Biogen INC. (2025). Annual report on Form 10-K. https://investors.biogen.com/static-files/70c9dedc-ff1b-40d6-b418-d0da6d27f3e1

Boess, F. G., Lieb, M., Schneider, et al. (2016). Kosten der Alzheimer-Erkrankung in Deutschland – aktuelle Ergebnisse der GERAS-Beobachtungsstudie. Gesundheitsökonomie & Qualitätsmanagement, 21. https://doi.org/10.1055/s-0042-100956

Chandler, J. M., Rentz, D. M., Zagar, A., et al. (2023). Disease progression and costs at the 3-year follow-up of the GERAS-US study. Alzheimers Dement (Amst), 15(2), e12430. https://doi.org/10.1002/dad2.12430

Contador, J., Vargas-Martínez, A. M., Sánchez-Valle, R., et al. (2023). Cost-effectiveness of Alzheimer's disease CSF biomarkers and amyloid-PET in early-onset cognitive impairment diagnosis. Eur Arch Psychiatry Clin Neurosci, 273(1), 243–252. https://doi.org/10.1007/s00406-022-01439-z

Cummings, J., Apostolova, L., Rabinovici, G. D., et al. (2023). Lecanemab: Appropriate Use Recommendations. J Prev Alzheimers Dis, 10(3), 362–377. https://doi.org/10.14283/jpad.2023.30

Cummings, J. L., Goldman, D. P., Simmons-Stern, N. R., & Ponton, E. (2022). The costs of developing treatments for Alzheimer's disease: A retrospective exploration. Alzheimers Dement, 18(3), 469–477. https://doi.org/10.1002/alz.12450

Dauphinot, V., Potashman, M., Levitchi-Benea, M., et al. (2022). Economic and caregiver impact of Alzheimer's disease across the disease spectrum: a cohort study. Alzheimers Res Ther, 14(1), 34. https://doi.org/10.1186/s13195-022-00969-x

Dodel, R., Belger, M., Reed, C., et al. (2015). Determinants of societal costs in Alzheimer's disease: GERAS study baseline results. Alzheimers Dement, 11(8), 933–945. https://doi.org/10.1016/j.jalz.2015.02.005

Dou, X., Lenzen, S., Connelly, L.B., Lin, R. (2025). Generational Differences in Age-Specific Dementia Prevalence Rates. JAMA Netw Open. ;8(6): e2513384. https://www.doi.org/10.1001/jamanetworkopen.2025.13384

Dubois, B., Feldman, H. H., Jacova, C., et al. (2014). Advancing research diagnostic criteria for Alzheimer's disease: the IWG-2 criteria. Lancet Neurol, 13(6), 614–629. https://doi.org/10.1016/s1474-4422(14)70090-0

EADC. (2021). The position of the European Alzheimer Disease Consortium (EADC) on the approval of acuanumab for the treatment of Alzheimer's disease by the FDA. https://videnscenterfordemens.dk/sites/default/files/paragraph/field_file/Statement%20Approval%20Aducanumab%20EADC.pdf

Ebbesen, S. U., Høgh, P., Zibrandtsen, I. (2023). Plasma Aβ biomarker for early diagnosis and prognosis of Alzheimer's disease – a systematic review. Dan Med J, 70(6).

Eichler, T., Thyrian, J. R., Hertel, J., et al. (2015). Rates of formal diagnosis of dementia in primary care: The effect of screening. Alzheimers Dement (Amst), 1(1), 87–93. https://doi.org/10.1016/j.dadm.2014.11.007

EMA. (2022). Withdrawal assessment report for aduhelm. https://www.ema.europa.eu/en/documents/withdrawal-report/withdrawal-assessment-report-aduhelm_en.pdf

FDA. (2021). Aducanumab (marketed as Aduhelm) Information. https://www.fda.gov/drugs/postmarket-drug-safety-information-patients-and-providers/aducanumab-marketed-aduhelm-information

Gläser, E., Kilimann, I., Platen, P., et al. (2025). The Economic Burden of Subjective Cognitive Decline, Mild Cognitive Impairment and Alzheimer's Dementia: Excess Costs and Associated Clinical and Risk Factors. Alzheimers Res Ther, 17(1), 142. https://www.doi.org/10.1186/s13195-025-01785-9

Hlavka, J. P., Mattke, S., & Liu, J. L. (2019). Assessing the Preparedness of the Health Care System Infrastructure in Six European Countries for an Alzheimer's Treatment. Rand Health Q, 8(3), 2.

Igarashi, A., Azuma, M. K., Zhang, Q., et al. (2023). Predicting the Societal Value of Lecanemab in Early Alzheimer's Disease in Japan: A Patient-Level Simulation. Neurol Ther, 12(4), 1133–1157. https://doi.org/10.1007/s40120-023-00492-7

Jedenius, E., Wimo, A., Strömqvist, J., et al. (2010). The cost of diagnosing dementia in a community setting. Int J Geriatr Psychiatry, 25(5), 476–482. https://doi.org/10.1002/gps.2365

Jönsson, L., Wimo, A., Handels, R., et al. (2023). The affordability of lecanemab, an amyloid-targeting therapy for Alzheimer's disease: an EADC-EC viewpoint. Lancet Reg Health Eur, 29, 100657. https://doi.org/10.1016/j.lanepe.2023.100657

Lee, Y.-S., Youn, H., Jeong, H.-G., et al. (2021). Cost-effectiveness of using amyloid positron emission tomography in individuals with mild cognitive impairment. Cost Effectiveness and Resource Allocation, 19(1), 50. https://doi.org/10.1186/s12962-021-00300-9

Leibson, C. L., Long, K. H., Ransom, J. E., et al. (2015). Direct medical costs and source of cost differences across the spectrum of cognitive decline: a population-based study. Alzheimers Dement, 11(8), 917–932. https://doi.org/10.1016/j.jalz.2015.01.007

Lin, G., Whittington, M., Synnott, P., et al. (2021). Aducanumab for Alzheimer's Disease: Effectiveness and Value; Final Evidence Report and Meeting Summary.

Mattke, S., Tang, Y., Hanson, M., et al. (2024). Current Capacity for Diagnosing Alzheimer's Disease in Germany and Implications for Wait Times. J Alzheimers Dis, 101(4), 1249–1259. https://journals.sagepub.com/doi/10.3233/JAD-240728?url_ver=Z39.88-2003&rfr_id=ori:rid:crossref.org&rfr_dat=cr_pub%20%200pubmed

McCabe, C., Claxton, K., & Culyer, A. J. (2008). The NICE cost-effectiveness threshold: what it is and what that means. PharmacoEconomics, 26(9), 733–744. https://doi.org/10.2165/00019053-200826090-00004

Michalowsky, B., Flessa, S., Hertel, J., et al. (2017). Cost of diagnosing dementia in a German memory clinic. Alzheimers Res Ther, 9(1), 65. https://doi.org/10.1186/s13195-017-0290-6

Michalowsky, B., Kaczynski, A., & Hoffmann, W. (2019). Ökonomische und gesellschaftliche Herausforderungen der Demenz in Deutschland – Eine Metaanalyse. Bundesgesundheitsblatt – Gesundheitsforschung – Gesundheitsschutz, 62(8), 981–992. https://www.doi.org/10.1007/s00103-019-02985-z

Michalowsky, B., Hoffmann, W., Riedel-Heller, S., et al. (2025). Rückgang der Demenzdiagnosen im niedergelassenen Bereich – Eine Auswertung von vertragsärztlichen Abrechnungsdaten. Dtsch Arztebl Int; (Forthcoming): arztebl.m2025.0090. https://www.doi.org/10.3238/arztebl.m2025.0090. Epub ahead of print.

Nguyen, H. V., Mital, S., Knopman, D. S., & Alexander, G. C. (2024). Cost-Effectiveness of Lecanemab for Individuals With Early-Stage Alzheimer Disease. Neurology, 102(7), e209218. https://doi.org/10.1212/wnl.0000000000209218

Onur, O. A., Wolff-Menzler, C., Arnim, C. A. F. v., et al. (2022). Kosten der Diagnostik kognitiver Störungen in deutschen Gedächtnisambulanzen. https://doi.org/doi:10.1055/a-1871-9889

Pichon-Riviere, A., Drummond, M., Palacios, A., et al. (2023). Determining the efficiency path to universal health coverage: cost-effectiveness thresholds for 174 countries based on growth in life expectancy and health expenditures. Lancet Glob Health, 11(6), e833–e842. https://doi.org/10.1016/S2214-109X(23)00162-6

Scott, D. (2021). The new Alzheimer's drug that could break Medicare. (https://www.vox.com/policy-and-politics/22524608/new-alzheimers-drug-cost-fda-approval-biogen, Zugriff am 25.04.2025).

Sperling, R. A., Aisen, P. S., Beckett, L. A., et al. (2011). Toward defining the preclinical stages of Alzheimer's disease: recommendations from the National Institute on Aging-Alzheimer's Association workgroups on diagnostic guidelines for Alzheimer's disease. Alzheimers Dement, 7(3), 280–292. https://doi.org/10.1016/j.jalz.2011.03.003

Statistisches Bundesamt. (2020). Krankheitskostenrechnung.

Stallard, P.J.E., Ukraintseva, S.V., Doraiswamy, P.M. (2025). Changing Story of the Dementia Epidemic. JAMA. 2025;333(18), 1579–1580. https://www.doi.org/10.1001/jama.2025.1897

Tahami Monfared, A. A., Tafazzoli, A., Chavan, A., et al. (2022). The Potential Economic Value of Lecanemab in Patients with Early Alzheimer's Disease Using Simulation Modeling. Neurol Ther, 11(3), 1285–1307. https://doi.org/10.1007/s40120-022-00373-5

Tahami Monfared, A. A., Tafazzoli, A., Ye, W., et al. (2022). Long-Term Health Outcomes of Lecanemab in Patients with Early Alzheimer's Disease Using Simulation Modeling. Neurol Ther, 11(2), 863–880. https://doi.org/10.1007/s40120-022-00350-y

Wimo, A., Handels, R., Blennow, K., et al. (2025). Cost-effectiveness of diagnosing and treating patients with early Alzheimer's disease with anti-amyloid treatment in a clinical setting. Journal of Alzheimer's Disease, 104(4), 1167–1184. https://doi.org/10.1177/13872877251323231

van Dyck, C. H., Swanson, C. J., Aisen, P., et al. (2023). Lecanemab in Early Alzheimer's Disease. N Engl J Med, 388(1), 9–21. https://doi.org/10.1056/NEJMoa2212948

van Maurik, I. S., Broulikova, H. M., Mank, A., et al. (2023). A more precise diagnosis by means of amyloid PET contributes to delayed institutionalization, lower mortality, and reduced care costs in a tertiary memory clinic setting. Alzheimers Dement, 19(5), 2006–2013. https://doi.org/10.1002/alz.12846

11 Die Bedeutung der neuen Therapie-Optionen für Betroffene und Angehörige

Saskia Weiß, Susanna Saxl-Reisen und Jochen René Thyrian

Zusammenfassung

Mit der Zulassung neuer Amyloid-Beta-reduzierender Medikamente wie Lecanemab oder Donanemab eröffnet sich erstmals eine krankheitsmodifizierende medikamentöse Behandlungsoption für die Alzheimer-Krankheit. Der therapeutische Nutzen bleibt aktuell jedoch begrenzt: Er betrifft nur eine kleine, früh diagnostizierte Personengruppe und bietet lediglich eine moderate Verlangsamung des kognitiven Abbaus. Neben hohen Anforderungen an das Gesundheitssystem bestehen auch gesundheitliche Risiken. Der Nutzen steht in Diskussion zum Aufwand. Daraus ergeben sich neue Anforderungen an Diagnose, Beratung, Versorgung und psychosoziale Begleitung. Die Deutsche Alzheimer Gesellschaft betont die Notwendigkeit eines strukturierten Versorgungspfades, der frühzeitige Diagnostik fördert, medikamentöse wie nicht-medikamentöse Therapien integriert und Unterstützungsangebote zugänglich macht. Eine differenzierte, kompetente, empathische Beratung wird zur Schlüsselressource für informierte Behandlungsentscheidungen.

11.1 Einleitung

In Deutschland leben aktuell 1,8 Millionen Menschen mit einer Demenz. Jedes Jahr erkranken zwischen 360.000 und 440.000 Menschen neu. Mit den neuen Amyloid-Beta-reduzierenden Arzneimitteln wurden nach mehr als 20 Jahren erstmalig neue Medikamente zur Behandlung der Alzheimer-Krankheit zugelassen. Dass die Forschung weitergeht und Erfolge im Kampf gegen Demenzerkrankungen erzielt werden, ist ein wichtiges und hoffnungsvolles Zeichen für die Menschen, die mit Demenz leben, sowie für ihre An- und Zugehörigen.

Die Deutsche Alzheimer Gesellschaft e.V. Selbsthilfe Demenz (DAlzG) und ihre Mitgliedsgesellschaften verstehen sich als Interessenvertretung von Menschen mit Demenz und ihren Angehörigen. Die 130 Alzheimer-Gesellschaften in Deutschland sind gemeinnützige, überwiegend vom Ehrenamt getragene Selbsthilfeorganisationen, deren Hauptanliegen es ist, die Lebenssituation und Lebensqualität von

Menschen mit Demenz und ihren Familien zu verbessern. Fragen wir sie, ist die Entwicklung, Zulassung und Verfügbarkeit eines Medikaments, das Demenzerkrankungen heilen oder zumindest deren Fortschreiten stoppen könnte, von großer Bedeutung. Insofern beobachten die Betroffenen und ihre An- und Zugehörigen, aber auch die Ehren- und Hauptamtlichen in den Alzheimer-Gesellschaften die aktuellen Entwicklungen in der pharmakologischen Forschung gespannt und sehr genau. Als Bundesverband bereiten wir entsprechende Informationsmaterialien auf und schaffen die Grundlage für den gemeinsamen Austausch. Die insbesondere im Jahr 2024 intensiv geführten Diskussionen bilden die Grundlage dieses Beitrags.

Die neuen medikamentösen Therapien sind zunächst ein großer Erfolg für die Wissenschaft. Wie sich dieser Erfolg für die Betroffenen auswirkt, ist aber noch ungewiss. Aktuell scheinen die konkreten Auswirkungen der Behandlung auf den Alltag marginal zu sein, die Krankheit wird nur leicht verzögert, nicht aufgehalten.

Im Folgenden sprechen wir überwiegend konkret von Lecanemab, weil es der erste in Deutschland zugelassene Anti-Amyloid-Antikörper ist und zum Zeitpunkt der Erstellung dieses Artikels die Informationen zur Art der Verabreichung, Gegenindikationen usw. vorlagen. Viele Aussagen sind jedoch auch auf andere krankheitsmodifizierende Wirkstoffe übertragbar, die einen ähnlichen therapeutischen Ansatz verfolgen, bisher aber noch nicht zugelassen wurden.

11.2 Hoffnung wird geweckt – Erwartungen aber nicht erfüllt

Mit der Nachricht »Es gibt jetzt ein Medikament, das ursächlich gegen die Alzheimer-Krankheit wirkt« verbinden sich für Angehörige wie für die Betroffenen selbst große Hoffnungen. Pressemeldungen, die vom »Durchbruch« berichten, wecken hohe Erwartungen, die von den Wirkstoffen nicht unbedingt erfüllt werden: Zum einen ist die Gruppe derer, die das Medikament bekommen können, lediglich eine Teilgruppe der an Demenz erkrankten Menschen (▶ Kap. 3). Antikörper gegen Amyloid sind nur für den Einsatz in frühen Stadien der Alzheimer-Krankheit geeignet, wenn die geistige Leistungsfähigkeit erst geringgradig eingeschränkt ist, also bei einer Leichten Kognitiven Störung (LKS), der Vorstufe der Demenz, oder einer leichtgradigen Demenz. Wirkstoffe wie Lecanemab oder Donanemab wirken gezielt gegen die Amyloid-Ablagerungen und können daher nur eingesetzt werden, wenn eine Alzheimer-Pathologie vorliegt. Menschen, deren Demenz auf anderen Ursachen beruht, können nicht davon profitieren. Zusätzlich ist die Wirkung bisher nur für einen in Relation zur Dauer der Erkrankung kurzen Zeitraum untersucht und dokumentiert. Die Krankheit und deren Symptome schreiten trotz Behandlung voran. Wahrgenommene Unterschiede zwischen Menschen, die eine Therapie erhalten haben, und denen, die keine erhielten, sind marginal. Den Betroffenen, die ein solches Medikament erhalten, bleibt nur die unbestimmte Annahme, dass ihre Symptome ohne diese Intervention noch schneller vorangeschritten wären.

11.3 Stehen Aufwand und Nutzen im richtigen Verhältnis?

Lecanemab wird, nach aktuellem Stand, als intravenöse Infusion alle zwei Wochen verabreicht (▸ Kap. 4). Die Infusion dauert jeweils in etwa eine Stunde, gefolgt von einer Nachbeobachtungsphase. Es ist davon auszugehen, dass die Infusionstherapien nur in dafür spezialisierten Praxen oder Einrichtungen angeboten werden. Neben der zeitaufwändigen Behandlung selbst, sind also unter Umständen weite Fahrtwege in Kauf zu nehmen. Vermutlich wird es bei der Zugänglichkeit der Therapie auch einen entscheidenden Unterschied machen, ob die Person in einem urbanen oder ländlichen Umfeld lebt bzw. ob sie mobil ist oder nicht.

In der Zulassungsstudie zu Lecanemab, Clarity-AD, zeigte sich, dass die Krankheitssymptome bei denjenigen Probanden, die Lecanemab erhalten hatten, langsamer zunahmen als bei den Teilnehmenden, die ein Placebo bekommen hatten (▸ Kap. 2). Die Studie belegte einen positiven Effekt von Lecanemab auf die kognitiven Fähigkeiten, die Alltagskompetenz und auch auf die Lebensqualität der Patienten sowie ihrer Bezugspersonen. Zwar konnte der Krankheitsverlauf nicht gestoppt werden, aber der kognitive Abbau verlief unter Lecanemab im Durchschnitt um 27 Prozent langsamer als bei der Kontrollgruppe. Umgerechnet bedeutet dies, dass Lecanemab während der Studiendauer von eineinhalb Jahren einen durchschnittlichen Krankheitsaufschub von bis zu sechs Monaten erreichen konnte. In der Studie hat sich allerdings gezeigt, dass ältere Menschen und Männer stärker von Lecanemab profitieren als jüngere Menschen und Frauen.

In unseren Diskussionen ging es vielfach darum, dass die neuen Medikamente insbesondere für jüngere Betroffene eine große Hoffnung darstellen: »Wenn du kleine Kinder hast, ist ein halbes Jahr Krankheitsaufschub wirklich eine Menge« (internes Diskussionsprotokoll). Aber gerade für diese Gruppe stellt sich die Frage, ob der Effekt der Behandlung es z.B. lohnt, viele Stunden für die Fahrten zu Infusionen und Kontrolluntersuchungen aufzuwenden, statt sie mit den Kindern zu verbringen. Diese Entscheidung muss individuell getroffen werden.

Die häufigsten akuten Nebenwirkungen von Antikörper-Medikamenten wie Lecanemab oder Donanemab sind infusionsbedingte Reaktionen wie Fieber, Schüttelfrost, Hautausschlag oder Kopfschmerzen (▸ Kap. 4). Zudem können ARIA mit begrenzten Hirnschwellungen (Hirnödemen) oder Mikroblutungen des Gehirns auftreten. Auch wenn diese in der Mehrzahl der Fälle keine klinischen Symptome verursachten, ging bei 2% der Studienteilnehmenden ohne oder mit heterozygotem ApoE-ε4, die Lecanemab erhielten, eine Hirnschwellung mit

Symptomen einher, zumeist mit Kopfschmerzen, Sehstörungen und Verwirrtheit. Bei 0,4 % der Teilnehmenden traten so schwerwiegende Symptome auf, dass ein Krankenhausaufenthalt notwendig war (EMA, 2025, S. 11).

Nachdem also nicht nur der Zugang zu den neuen Wirkstoffen, sondern auch deren Wirkung begrenzt sein könnte, sehen wir eine große Aufgabe auf die Ärzteschaft sowie die Beratungsstellen zukommen: Betroffene müssen empathisch, sensibel und umfassend aufgeklärt werden. In Beratungen und Gesprächen wird die Diskussion von Aufwand, Risiken und Nutzen einen großen Raum einnehmen. Stehen der persönliche Aufwand und die möglichen Nebenwirkungen im richtigen Verhältnis zum Nutzen? Dies ist und bleibt eine höchst persönliche Entscheidung und Abwägung. Die Beratung muss deshalb umfassend, ehrlich und neutral erfolgen, damit Ratsuchende ihre Fragen bestmöglich einordnen und selbst eine informierte Entscheidung treffen können. Gleichzeitig wird es immer wieder nötig sein, Menschen mit ihren Sorgen und der Verzweiflung aufzufangen, gerade wenn der Krankheitsverlauf bereits fortgeschritten oder diese Therapie aus anderen Gründen nicht für die Betroffenen verfügbar ist.

11.4 Motivation zu früherer Diagnosestellung – für Betroffene, Angehörige und Ärzte

Eine möglichst frühzeitige, umfassende Diagnostik von Hirnleistungsstörungen ist grundsätzlich – unabhängig von der Verfügbarkeit der neuen Therapien – aus mehreren Gründen wichtig: Zum einen können behandelbare Ursachen für die Symptomatik rechtzeitig festgestellt und entsprechend therapiert werden. Zum anderen gibt die frühzeitige Diagnose einer Demenzerkrankung den Betroffenen und ihren An- und Zugehörigen eine Erklärung für die verminderte Leistungsfähigkeit und die Verhaltensänderungen der Betroffenen. Sie kann dadurch sogar entlastend wirken. Eine Diagnose ist zudem die Voraussetzung für den Behandlungsplan und erleichtert den Zugang zu Unterstützungsmöglichkeiten. Darüber hinaus ist sie eine Grundlage für die weitere Lebensplanung. Je eher eine Diagnose gestellt wird, desto größer ist die Chance für die Betroffenen, von verfügbaren Medikamenten, aber auch von nicht-medikamentösen Interventionen zu profitieren sowie ihre persönlichen Angelegenheiten zu regeln, damit ein selbstbestimmtes Leben trotz Demenzerkrankung möglich wird. (Eine besondere Problematik ergibt sich für Menschen, bei denen eine LKS ohne Vorliegen einer Alzheimer-Pathologie diagnostiziert wird, weil sich daraus nicht zwingend eine Demenz entwickelt. Hierauf kann an dieser Stelle aus Platzgründen nicht detaillierter eingegangen werden.)

Eine Diagnose muss nicht nur rechtzeitig erfolgen, sondern vor allem auch fachlich korrekt gestellt werden. Insbesondere jung erkrankte Menschen mit Demenz durchlaufen nicht selten einen Diagnosemarathon, der von diversen Falsch-Diagnosen geprägt ist:

> »Vor ungefähr 10 Jahren machten sich erste Gedächtnisprobleme bemerkbar, Untersuchungen in der Gedächtnisklinik 2014 und 2016 blieben allerdings ohne Befund. Ende 2017 wurden die Probleme massiv – ich konnte meine Arbeit als Redakteur beim ZDF nicht mehr ausüben und wurde krankgeschrieben. Zunächst wurde ich wegen Burnout und Depression behandelt«
> (Stephan Weber, Alzheimer-Diagnose 2018 im Alter von 55 Jahren; Weber, 2021, S. 1–3).

Bisher erhalten nur rund 50% der Demenzerkrankten in Deutschland eine Demenz-Diagnose, häufig erst im fortgeschrittenen Stadium. Verlässliche Angaben, wie häufig LKS diagnostiziert wird, liegen nicht vor. In der Beratung hören die Alzheimer-Gesellschaften immer wieder, dass Ärzte die Klagen ihrer Patienten über Gedächtnisstörungen nicht ernst nehmen oder sie als altersgemäße Abbauerscheinungen bezeichnen. Andererseits scheuen viele Betroffene aber auch den Gang zum Arzt aus Angst vor der Diagnose. Das Wissen um neue Interventionsmöglichkeiten und um die Notwendigkeit, diese Medikamente sehr früh im Krankheitsverlauf anzuwenden, dürfte sowohl bei Ärzten als auch bei den Betroffenen und ihren An- und Zugehörigen die Motivation für eine frühzeitige Diagnosestellung deutlich erhöhen.

11.5 Lange Wartezeiten auf Facharzttermine und Diagnostik

Wie dargelegt, ist die Diagnose immens wichtig. Zu den Gründen, weshalb Diagnosen nicht oder erst spät im Krankheitsverlauf gestellt werden, gehören auch die langen Wartezeiten für Termine in Facharztpraxen oder Gedächtnisambulanzen (▶ Kap. 14, ▶ Kap. 15) bzw. das Fehlen solcher Angebote in erreichbarer Nähe.

Dieser Mangel bei der zeitgerechten Diagnosestellung hat negative Folgen für die Patienten:

- Das Behandlungsfenster, das bei den neuen krankheitsmodifizierenden Therapien von vornherein klein ist, verstreicht ungenutzt.
- Die Versorgung mit anderen verfügbaren Therapieoptionen bei primären Demenzen ist mangelhaft.
- Sekundäre Demenzen werden ebenfalls nur mangelhaft oder gar nicht behandelt.
- Der Zugang zum Versorgungssystem insgesamt erfolgt spät oder gar nicht.

Es stellt sich allerdings die Frage und Sorge, ob das Gesundheitssystem in Deutschland aktuell überhaupt in der Lage ist, diese frühzeitigen Diagnosen zu leisten (▶ Kap. 12). Gerade dann, wenn durch neue Medikamente eine erhöhte

Nachfrage entsteht. Wie viel Zeit ist in den Praxen für die umfangreich notwendige Patientenaufklärung vorhanden – angesichts der bereits bestehenden Arbeitsbelastung? Würde eine umfangreichere Diagnostik der rund 400.000 neu auftretenden Demenzerkrankungen pro Jahr zulasten anderer Patientengruppen gehen? Wie ist es um die Kapazitäten für die erforderliche genetische Testung auf ApoE-ε4, den Biomarker-Test oder das Amyloid-PET bestellt? Gibt es genug MRT-Kapazitäten für die Kontrolluntersuchungen bei denjenigen, die mit den Anti-Amyloid-Antikörpern behandelt werden?

11.6 Umgang mit Enttäuschung

Eine Vielzahl von medizinischen Gründen können dazu führen, dass ein Patient mit Alzheimer-Krankheit eine Antikörper-Therapie nicht erhalten kann. Hierbei handelt es sich in erster Linie um Vorerkrankungen oder die Einnahme von bestimmten Medikamenten, die das Risiko für das Auftreten von Hirnödemen oder Hirnblutungen unter der Therapie erhöhen. Wegen der notwendigen Vor- und Kontrolluntersuchungen mittels MRT dürfen auch keine Kontraindikationen gegen Kernspinuntersuchungen vorliegen (▸ Kap. 3, ▸ Kap. 4). Nicht zuletzt wurden Personen mit homozygotem ApoE-ε4-Gen aufgrund ihres erhöhten Risikos für ARIA von der Therapie mit Lecanemab ausgeschlossen. Die Gruppe derjenigen, die auch bei einer frühzeitigen Alzheimer-Diagnose von der Behandlung mit Anti-Amyloid-Antikörpern ausgeschlossen sind, dürfte somit deutlich größer sein als die derjenigen, die die Therapie erhalten können.

Sowohl Ärzte als auch Beratende müssen mit der Enttäuschung umgehen, wenn Betroffene nicht für das Medikament infrage kommen. Im besten Fall gelingt es der beratenden Person, den Blickwinkel des Betroffenen zu verändern und die medikamentösen und nicht-medikamentösen Möglichkeiten aufzuzeigen, die neben den neuen Therapieoptionen ja weiterhin bestehen und wichtig sind. Dies erfordert umfangreiches Hintergrundwissen und ein hohes Maß an Empathie und Beratungskompetenz. Der Ausbau und die Verbesserung der Verfügbarkeit solcher Angebote wird aber ebenso erforderlich. Bereits jetzt sind z. B. präventive Maßnahmen oder erwiesenermaßen wirksame psychosoziale Angebote wenig verfügbar. Dies dürfte durch die Zulassung der Medikamente noch offensichtlicher und dringender werden.

11.7 Psychosoziale Begleitung zur Krankheitsbewältigung ist notwendig

Aus den obigen Ausführungen folgt die Forderung der DAlzG nach einer Verbesserung der psychosozialen Beratung und Begleitung für Menschen mit Demenz. Analog der psychoonkologischen Versorgung sollte mit der Diagnosestellung ein Anspruch darauf bestehen – einschließlich psychologischer Begleitung bei Bedarf. Eine solche Unterstützung muss grundsätzlich allen Menschen, die eine Demenz-Diagnose erhalten, zur Krankheitsbewältigung offenstehen. Sie kann helfen, den Schock, den die Diagnose darstellt, zu verarbeiten und sie ist entscheidend wichtig, da bei den Betroffenen ein erhöhtes Risiko für Depressionen besteht. Auch wer die Antikörper-Medikamente erhalten kann, benötigt diese Begleitung, denn auch er muss mit der fortschreitenden Demenz und den entsprechenden Symptomen umgehen. In die Beratung sollten ggf. Angehörige integriert werden, für die sich mit der Diagnosestellung ebenfalls ein Unterstützungsbedarf ergibt, der im Krankheitsverlauf noch zunimmt.

In der S3-Leitlinie Demenzen wird die kognitive Verhaltenstherapie zur Behandlung der Depression auch bei LKS empfohlen. Ob solche Therapien in ausreichendem Maße angeboten werden und verfügbar sind, ist vor dem Hintergrund der langen Wartezeiten in der psychotherapeutischen Versorgung allerdings fraglich.

11.8 Andere und ergänzende Therapieoptionen dürfen nicht vergessen werden

Es wurde bereits deutlich, dass nur eine kleine Gruppe von Patienten von der Zulassung von Lecanemab und Donanemab profitieren wird. Zudem wird auch bei diesen der Abbau der geistigen Leistungsfähigkeit durch die Alzheimer-Krankheit nicht aufgehalten, sondern maximal ein wenig verzögert. Sehr wichtig ist daher zum einen, dass diejenigen, für die die neuen Medikamente nicht geeignet sind, von ihren Ärzten nicht aufgegeben werden. Zum anderen darf sich auch bei denjenigen, die das Medikament bekommen, die Behandlung nicht darauf beschränken. Der Fokus darf also nicht allein auf den Anti-Amyloid-Therapien liegen. Ärzten wie auch Beratern muss bewusst sein, dass es daneben seit vielen Jahren, abhängig von der vorliegenden Demenzerkrankung, zugelassene medikamentöse Therapieoptionen gibt, deren Wirkweise aber eine andere ist.

Neben der medikamentösen ist die nicht medikamentöse Behandlung von Menschen mit Demenz von großer Bedeutung. Nicht-medikamentöse Behandlungsformen können kognitive Fähigkeiten trainieren oder aufrechterhalten, Alltagsfähigkeiten verbessern oder stabilisieren und das seelische Wohlbefinden fördern. Ebenso können sie schwierige Verhaltensweisen wie Unruhe oder Reizbarkeit eindämmen oder die körperliche Fitness verbessern und Stürzen vorbeugen. Zur nicht-medikamentösen Behandlung der Demenz gehört auch die Unterstützung und Entlastung der Angehörigen. Ein Teil der genannten Behandlungsverfahren kann ärztlich verordnet und von den Krankenkassen erstattet werden. Dies gilt für Kognitives Training, Physiotherapie, Ergotherapie, Logopädie und Verhaltenstherapie. Immer wieder erleben wir in den Beratungen aber, dass diese Behandlungsoptionen den Betroffenen und ihren Familien nicht bekannt sind. Eine entsprechende Aufklärung und Verordnung erfolgen nur sehr selten.

Auch die Wirksamkeit von Lebensstilanpassungen im Sinne der Tertiärprävention sollte nicht vergessen werden. Insbesondere durch körperliche, geistige und soziale Aktivität sowie eine ausgewogene Ernährung kann der Krankheitsverlauf positiv beeinflusst werden. Dies gilt mit Sicherheit auch für diejenigen, die die neuen Medikamente erhalten können. Ebenso profitieren sie sicherlich auch von den nicht-medikamentösen Therapien. Diese dürfen ihnen daher nicht vorenthalten werden.

> »Ich hätte mir deutlich mehr Hilfestellung im Umgang mit der Erkrankung gewünscht, vor allem in der Phase nach der Diagnosestellung. Meine Frau und ich haben uns im Umgang mit der Erkrankung allein gelassen gefühlt. Wir mussten uns alle Informationen, Hilfen, Unterstützungen selbst holen. Zum Beispiel wurden wir nicht darauf hingewiesen, dass es in unserem Krankenhaus eine Gedächtnisambulanz gibt, die Demenz diagnostiziert, begleitet und behandelt in einem interdisziplinären Team. Auch auf die bei uns bestehende Alzheimer-Gruppe wurde nicht hingewiesen. Diese hat sich im Laufe der Zeit als für mich enorm wichtig erwiesen, in vielerlei Hinsicht wie beispielsweise Kontakt und Austausch mit Betroffenen oder Bereitstellung von Informationen und Unterstützung in vielen Bereichen«
> (Pieter Plump, lebt mit Alzheimer; Plump, 2025, S. 24).

Es braucht hier eine Schärfung des Bewusstseins für die medikamentösen und nicht-medikamentösen Therapie-Alternativen, eine Verbesserung der Wissensbasis sowie den Aufbau von Vertrauen in diese Behandlungsmöglichkeiten. Unabhängig von der Zulassung neuer Medikamente besteht ein Bedarf, dass die postdiagnostische Versorgung an Demenz erkrankter Menschen strukturiert und systematisch verbessert wird. Es fehlt ein Versorgungspfad für Menschen mit Demenz und deren Angehörige von der Diagnose bis hin zur palliativen Begleitung.

11.9 Heilmittelangebot muss ausgebaut werden

Angesichts der hohen Kosten, die für die Therapie mit Lecanemab entstehen, werden in Diskussionen immer wieder Befürchtungen laut, dass es zu Einsparungen an anderen Stellen kommt. Auf keinen Fall darf es bei den Heilmittel-Budgets zu Kürzungen zugunsten neuer Medikamente kommen. Neben dem Fakt, dass Ergotherapie, Logopädie und Physiotherapie als Behandlungsoptionen bei Demenzerkrankungen zu wenig bekannt sind und verordnet werden, mangelt es zudem flächendeckend an qualifizierten Therapeuten. Das Angebot muss ausgebaut werden, denn, wie gesagt, auch diejenigen, die von den Anti-Amyloid-Therapien profitieren, brauchen zusätzliche therapeutische Angebote.

11.10 Großer Bedarf an Unterstützungsangeboten entsteht

Gelingt es, dass Menschen mit Demenz in größer werdender Zahl frühzeitig eine Diagnose erhalten, oder erfolgen Diagnosestellungen sogar flächendeckend bereits im Stadium der LKS, kommt auf Alzheimer-Gesellschaften und andere Demenz-Beratungsstellen ein zunehmend anderes als das »gewohnte« Klientel zu. Zumindest werden es mehr Menschen mit beginnender Demenz, unter Umständen aber auch deutlich jüngere Ratsuchende als zum jetzigen Zeitpunkt. Für diese Menschen braucht es bedarfsgerechte Angebote, dazu gehören Selbsthilfegruppen und angepasste Schulungsangebote. Die Themen in der Beratung und in den Gesprächsgruppen für Angehörige ebenso wie in den Gruppen für Menschen mit Demenz werden sich verändern. Assistenzleistungen, Teilhabeleistungen oder die Unterstützung am Arbeitsplatz wird verstärkt eine Rolle spielen. Dies wiederum zieht einen Fortbildungsbedarf der Beratenden nach sich, aber auch Anpassungen und Veränderungen der verfügbaren Informationsangebote.

Insgesamt bedeutet eine größere Zahl von Menschen mit einer frühzeitigen Demenz-Diagnose einen deutlich größeren Bedarf an Begleitung und Unterstützung, denn letztendlich dehnt sich die Dauer der Begleitung der Betroffenen und ihrer Familien über den Krankheitsverlauf hinweg aus. Eine Wirksamkeit der neuen Medikamente im Sinne einer noch länger andauernden Verlangsamung des Krankheitsverlaufs würde diesen Effekt noch einmal verstärken. Die Selbsthilfe kann das allein nicht auffangen. Es braucht eine refinanzierte Beratungs-Infrastruktur (s. o.) und den Aufbau neuer Angebote.

11.11 Entkopplung von Demenz und Pflege ist notwendig

Menschen, die in einem so frühen Stadium mit einer Demenzerkrankung diagnostiziert werden, entsprechen nicht dem Bild eines Pflegebedürftigen und benötigen in der Regel auch noch nicht die Leistungen der Pflegeversicherung. Es ist deshalb notwendig, dass Demenzerkrankungen und Pflege/Pflegeleistungen teilweise voneinander entkoppelt werden. Teilhabe(-Leistungen) nach dem Sozialgesetzbuch IX müssen eine viel stärkere Bedeutung bekommen und den Betroffenen in viel größerem Maß als bisher zugänglich gemacht werden. Aktuell bestehen hier gewaltige Defizite: Menschen mit Demenz und deren Angehörigen ist meist nicht bekannt, dass auf diese Leistungen ein Anspruch bestehen könnte, Beratungsstellen sind auf diesbezügliche Nachfragen zum größten Teil noch nicht eingestellt, Anträge werden kaum gestellt, gestellte Anträge nur sehr selten bewilligt. Ein Bewusstsein dafür, dass es neben den klassischen Leistungen zur pflegerischen Unterstützung andere Unterstützungsangebote gibt, die dabei helfen können, ein möglichst selbstständiges Leben mit einer Demenzerkrankung möglichst lange aufrechtzuerhalten, sollte nicht nur bei Beratungsstellen, sondern auch bei den behandelnden Ärzten vorhanden sein.

11.12 Was Betroffene sich wünschen

> »Mit Hoffnung darf nicht leichtfertig gespielt werden, denn sie ist der Anker, an dem sich Betroffene und Angehörige festhalten, wenn alles andere zu entgleiten scheint. Wir brauchen im Besonderen Ehrlichkeit, Transparenz, Partizipation und Zuwendung. Ehrlichkeit bedeutet, klare und realistische Informationen über die Diagnose und Behandlungsmöglichkeiten zu erhalten, ohne unrealistische Hoffnungen zu wecken. Transparenz ist wichtig, um eine offene Kommunikation über alle Aspekte der Betreuung und Therapie sicherzustellen, damit der Betroffene versteht, was ihn erwartet. Partizipation umfasst die Einbeziehung des Betroffenen in Entscheidungen, die seine Behandlung und Lebensqualität betreffen, um ihm ein Gefühl der Kontrolle und Autonomie zu geben. Schließlich ist Zuwendung erforderlich, um emotionale Unterstützung und Ermutigung zu bieten, damit der Betroffene mit der Diagnose und den Herausforderungen umgehen kann. Trotz der Diagnose DEMENZ.«
> (Lilo Klotz; Klotz, 2024, S. 7)

11.13 Fazit

- Eine frühzeitige Diagnosestellung ist prinzipiell wichtig – unabhängig von der Demenzform und der Verfügbarkeit medikamentöser Behandlungen.
- Allen Menschen mit Demenz und Leichten Kognitiven Störungen sowie ihren Angehörigen sollte systematische und qualifizierte Beratung und Begleitung nach der Diagnose angeboten werden.
- Vor- und Nachteile einer Behandlung mit den neuen Medikamenten müssen gemeinsam mit den Betroffenen sorgfältig und individuell abgewogen werden.
- In den Behandlungsplan müssen alle präventiven und therapeutischen Optionen, sowohl medikamentös als auch nicht-medikamentös, entsprechend den Leitlinien einbezogen werden.

- Die Verfügbarkeit der neuen medikamentösen Therapien verschärft die bereits jetzt bekannten Lücken und Herausforderungen in der Betreuung von Menschen mit Demenz.

11.14 Literatur

Weber, S. (2021). Leben mit Demenz. Alzheimer Info 4/2021, 1–3. Deutsche Alzheimer Gesellschaft, Berlin.

Plump, P. (2024). Pieter Plump: »Meine Wünsche an Ärzte und Ärztinnen«. Der Beirat Leben mit Demenz stellt sich vor. Alzheimer Info 1/2024, 24. Deutsche Alzheimer Gesellschaft, Berlin.

Klotz, L. (2024). Lecanemab – eine persönliche Einordnung. Alzheimer Info 4/2024, 6–7. Deutsche Alzheimer Gesellschaft, Berlin.

European Medicines Agency (EMA) (2025, April). Anhang 1. Zusammenfassung der Merkmale des Arzneimittels. (https://www.ema.europa.eu/de/documents/product-information/leqembi-epar-product-information_de.pdf, Zugriff am 22.5.2025).

IV Einsatz im deutschen Versorgungskontext

12 Logistische Voraussetzungen/System Readyness des deutschen Versorgungssystems

Soeren Mattke

Zusammenfassung

Das Kapitel diskutiert, ob Deutschland für die ersten krankheitsmodifizierenden Therapien bereit ist, die in den USA bereits im Juli 2023 zugelassen wurde. Wir untersuchen die Kapazität zur Bereitstellung diagnostischer Leistungen im Verhältnis zur erwarteten Nachfrage, die institutionelle Vorbereitung und mögliche Lösungen zur Überwindung von Kapazitätsengpässen.

Die anfänglichen durchschnittlichen Wartezeiten sind auf etwa zwei Jahre prognostiziert und könnten bis auf fünf Jahre ansteigen, wobei Patienten der gesetzlichen Krankenversicherung mit längeren Wartezeiten rechnen müssten als privat Versicherte.

Mögliche Lösungen umfassen die Erweiterung von Fachkräften durch die Einbindung von Hausärzten und anderen Spezialisten, und Versorgungsmodelle, die die Zeit der Spezialisten optimal nutzen. Bessere Diagnoseverfahren zur Erkennung von kognitivem Abbau und einer Alzheimer-Pathologie in der Primärversorgung zur Triage von Patienten könnten den Zugang verbessern.

Wie uns die COVID-19-Pandemie gezeigt hat, können sich Gesundheitssysteme schnell an neue Herausforderungen anpassen. Ein ähnliches Maß an Dringlichkeit ist erforderlich, um sie auf die Einführung einer krankheitsmodifizierenden Alzheimer-Behandlung vorzubereiten.

12.1 Einleitung

Die COVID-19-Pandemie hat uns deutlich gezeigt, dass selbst gut ausgestattete und hochentwickelte Gesundheitssysteme ohne entsprechende Vorausplanung mit neuen Herausforderungen überfordert sein können. Weniger dramatisch zeigen andere Fallstudien, dass es schwierig für Systeme sein kann, neue Behandlungen für große Patientenzahlen anzubieten. Die ersten direkt wirkenden antiviralen Medikamente gegen Hepatitis C beispielsweise verursachten nicht nur aufgrund der hohen Stückkosten der Behandlungen und der großen Anzahl für diese Behandlung geeigneter Patienten eine finanzielle Belastung, sondern führten auch zu

Wartezeiten aufgrund des Mangels an Spezialisten, die behandlungsberechtigte Patienten korrekt identifizieren konnten, da die Erstbehandlungen nur bei bestimmten Subtypen der Krankheit wirksam waren. Vor diesem Hintergrund untersucht dieses Kapitel die Auswirkungen der Bereitstellung einer neuen Behandlung der Alzheimer-Krankheit für eine große Zahl potenziell geeigneter Patienten. Insbesondere die initiale Einführung der Therapien wird zu Herausforderungen führen, da es eine große Anzahl von prävalenten Fällen gibt, die noch nicht oder nicht vollständig diagnostisch evaluiert worden sind. Wir untersuchen den voraussichtlichen Behandlungsverlauf der Patienten, erörtern die für jeden Schritt des Behandlungsverlaufs erforderlichen Ressourcen, analysieren, wie gut die verfügbaren Ressourcen dem erwarteten Bedarf entsprechen, und diskutieren mögliche Lösungen für Kapazitätsengpässe.

12.2 Der Kontext neuer Therapeutika

12.2.1 Hochprävalente Erkrankung

Unser Verständnis der Alzheimer-Krankheit hat sich von einem symptomorientierten hin zu einem biologisch definierten Zustand, dem sogenannten AT(N)-Modell (► Kap. 3), weiterentwickelt. (Jack et al., 2018) Sie wird heute als ein Kontinuum betrachtet, das mit den pathologischen Kennzeichen der Krankheit und dem Fehlen von Symptomen, dem präklinischen Stadium, beginnt und über leichte kognitive Beeinträchtigungen (MCI) bis hin zur Alzheimer-Demenz fortschreitet. Das präklinische Stadium kann Jahre oder sogar Jahrzehnte andauern. Wegen dieser langen Prodromalphase ist die wahre Prävalenz der Krankheit selbst unbekannt. Es gibt jedoch Schätzungen zur Prävalenz der symptomatischen Phasen der Krankheit. Während die Alzheimer-Krankheit die häufigste Ursache für kognitiven Abbau ist, sind andere Erkrankungen für 25 bis 45 % der Fälle verantwortlich. In Deutschland leben etwa 1,8 Millionen Menschen mit Demenz (Thyrian et al., 2020) und etwa 10 Millionen mit leichter kognitiver Störung (LKS) (Mattke et al., 2024).

12.2.2 Präventives Paradigma

Da die Alzheimer-Demenz nicht reversibel ist, hat sich ihre Behandlung zu einem präventiven Paradigma verlagert, bei dem Medikamente bereits im frühen symptomatischen Stadium eingesetzt werden. Natürlich ist es wesentlich schwieriger, Patienten in diesen frühen Stadien zu identifizieren, als hochsymptomatische Fälle zu finden: Unsere eigenen Zahlen deuten beispielsweise darauf hin, dass nur 7 % der Fälle mit LKS in den USA auch diagnostiziert sind (Mattke et al., 2023).

12.3 Der Weg des Patienten zur Behandlung

12.3.1 Erste Bewertung

Ein breites Screening auf kognitiven Abbau wird derzeit nicht empfohlen, da ein klinischer Nettonutzen nicht nachgewiesen werden kann. Derzeit werden die Patienten bei einem Arztbesuch aus anderen Gründen identifiziert, beispielsweise im Rahmen einer allgemeinen geriatrischen Untersuchung, oder weil sie mit subjektiven Gedächtnisstörungen oder wahrgenommenen Gedächtnisdefiziten von Seiten der Angehörigen vorstellig werden. Die Erstuntersuchung erfolgt typischerweise in der Primärversorgung. Sie kann unstrukturiert sein oder auf ein kurzes Instrument wie den Mini Mental State Exam (MMSE) oder das Montreal Cognitive Assessment (MoCA) nutzen.

12.3.2 Bestätigungsdiagnose

Patienten mit Verdacht auf kognitiven Abbau werden in der Regel an einen Demenzspezialisten überwiesen, um neurokognitive Tests zur Bestätigung und Abklärung der Ätiologie durchzuführen. Idealerweise werden hierfür behandelbare Ursachen und mögliche strukturelle Ursachen, wie ein Schlaganfall, festgestellt. Bei Patienten mit bestätigtem kognitivem Abbau sind Tests auf die pathologischen Merkmale der Alzheimer-Krankheit mit Amyloid-sensitiver Positronen-Emissions-Tomografie (Amyloid-PET) oder Prüfung der Biomarker im Liquor cerebrospinalis indiziert.

12.3.3 Behandlungsdurchführung und -überwachung

Bei bestätigter Behandlungsindikation beginnen die Patienten mit der Behandlung, die aus intravenösen Infusionen besteht (▸ Kap. 4). Die Behandlung erfordert außerdem regelmäßige Magnetresonanztomografien (MRT) zur Erkennung von Amyloid-bedingten Bildgebungsanomalien (ARIA) (▸ Kap. 7) sowie wiederholte Facharztbesuche, um Wirksamkeit und Sicherheit zu überwachen und Abbruchregeln anzuwenden.

12.4 Beurteilung der Vorbereitung des deutschen Versorgungssystems

Die Kombination aus einer weit verbreiteten Krankheit, einem großen Pool nicht diagnostizierter Patienten sowie einem komplexen Diagnose- und Überwachungsprozess macht den Zugang zu einer krankheitsmodifizierenden Behandlung aus Kapazitätsgründen schwierig, insbesondere wenn die Behandlung neu eingeführt wird. Sobald der Rückstand der weit verbreiteten Fälle abgearbeitet ist, reichen die Kapazitäten in der Regel für die deutlich geringere Anzahl an Neuerkrankungen aus. Der anfängliche Anstieg der Nachfrage nach Leistungen erschwert zudem Planungsentscheidungen. Einerseits sollten die Wartezeiten aufgrund des progressiven Charakters der Krankheit minimiert werden, um zu vermeiden, dass Patienten ein Demenzstadium entwickeln, in dem die Therapien nicht mehr indiziert sind. Andererseits wäre es nicht effizient, strukturelle Investitionen zu tätigen, die nur für die anfängliche Einführung erforderlich sind und möglicherweise später ungenutzt bleiben werden. Wir analysieren die Infrastruktur des deutschen Gesundheitssystems, um einen zeitigen Zugang zu den neuen Behandlungen zu erreichen, untersuchen die institutionelle Vorbereitung und bewerten mögliche Lösungsansätze.

12.4.1 Kapazitätssimulation

Für unsere Analyse verwenden wir Schätzungen der Altersstruktur und der daraus resultierenden Prävalenz sowie Schätzungen der Kapazität von Demenzspezialisten, Bestätigungstests und Untersuchungen auf die Alzheimer-Pathologie durchzuführen und Infusionen zu verabreichen. Wir verwenden ein Simulationsmodell, um zu prognostizieren, wie gut Angebot und Nachfrage bei den Dienstleistungen zusammenpassen und welche Auswirkungen dies auf die Wartezeiten hat.

Unsere Vorhersage für Deutschland suggeriert, dass die Wartezeiten bis auf etwa 50 Monate ansteigen könnten, wenn Patienten aufgrund einer kurzen kognitiven Beurteilung vom Hausarzt an Fachärzte überwiesen würden. Die Wartezeiten würden für Patienten in der gesetzlichen Krankenversicherung etwa 1,9-mal so hoch sein wie die von Patienten mit privater Krankenversicherung, mit Wartezeiten von etwa 76 bzw. 40 Monaten. Nimmt man an, dass ein Bluttest für die Alzheimer-Pathologie als zusätzlicher Triage-Schritt benutzt würde, könnten die Wartezeiten auf unter 24 Monate reduziert werden (Mattke et al., 2024).

Ähnliche Studien in den USA (Mattke & Hanson, 2021) und Schweden (Mattke et al., 2023) haben vergleichbare Ergebnisse erzielt, während für England sogar längere Wartezeiten von bis zu 120 Monaten vorhergesagt wurden (Mattke et al., 2024). Eine deutsche Besonderheit ist, dass Wartezeiten auf PET-Untersuchungen für etwa ein Drittel der Wartezeit verantwortlich sind, während die Wartezeiten in den anderen Ländern fast ausschließlich auf den Mangel an Fachärzten zurückzuführen sind. Der Grund ist eine relativ hohe Zahl von 17 Fachärzten pro 100.000 Einwohner, verglichen mit Schweden mit 13,6, den USA mit 8,8, England mit 5,0 und einem G7-Durchschnitt von 11,0. Eine weitere Besonderheit ist, dass die Nutzungsrate für PET-Scanner in Deutschland mit etwa 600 Untersuchungen pro Gerät und Jahr gegenwärtig verhältnismäßig niedrig ist. Beispielweise werden in England bis zu 3.125 Untersuchungen pro Gerät und Jahr durchgeführt. Zu beachten ist, dass aktuell (September 2025) Amyloid-PET in Deutschland durch die gesetzlichen Kassen (außerhalb der Erprobungsstudie ENABLE) nicht erstattet wird, die Simulation geht aber davon aus, dass die Untersuchung im Rahmen der Indikationsstellung für die Therapie erstattet würde.

12.5 Lösungsansätze

12.5.1 Ausbildung anderer Kliniker

Obgleich Deutschland eine verhältnismäßig große Anzahl von Demenzspezialisten hat, ist deren Zahl dennoch nicht ausreichend, um den erwarteten Bedarf zu decken. Unsere obige Analyse hatte lediglich die Kapazität geschätzt, die initiale Diagnostik durchzuführen, um eine potenzielle krankheitsmodifizierende Therapie einzuleiten. Fachärzte werden auch gebraucht, um die Therapie zu überwachen und Patienten mit fortgeschrittener Demenz und Demenz anderer Ursache zu betreuen. Angesichts der langen Ausbildungszeit für Demenzspezialisten müssten Ärzte anderer, größerer Fachrichtungen in die Demenzbehandlung einbezogen werden, um die Lücken kurzfristig zu schließen. Zum Beispiel bieten in Südkorea die Korean Dementia Association und die Korean Association of Gerontology and Geriatrics ein gemeinsames Ausbildungsprogramm für Ärzte mit Interesse an der Demenzbehandlung an (Jun et al., 2021). Das Programm umfasst Schulungen zu Screening, Diagnose, Behandlung und Versorgung von Demenzpatienten sowie zu Einzelheiten der staatlichen Demenzpolitik. Japan hat über 5.000 Ärzte verschiedener Fachrichtungen zu Demenzbegleitern ausgebildet, die an der Schnittstelle zwischen Primärversorgung, Demenzspezialisten und spezialisierten medizinischen Einrichtungen arbeiten.

12.5.2 Neue Technologien

Bluttests für die Alzheimer-Pathologie

Theoretisch würde es die geringe Auslastung der PET-Scanner möglich machen, die Zahl der Untersuchungen substanziell zu erweitern. Allerdings limitiert der chronische Fachkräftemangel, teils bedingt durch die niedrigen Nettolöhne für technisches Personal im Verhältnis zu Sozialleistungen, dieses Potential realistisch auszuschöpfen. In diesem Zusammenhang hätten Bluttests für die Alzheimer-Pathologie zwei entscheidende Vorteile: Sie benötigen kein spezialisiertes Personal und sind kostengünstig. Die neueste Generation von Bluttests, die auf der Bestimmung von Plasma-Phospho-Tau217 beruhen, können ersten Veröffentlichungen nach bereits ähnliche Ergebnisse wie die Untersuchung von Rückenmarksflüssigkeit erreichen (Meyer et al., 2024). Unsere eigenen Analysen legen nahe, dass die Kombination eines Bluttests und der MMSE funktionell einer Erhöhung der Facharzt- und PET-Kapazität in den USA um 60 % bzw. 40 % entspricht, da weniger

Patienten ohne endgültige Behandlungsindikation zur weiteren Abklärung überwiesen werden (Mattke et al., 2020).

Digitale kognitive Tests

Die gängigsten kurzen kognitiven Tests, wie der MMSE und der MoCA, haben eingeschränkte Sensitivität und Spezifizität für die Erkennung der Frühstadien von kognitiven Einschränkungen. Daher übersehen sie einen großen Anteil von Patienten und haben gleichzeitig zahlreiche falsch positive Ergebnisse, die zu unnötigen weiterführenden Untersuchungen führen. Außerdem erfordert die Durchführung und Interpretation beider Tests 10–15 Minuten, was für den Routinegebrauch in der Primärversorgung zu lange ist. Kürzere und computergestützte Tests, die auch zusätzliche klinische Variablen wie Reaktionszeit und Augenbewegung erfassen und die Erkennung kognitiver Veränderungen im Laufe der Zeit erleichtern, zeigen hier großes Potential. (Chan et al., 2021)

Innovative Praxismodelle

In vielen Ländern haben andere Fachgebiete mit neuen Therapien auch neue Behandlungsmodelle entwickelt. Insbesondere die Onkologie hat sich zu einem Fachgebiet entwickelt, das komplexe Behandlungen in großen ambulanten Behandlungszentren anbietet. Leistungserbringer, Kostenträger und Planer müssen zusammenarbeiten, um die Erkenntnisse und Best Practices aus diesen Konzepten in Demenzbehandlungsmodelle mit standardisiertem Personal, Kompetenzmix und Prozessen zu integrieren. Eine solche Standardisierung kann durch zentrale Planung, wie in Frankreich, oder auch regionale Planung oder ein Akkreditierungssystem, wie in Großbritannien, erreicht werden. Eine angemessene Finanzierung und Vergütungsmodelle, die eine qualitativ hochwertige Versorgung belohnen, sind dabei entscheidend.

Die Erfahrung in anderen Therapiebereichen hat gezeigt, dass sich solche fortschrittlichen Praxismodelle organisch entwickeln können. So entwickelte sich beispielsweise die Rheumatologie mit dem Aufkommen immunmodulierender Medikamente von kleinen Kliniken zu Praxen mit großen Infusionszentren. Eine ähnliche Entwicklung fand in der Behandlung von Multipler Sklerose statt. Diese Fachgebiete hatten jedoch den Vorteil, schon lange über krankheitsmodifizierende Behandlungen zu verfügen, z. T. auch mit begrenzter Wirksamkeit, und konnten bei der Skalierung Patienten, die nicht auf die Standard-Behandlung ansprachen, priorisieren. Die Alzheimer-Krankheit hatte bislang keine krankheitsmodifizierende Behandlung. Dies ließ bislang wenig Raum für die Entwicklung von Praxismodellen.

12.6 Erkenntnisse für die Entwicklung von Alzheimer-Medikamenten aus der Perspektive der Vorbereitung des Gesundheitssystems

Dieses Kapitel hat die Herausforderungen veranschaulicht, die mit der Einführung von krankheitsmodifizierenden Alzheimer-Behandlungen verbunden sind. Grund dafür ist die Kombination aus einer weit verbreiteten Krankheit, einer großen Anzahl nicht diagnostizierter Patienten sowie einem komplexen Diagnose- und Überwachungsprozess. Einige dieser Herausforderungen sind spezifisch für die ersten Medikamente, die Amyloid-Ablagerungen aus dem Gehirn entfernen. Allerdings könnten die Behandlungen zukünftig sogar noch komplexer und schwieriger werden, wenn wir die zugrunde liegende Krankheitsbiologie besser verstehen und zu einer stärker personalisierten und/oder kombinierten Therapie übergehen, ähnlich wie in der Onkologie.

Ein vielversprechenderer Ansatz liegt in der Verbesserung diagnostischer Technologien, die Biomarker, kognitive Tests und Bildgebung umfassen. Umfangreiche Daten und ausgefeilte Analyseverfahren wie Deep Learning könnten es uns ermöglichen, Krankheitssubtypen mit unterschiedlichen pathobiologischen Merkmalen und Prognosen zu unterscheiden. Solche Erkenntnisse könnten uns helfen, Patienten zu identifizieren, die möglicherweise keine Behandlung benötigen, die Evaluation in spezialisierten Einrichtungen, wie den Gedächtnissprechstunden, zu optimieren und – möglicherweise – Subtypen zu identifizieren, die in der Primärversorgung behandelt werden können. Angesichts unseres bislang begrenzten Verständnisses von Hirnerkrankungen bedarf es hierfür jedoch erheblicher Forschungsanstrengungen.

Kurzfristig könnten die aus der Perspektive der Vorbereitung der Einführung neuer Therapien gewonnenen Erkenntnisse größere Auswirkungen darauf haben, wie zugelassene Medikamente auf den Markt gebracht werden, und auf die Medikamentenentwicklung. Das Ausmaß der Herausforderung könnte bedeuten, dass die Hersteller bei der Bereitstellung ihrer Produkte eine andere Rolle spielen müssen. Insbesondere in weniger entwickelten Gesundheitssystemen könnten sie dazu beitragen, die notwendige Infrastruktur für die Diagnose und Behandlung von Patienten zu schaffen, d. h. die Verringerung des kognitiven Abbaus als Dienstleistung und nicht nur als Arzneimittel anzubieten (Mattke et al., 2012).

Keine der diskutierten Lösungen ist einfach umzusetzen, aber die Reaktion auf die COVID-19-Epidemie hat bewiesen, dass Gesundheitssysteme sich rasch anpassen können, wenn ein Gefühl der Dringlichkeit besteht. Da seit Herbst 2025 die Behandlungen mit den krankheitsmodifizierenden Antikörpern Lecanemab und Donanemab in Deutschland verfügbar sind und das Expertengremium der EMA im Juli 2025 eine Zulassung von Donanemab empfohlen hat, sollte dieses Gefühl der Dringlichkeit jetzt aufkommen und eine Diskussion unter Patientenvertretern, politischen Entscheidungsträgern, Kostenträgern, Planern und Anbietern darüber auslösen, wie eine krankheitsmodifizierende Behandlung zugänglich gemacht werden kann.

wollen oder bagatellisieren. Eine Demenz ist heute immer noch eine stigmatisierende Erkrankung (Bundesministerium für Gesundheit, o.J.a). Wichtig ist in dieser Situation, einfühlsam die auffälligen Probleme zu erfassen und notwendige Diagnostik einzuleiten.

13.2.2 Altersvergesslichkeit

Mit dem Alter lässt bei jedem Menschen das Gedächtnis nach.

Typische Symptome für Altersvergesslichkeit sind:

- Schwierigkeiten, sich an Namen zu erinnern
- Leichte Wortfindungsstörungen
- Verlegen von Gegenständen
- Einschränkungen im Kurzzeitgedächtnis
- Abnehmende Merkfähigkeit für Details
- Zerstreutheit mit Schwierigkeiten, sich länger auf eine Sache zu konzentrieren oder mehrere Dinge gleichzeitig zu machen
- Verlangsamtes Erlernen neuer Informationen
- Probleme mit neuen, komplexen Herausforderungen

Prädisponierende Faktoren für kognitiven Abbau im Alter sind u.a. Multimorbidität, Einsamkeit, soziale Isolation sowie ein ereignisarmer Alltag.

Als protektive Faktoren gelten ein hoher sozioökonomischer Status, häufige und stabile Sozialkontakte, soziales Engagement sowie gesellschaftliche Teilhabe (Amboss, o.J.).

Eine normale Altersvergesslichkeit von einer beginnenden Demenz abzugrenzen, ist nicht einfach. Dies gilt insbesondere im Stadium der leichten kognitiven Beeinträchtigung, d.h., wenn die kognitiven Einschränkungen noch nicht nennenswert die Alltagskompetenz und die Selbstversorgung berühren. Jeder vergisst schon einmal etwas, verlegt Gegenstände oder erinnert sich an ein stattgefundenes Gespräch nicht mehr richtig (Stiftung Gesundheitswissen, o.J.).

Es gibt aber typische Auffälligkeiten, die auf eine beginnende oder schon bestehende Demenz hinweisen können (▶ Abb. 13.1):

- Vergessen kurz zurückliegender Ereignisse
- Schwierigkeiten, gewohnte Tätigkeiten auszuführen
- Sprachstörungen
- Nachlassendes Interesse an Arbeit, Hobbys und Kontakten
- Schwierigkeiten, sich in einer fremden Umgebung zurechtzufinden
- Fehlender Überblick über finanzielle Angelegenheiten
- Fehleinschätzung von Gefahren
- Ungekannte Stimmungsschwankungen, andauernde Ängstlichkeit, Reizbarkeit und Misstrauen
- Hartnäckiges Abstreiten von Fehlern, Irrtümern oder Verwechslungen (Bundesministerium für Gesundheit, o.J.a)

11 Warnsignale
für Demenz
Gedächtnisstörungen
Gesprächen nicht
mehr folgen können
Fehlende Orientierung
zur Zeit und an fremden Orten
Rückzug von der
Arbeit oder
sozialen Aktivitäten
... Dings ...
Fehlende Worte
im Gespräch
Probleme, den
Überblick zu behalten
KASSENBON
Salat 2,89 €
Milch 0,99 €
Eier 1,99 €
5,87 €
Schlechtes oder
vermindertes
Urteilsvermögen
Schwierigkeiten mit
alltäglichen Aufgaben
Veränderungen der
Stimmung oder/und
des Verhaltens
Probleme mit der
räumlichen Wahrnehmung
Verlegen
von Dingen
© Deutsche Alzheimer Gesellschaft

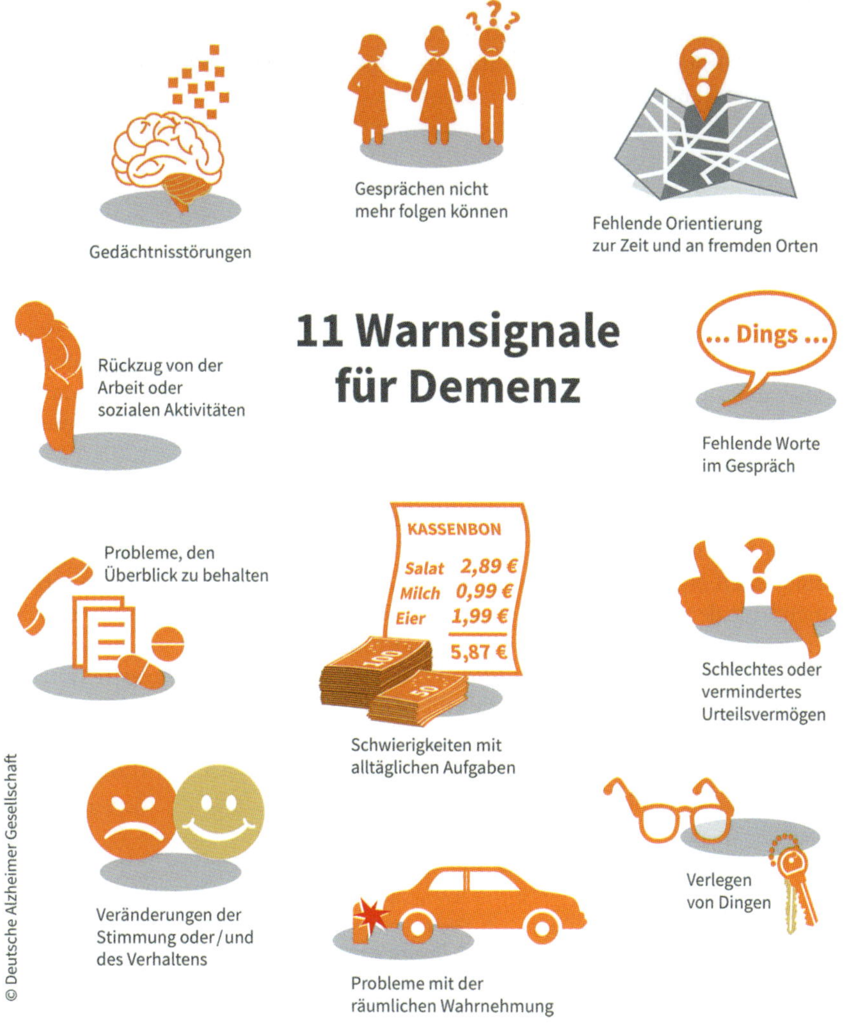

Abb. 13.1: 11 Warnsignale für Demenz (© Deutsche Alzheimer Gesellschaft e.V. Selbsthilfe Demenz – erarbeitet unter Mitwirkung des Beirats »Leben mit Demenz«, mit freundlicher Genehmigung)

Hausärzte sind sehr nah am Alltagsleben und am sozialen Leben ihrer Patienten und begleiten diese häufig über Jahrzehnte. Deswegen erhalten sie häufig besonders früh von den genannten Auffälligkeiten Kenntnis. In der Praxis muss dann geklärt werden, ob die kognitiven Einschränkungen schon Krankheitswert haben. Demenzkranke vergessen nicht nur ab und zu etwas. Angehörige beklagen, dass sie immer wieder die gleichen Fragen stellen, obwohl sie die Antwort schon mehrfach erhalten haben. Das nervt und führt zu Konflikten. Wenn jemand außerdem Gegenstände nicht nur verlegt, sondern sie an ungewöhnliche Orte räumt (z. B. die

Post in den Kühlschrank, die Wohnungsschlüssel zwischen die Wäsche im Schrank), ist das keine normale Alterserscheinung mehr. Schwierigkeiten bei der Alltagsbewältigung sowie selbst- und fremdgefährdendes Verhalten nehmen bei Demenzkranken zu. Angehörige berichten auch von aggressiven Reaktionen der Patienten, die sich gegen gut gemeinte Unterstützung und Fürsorge wehren und nicht wahrhaben wollen, dass sie Defizite haben und Hilfe brauchen (Bundesministerium für Gesundheit, o. J.a).

13.2.3 Demenz

Ursachen für kognitive Defizite sollten in der Hausarztpraxis frühzeitig erkannt werden. Wichtig ist dabei die Differenzierung zwischen primären und sekundären Demenzen, denn letztere können bei rechtzeitiger Beseitigung der zugrunde liegenden Ursachen vollständig geheilt werden. Da es sich bei sekundären Demenzen per definitionem nicht um Alzheimer-Demenzen handelt, kommen diese Patienten nicht für eine Behandlung mit krankheitsmodifizierenden, Alzheimer-spezifischen Arzneimitteln in Frage. Sie profitieren von anderen Therapieformen.

Auch bei primären Demenzen wie der Alzheimer-Demenz sollten frühzeitig Maßnahmen ergriffen werden, um das Fortschreiten der Erkrankung zu verlangsamen und den Patienten zu helfen, mit der Demenz noch möglichst lange ein selbstbestimmtes Leben mit erhaltener Lebensqualität zu haben.

Dazu kann (bei gegebener Indikation) auch die Behandlung mit einem neuen krankheitsmodifizierenden Arzneimittel (z. B. Anti-Amyloid-Antikörper) gehören, wenngleich diese Behandlung selbst nicht mehr in der Hausarztpraxis stattfindet. Trotzdem können in der Hausarztpraxis erste Schritte der Überprüfung einer Indikation hierfür erfolgen.

13.3 Diagnostik in der Hausarztpraxis

Sie erfolgt in einem mehrstufigen Prozess, bei dem es darum geht, die beklagte kognitive Störung zu bewerten, zwischen primärer und sekundärer Demenz zu differenzieren und abhängig vom Krankheitsstadium therapeutische Entscheidungen zu treffen. (Pantel, 2025; Amboss, o. J.; Stiftung Gesundheitswissen o. J.)

13.3.1 Eigen- und Fremdanamnese

Patienten und auch ihre Bezugspersonen sollten ausführlich befragt werden.

Besonders zu beachten sind dabei:

- Aktuelle Medikation einschließlich OTC-Präparaten (in Bezug auf die neuen Antikörpertherapien ist hier insbesondere auch eine laufende antithrombotische

Behandlung oder Antikoagulation von Relevanz, die eine Kontraindikation für diese Therapien darstellen kann)

- Räumliche und zeitliche Orientierungsstörung
- Probleme bei der Alltagsbewältigung
- Sprach- und Schreibschwächen
- Störung des Tag-Nacht-Rhythmus
- Gestörte emotionale Kontrolle
- Sozialer Rückzug
- Veränderung der Persönlichkeit

13.3.2 Medikamenten-Anamnese

Mehrere Medikamente können bei älteren Patienten demenzielle Symptome verursachen oder verschlimmern (Schenk, 2018). Ein regelmäßiges Medikamenten-Controlling, die Überprüfung der korrekten Medikamenteneinnahme sowie die Priorisierung der Medikation sind deshalb wichtige hausärztliche Aufgaben.

13.3.3 Körperliche Untersuchung

Neben allgemeinem körperlichem Status sind Seh- und Hörvermögen, die Kommunikations- sowie die Compliance-Fähigkeit zu beurteilen.

13.3.4 Laborchemische Untersuchung

- *Basislabor:*
  Blutbild, Elektrolyte, Nüchtern-Blutglukose, TSH, Blutsenkung oder CRP, GOT, Gamma-GT, Kreatinin, Harnstoff, Urinstatus, Vitamin B_{12}
- *Bei Bedarf:*
  Erweiterung um Differenzialblutbild, Blutgasanalyse, Lues-Serologie, HIV-Serologie, Borrelien-Serologie, Phosphat, HbA1c, Homocystein, FT3, FT4, Auto-Antikörper (MAK, TAK, TRAK, ANA, ANCA), Cortisol, Parathormon, Coeruloplasmin, Schwermetalle, Folsäure

13.3.5 Weitere Diagnostik in der Hausarztpraxis

Testverfahren

Zur Erfassung und Verlaufskontrolle von Defiziten im Kurz- und Langzeitgedächtnis, der Orientierung zu Personen, Raum und Zeit sowie der Alltagskompetenz eignen sich Mini-Mental-Status-Test (MMST), DemTect, TFDD, MoCA sowie der Uhrentest.

Technisch und bildgebend möglich sind: EKG, Langzeit-EKG, Langzeit-Blutdruckmessung, Schellong-Test sowie Sonografie.

Sind sekundäre Demenzen ausgeschlossen, erfolgt ggf. weitere Diagnostik bei Gebietsfachärzten und evtl. in einer Gedächtnisambulanz.

Entsprechend der S3-Leitlinie Demenzen kann hier mit Hilfe bildgebender Verfahren (CCT, MRT, spezielle nuklearmedizinische Verfahren) sowie mittels Liquor- und speziellen Blutuntersuchungen die Diagnose einer (frühen) Alzheimer-Krankheit gestellt und ein Therapie-Konzept entwickelt werden (Landgraf, 2022; DGPPN & DGN, 2025). Dabei ist die Indikation zur Durchführung einer krankheitsmodifizierenden Behandlung zu prüfen. Wie auch von der S3-Leitlinie empfohlen, ist im Hinblick auf die mögliche spätere Therapieeinleitung mit einer Anti-Amyloid-Antikörpertherapie bildgebend das MRT zu bevorzugen,

13.4 Nach Diagnosestellung

Die ersten Gespräche nach Diagnosestellung erfordern Einfühlungsvermögen. Vielen Menschen macht die Alzheimer-Demenz wegen fehlender kurativer Therapiemöglichkeit Angst. Betroffene befürchten, zunehmend ihre Selbständigkeit und Identität zu verlieren. Deshalb fällt es manchen sehr schwer, die Diagnose anzunehmen. Sie bagatellisieren nicht selten die beschriebenen Probleme und begründen sie mit teilweise schlüssig klingenden Erklärungen (Bundesministerium für Gesundheit, o.J.a; Pantel, 2025). Angehörige sehen neben den eventuell dramatischen Auswirkungen der Erkrankung auf die Persönlichkeit des Patienten enorme emotionale und finanzielle Belastungen auf sich zukommen. Eine Demenz belastet die ganze Familie. In dieser Phase müssen Betroffene und Angehörige gut über die Erkrankung und alle Unterstützungsmöglichkeiten im Alltag aufgeklärt werden. Wenn Fragen zu neuen krankheitsmodifizierenden Therapieformen aufkommen, über die sich Patient und Angehörige womöglich bereits vorab in verschiedenen Medien informiert haben, sollte der Hausarzt auch darauf vorbereitet sein. Sehr empfehlenswert ist grundsätzlich die Kontaktaufnahme zur Deutschen Alzheimer Gesellschaft, die neben umfangreichem Informationsmaterial auch Beratungen und Selbsthilfe-Gruppen anbietet (DAlzG, o.J.; ► Kap. 11).

Da die Erkrankung meist nur langsam fortschreitet (Bundesministerium für Gesundheit, o.J.a; Pantel, 2025; DGPPN & DGN, 2025), sollte alles getan werden, um sowohl Lebensqualität als auch Selbständigkeit bei möglichst niedriger Krankheitslast lange zu erhalten und das Leben zu Hause angenehm und konfliktfrei zu ermöglichen.

Hausärzte können dabei sehr gut unterstützen.

13.4.1 Therapeutische Optionen der Hausärzte

Medikamentöse Behandlungen

- Antidementiva (diese sind auch nach Zulassung der neuen krankheitsmodifizierenden Arzneimittel weiter relevant, zumal die neuen Therapien für die meisten Patienten nicht in Frage kommen. Aber auch eine begleitende/parallele Behandlung mit z. B. Lecanemab ist lt. Zulassungslabel der EMA möglich)
- Gute Einstellung relevanter Begleiterkrankungen

Nicht medikamentöse Behandlungen und Maßnahmen

- Kognitives Training und Stimulation (insbesondere in den frühen Stadien wirksam, z. B. gedächtnistrainierende Spiele, Gespräche, Merkfähigkeitsübungen)
- Biografiearbeit (Erinnerung trainieren durch Foto-Alben, Gespräche über vergangene Ereignisse, bekannte Lieder)
- Tagesstruktur und vertraute Umgebung (feste Essens-, Beschäftigungs- und Bettzeiten, stressfreier Alltag ohne Hetze und Veränderungen des Alltags, vertraute Umgebung, in der sich der Patient zurechtfindet, keine Reisen zu nicht bekannten Orten, möglichst keine Krankenhausaufenthalte)
- Ergotherapie (Förderung von Alltagskompetenzen und Selbstständigkeit)
- Physio- und Bewegungstherapie (Spaziergänge, Tanzen, Gymnastik oder einfache Bewegungsübungen zur Verbesserung von körperlicher Fitness, Koordination und Gleichgewicht, zum Abbau von Ängsten und Aggressionen, zur Verbesserung des Schlafs)
- Kunsttherapie (Singen, Musizieren, Malen)

Bei den prognostisch sehr wichtigen nicht medikamentösen Therapien sollten Bezugspersonen mit einbezogen werden und auch zu ihrer eigenen Entlastung Aufgaben übernehmen.

Mögliche Rolle der Hausärzte bei der Indikationsstellung für die Einleitung einer krankheitsmodifizierenden Antikörper-Therapie

Da die Behandlung mit Lecanemab und Donanemab laut Fachinformation von Ärzten eingeleitet und überwacht werden sollte, die Erfahrung mit Diagnostik und Behandlung der Alzheimer-Krankheit und niederschwelligen Zugang zu Magnetresonanztomografie (MRT) haben (Rote Liste Fachinfo Service, o. J.), werden sich diese Behandlungen ganz überwiegend im gebietsfachärztlichen Bereich (Neurologie, Psychiatrie, Geriatrie) abspielen (▸ Kap. 4). Vermutlich wird das auch bei anderen möglicherweise in Zukunft noch zugelassenen Immuntherapien so sein. Trotzdem werden Hausärzte als erste Anlaufstelle für ihre Patienten diesbezüglich viele Fragen gestellt bekommen: Komme ich für eine solche Therapie überhaupt in Frage? Wo/Wie kann ich das überprüfen lassen? Wo wird die Behandlung durchgeführt? Hier können Hausärzte bereits falsche bzw. übersteigerte Hoffnungen der Patienten korrigieren (▶ Kap. 11), aber auch wichtige Weichen stellen, wenn nach Durchführung der Basisdiagnostik (s. o.) die Indikation für eine neue krankheitsmodifizierende Therapie gestellt werden könnte. Dann ist Ausschlussdiagnostik (s. o.) erforderlich, zumal für Patienten mit anderen Demenzursachen außer der Alzheimer-Krankheit (z. B. vaskuläre Demenz oder Demenz bei Parkinson) eine solche Behandlung nicht in Frage kommt. Ausgeschlossen sind auch Patienten, bei denen die Demenz bereits mittelgradig fortgeschritten ist, wobei hier als (grober) orientierender Cut-Off-Score ein MMST-Wert < 20 herangezogen werden kann. Patienten unter Antikoagulation/antithrombotischer Therapie kommen ebenfalls nicht für eine Behandlung in Frage. Patienten, für die nach dieser ersten Indikationsprüfung eine Therapie grundsätzlich möglich ist, sollten an ein wohnortnahes Behandlungszentrum mit entsprechender Kompetenz überwiesen werden. Zur Optimierung des Schnittstellenmanagements dürfte hierbei ein kurzer zusammenfassender Befundbericht oder ein Überleitungsbogen mit den Kerninformationen (ätiologische Verdachtsdiagnose, MMST oder MoCA-Score, Begleiterkrankungen und laufende Medikation, MRT-Befund, falls nicht länger als 6 Monate zurückliegend) nützlich sein. Patienten, bei denen dann extern eine solche Behandlung eingeleitet wird, werden parallel dazu auch weiter in hausärztlicher Behandlung bleiben. Daher ist es wichtig, dass Hausärzte in Zukunft mit den Nebenwirkungen, Komplikationen und Wechselwirkungen (Antikoagulation!) dieser Therapie vertraut sind.

13.5 Fazit

- Hausärzte spielen bei der Versorgung von Menschen mit Demenz eine zentrale Rolle. Als erste Ansprechpartner bei neu auftretenden kognitiven Defiziten initiieren sie erforderliche Diagnostik, diskutieren mit Patienten sowie ihren Angehörigen die Diagnose mit den therapeutischen Optionen und betreuen sie dann ärztlich im weiteren Verlauf aller Stadien ihrer Erkrankung. Die Progredienz der Demenz zu verlangsamen und den Patienten ein möglichst langes selbstbestimmtes Leben mit erhaltener Lebensqualität zu ermöglichen, ist das entscheidende Therapieziel.

13.6 Literatur

Lenzen-Schulte, M. (2024). Alzheimer-Demenz: Wie früh ist sie diagnostizierbar? Deutsches Ärzteblatt 121 (3), A176–A179.

Bundesministerium für Gesundheit (o.J.a). Die Diagnose. https://www.bundesgesundheitsministerium.de/themen/pflege/online-ratgeber-demenz/die-diagnose.html (Zugriff am 17.07.25).

Friedrich-Alexander Universität Erlangen-Nürnberg (FAU) (2020). Versorgung von Menschen mit Demenz: Zu späte Diagnose und hohe Pflegebelastung, 03.03.2020. https://www.fau.de/2020/03/news/wissenschaft/versorgung-von-menschen-mit-demenz-zu-spaete-diagnose-und-hohe-pflegebelastung/ (Zugriff am 17.07.2025).

Deutsche Alzheimer Gesellschaft (DAlzG) (o.J.). Antworten auf häufige Fragen https://www.deutsche-alzheimer.de/demenz-wissen/antworten-auf-haeufige-fragen (Zugriff am 17.07.2025).

Pantel, J. (2025). Alzheimer-Demenz. Frühe Diagnostik – frühe Therapie. Consilium Themenheft 01–2025.

Amboss (o.J.). Altersvergesslichkeit. https://next.amboss.com/de/article/h60ckS?q=Altersvergesslichkeit#G5cBl10 (Zugriff am 17.07.2025).

Stiftung Gesundheitswissen (o.J.). Demenz. Was ist Demenz? https://www.stiftung-gesundheitswissen.de/wissen/demenz/hintergrund (Zugriff am 17.07.2025).

Landgraf, I. (2022). Demenz: Was kann der Hausarzt tun? MMW 2022; 164 (10), 40–41.

DGPPN, DGN (2025). S3-Leitlinien Demenzen. AWMF-Rg. Nr. 038–013, Fassung vom: 28.03.2025 – Version: 5.1. https://register.awmf.org/de/leitlinien/detail/038-013

Schenk, M. (2018). Kognitionsstörungen durch Medikamente: Verwirrt und vergesslich, aber nicht dement. Deutsches Ärzteblatt, 115 (44), A2002–A2005.

Bundesministerium für Gesundheit (o.J.b). Online-Ratgeber Demenz https://www.bundesgesundheitsministerium.de/themen/pflege/online-ratgeber-demenz.html (Zugriff am 18.07.2025).

Rote Liste Fachinfo Sevice (o.J.): Eisai Fachinformation – Leqembi 100 mg/ml – Konzentrat zur Herstellung einer Infusionslösung. (https://www.fachinfo.de/fi/pdf/025319/leqembi-100-mg-ml-konzentrat-zur-herstellung-einer-infusionsloesung, Zugriff am 21.07.2025).

14 Versorgungsperspektive: Niedergelassene Fachärzte

Jens Bohlken

Zusammenfassung

Vor dem Hintergrund der Zulassung krankheitsmodifizierender Therapien (DMT) zur Behandlung der frühen Alzheimer-Krankheit steht das deutsche Versorgungssystem vor tiefgreifenden strukturellen Herausforderungen. Die niedergelassenen Fachärztinnen und -ärzte nehmen dabei eine Schlüsselrolle ein: Sie agieren an der Schnittstelle zwischen Hausarztversorgung (▶ Kap. 13) und spezialisierten Gedächtnissprechstunden (▶ Kap. 15). Der Beitrag beleuchtet aus fachärztlicher Perspektive die praktischen und praxisökonomischen Implikationen der DMT-Einführung. Anhand aktueller Gebührenordnungspositionen werden ein gestufter Diagnoseprozess skizziert sowie verschiedene Versorgungsvarianten der Therapie dargestellt – von der Überweisung bis zur Durchführung in der eigenen Praxis. Zugleich werden bislang unzureichend erforschte Folgeprobleme wie Therapiekontinuität, Patientenauswahl und Kooperationsstrukturen thematisiert. Eine Analyse bisheriger Versorgungslücken sowie fehlender Begleitforschung unterstreicht die Notwendigkeit einer differenzierten Strategieentwicklung in den Praxen.

14.1 Einleitung

Die wissenschaftlichen Fachgesellschaften der Neurologie (DGN) und Psychiatrie (DGPPN) gehen für 2024 von einer Prävalenz von über 1,8 Millionen Menschen mit Demenz (MmD) aus und rechnen mit einer jährlichen Inzidenz von 450.000 MmD (www.dgppn.de). Angesichts dieser hohen Prävalenz, der Zulassung von krankheitsmodifizierenden Therapien (DMT) für die Behandlung von leichten kognitiven Störungen (MCI) und früher Alzheimer-Krankheit entwickelten Vertreter der Berufsverbände der Neurologie, Psychiatrie und Nervenheilkunde praktikable Versorgungsempfehlungen (Meier et al., 2025), damit sich diese Facharztgruppen in den Praxen ihrer besonderen Versorgungsverantwortung stellen (Meier et al., 2025). Erstmalig erlangen 2025 in Europa mit Lecanemab und Donanemab krankheitsmodifizierende Therapien (DMT) zur Behandlung der frühen

Alzheimer-Krankheit die Zulassung. Sollte sich die Wirksamkeit dieser Therapien unter »Real World«-Bedingungen bestätigen, sind erhebliche Veränderungen der Versorgungslandschaft zu erwarten. In den USA wurden z. B. nach der Zulassung von Lecanemab in den Quartalen 2/2023 bis 3/2024 bereits über 13.000 Patienten behandelt. Angesichts der zu erwartenden Prävalenz von über 2,5 Millionen MCI-Patienten würde in Deutschland die durchschnittliche Wartezeit auf einen Facharzttermin mehr als 50 Monate betragen (Mattke et al., 2024; ▶ Kap. 12). Bei diesen Prognosen sollte man sich vor Augen führen, dass die Erstattungsfähigkeit in Deutschland nicht gesichert ist (Frimmer & Osterloh, 2025). In den Facharztpraxen sieht man sich einerseits einer hoffnungsvollen Situation gegenüber, andererseits gibt es aber finanzielle Risiken.

In Deutschland haben bis zu 150 spezialisierte Gedächtnissprechstunden diese Entwicklung in internen Behandlungspfaden schon seit Jahren erprobt (Hausner et al., 2021).

Die S3-Leitlinie Demenzen (www.dgppn.de) wurde maßgeblich mit Blick auf die DMT verfasst. Demgegenüber scheint die hausärztliche Fachgesellschaft (DEGAM) erstaunlich zurückhaltend. Die unterschiedliche Einschätzung der DMT durch Facharzt- und Hausarztmedizin lässt auf deutliche Differenzen der Erwartungshaltungen schließen (Frimmer & Osterloh, 2025). Vor diesem Hintergrund stellt sich die Frage, welche Aufgabe die neuro-psychiatrische Fachärzteschaft in den kassenärztlichen Praxen bei der Versorgung mit DMT bei der frühen Alzheimer-Krankheit hat?

14.2 Niedergelassene Fachärzte in einer Zwischenposition

Bezüglich der aktuellen Anforderungen an die Durchführung der neuen Diagnostik und Therapie nehmen die niedergelassenen Ärzte aus den Bereichen Neurologie und Psychiatrie eine Zwischenstellung zwischen der Hausarztmedizin und den Gedächtnissprechstunden ein. Die Probleme und die Lösungsmöglichkeiten für das fachärztliche Praxismanagement werden im Folgenden unter drei Gesichtspunkten betrachtet:

1. Die aktuelle Gebührenordnung
2. Die bisherige Versorgungssituation
3. Die Perspektive des Praxisinhabers

14.2.1 Gebührenordnung (Stand 2025)

Die Kenntnis der Gebührenordnungspositionen (GOP) des Einheitlichen Bewertungsmaßstabes (EBM) (www.kbv.de) sind wichtig, weil auf Ebene eines einzelnen

Praxisbetriebes Vorkehrungen getroffen werden müssen, um eine Bestandsgefährdung durch Überforderung zu vermeiden. Deshalb wird hier vorgeschlagen, den Diagnoseprozess auf mehr als zwei Quartale zu strecken. Damit wird berücksichtigt, dass in Praxen für einen Drei-Monats-Zeitraum nur ein beschränktes €-Volumen zur Verfügung steht. Das kann regional und abhängig von gesonderten Leistungen ungefähr 50 bis 90 € pro Quartal und Behandlungsfall betragen. Die folgenden Beispiele beanspruchen keine Vollständigkeit. Zukünftige Veränderungen der Gebührenordnung hinsichtlich der Bezeichnungen und der Preisgestaltung sind zu berücksichtigen. Die GOP der Radiologie- und der Laborleistungen sowie der Liquorpunktion werden hier nicht berücksichtigt.

14.2.2 Diagnoseprozess und Gebührenpositionen in drei Schritten

1. Termin mit einer ersten ärztlichen syndromalen Einschätzung; Anamnese und Screening bei kognitiven Störungen (neuro-psychiatrische Befunderhebung und Gespräch: z. B. für Psychiater GOP 21212, 21220 × 2–30 Minuten) sowie eine orientierende neuropsychologische Untersuchung (GOP 35602 × 6–30 Minuten) ergeben im aktuellen EBM von 2025 86 €
2. Termin mit Exploration der Therapiemotivation und den Behandlungserwartungen ggf. mit Fremdanamnese und Erörterung einer genetischen Untersuchung (GOP 21212, 21216 oder 21220–20 Minuten) und einer vertiefenden neuropsychologischen Untersuchung, z. B. CERAD (GOP 35602 × 8–40 Minuten) ergibt zusammen 87,84 €
3. Termin mit abschließender Befund-Besprechung inklusive der externen radiologischen und labormedizinischen Befunde und Entscheidung über die Behandlungsindikation sowie Erläuterung der Anforderungen der DMT bzw. von alternativen und/oder additiven Therapie- und Präventionsmöglichkeiten (GOP 21212, 21220–20 Minuten – 42,76 €)

14.2.3 Vier Varianten der Therapiedurchführung – z. B. Lecanemab

- *Variante A:* Überweisung an eine Gedächtnisambulanz oder ein spezialisiertes Facharztzentrum, weil die eigene Facharztpraxis nicht ausreichend ausgestattet und spezialisiert ist
- *Variante B:* Durchführung der Therapie in der eigenen Praxis. Infusionstherapie alle zwei bzw. vier Wochen (GOP 21212, 01510 × 6 – Infusionsdauer mind. 60 Minuten und mind. 60 Minuten Nachbeobachtung – zusammen 329,40 €). Der Umfang der Therapiekontrolle und des Managements unerwünschter Arzneiwirkungen, z. B. ARIA (▶ Kap. 7), ist aktuell schwer abzuschätzen
- *Variante C:* spezialärztliche Versorgung im Rahmen gesonderter Verträge oder im Rahmen spezialisierter geriatrischer Versorgung

- *Variante D:* Fortführung der in Gedächtnisambulanzen indizierten und begonnenen Therapien

14.2.4 Folgeprobleme

Wahrscheinlich ist mit zahlreichen Folgeproblemen zu rechnen: Was z. B. passiert mit den abgewiesenen Patienten? Welche Therapieangebote sind möglich bei weiterbestehendem Leidensdruck? Was ist zu berücksichtigen, wenn es zur Unterbrechung oder zum Abbruch der Therapie kommt? Schließlich ist aktuell nicht absehbar, in welchem Umfang die Kosten zukünftig von den Kassen getragen werden. Es gibt also vielfältige interne und externe Aufgaben für das Strategie-Management einer Praxis. Wichtig ist weiterhin die Pflege der Kooperation mit den Hausarztpraxen einerseits und den Spezialambulanzen andererseits, sowie Berücksichtigung von zukünftigen Innovationen im Bereich der DMT, wie z. B. die Einführung blutbasierter Biomarker, die Verlängerung der Zeitabstände zwischen den Infusionen oder die Einführung subkutaner Injektionsmöglichkeiten.

14.3 Ausgangssituation 2010–2022: Versorgungslücke

Es gibt Hinweise, dass Demenzen und insbesondere MCI unterdiagnostiziert sind. Die administrative Prävalenz der Demenz fällt im Vergleich zur geschätzten wahren Prävalenz von über 1,8 Millionen MmD mit 1,4 Millionen MmD 2022 deutlich niedriger aus (Michalowsky et al., 2025). Diese Differenz hat unterschiedliche Ursachen und ist nicht allein einer fehlenden ärztlichen Aufmerksamkeit geschuldet (vgl. Stallard et al., 2025). Trotz Leitlinienempfehlung sank von 2010–2021 die Verordnungshäufigkeit symptomatisch wirkender Antidementiva (Bohlken et al., 2025). Hinsichtlich der Bereitschaft, sich der Biomarker-orientierten Frühdiagnostik zu widmen, bestehen Unterschiede zwischen forschungsnahen und forschungsfernen Einrichtungen (Bohlken et al., 2015). Die Motivation der Patienten in spezialisierten Gedächtnissprechstunden unterscheiden sich von jener in der fachärztlichen Routineversorgung (Bohlken et al., 2020). Schließlich ist zu berücksichtigen, dass Befragungsstudien oft dem Fehler einer Antworttendenz zur sozialen Erwünschtheit unterliegen. Die Angaben zum Diagnoseverhalten (Roth et al. 2023) entsprechen nicht zwangsläufig dem realen Leistungsgeschehen (Schulz et al., 2020). MCI-Patienten werden zwar gründlicher untersucht, aber es wird zu wenig neuropsychologisch getestet, die zerebrale Bildgebung erfolgt zu selten, Lumbalpunktionen werden selten oder gar nicht durchgeführt (Schulz et al., 2020). Es ist eine offene Forschungsfrage, ob es in den letzten Jahren zu einer Verbesserung im Leistungsgeschehen gekommen ist (Menne et al., 2023).

14.4 Aktuelle Studien: Forschungslücke

Es gibt wenig Studien, die diese Entwicklung mit Blick auf die fachärztliche Versorgungsrealität untersuchen. International finden sich einige Beispiele: zur Rolle der Psychiater (Gopalakrishna et al., 2023), zu den Unterschieden fachärztlichen Handelns in den USA im Vergleich zu Deutschland (Menne et al., 2023), zum realen Behandlungsweg (Pruzin et al., 2023; Juday et al., 2024). Erste Berichte über den Einsatz von Lecanemab in der Routineversorgung weisen noch geringe Fallzahlen auf (Shields et al., 2024). Es gibt z.Z. keine Studie über die Anzahl der insgesamt mit Lecanemab behandelten Patienten. Hier ist man auf die Geschäftsberichte der Industrie angewiesen (www.eisai.com).

14.5 Wie kann man sich als Praxisinhaber oder Praxisinhaberin vorbereiten?

Zunächst sollte die eigene fachärztliche Kompetenz eingeschätzt werden. Es macht wenig Sinn, wenn man kein Interesse an Demenzversorgung und wenig Erfahrung mit der Durchführung neuropsychologischer Tests oder von Lumbalpunktionen hat und diese nicht ohne Anleitung durchführen will. Weiterhin sollte die wirtschaftliche Kraft der eigenen Praxis beurteilt werden. Ist man bereit, wirtschaftliche Risiken einzugehen? Bestehen Möglichkeiten, im eigenen Betrieb den neuen Personal- und Raumanforderungen gerecht zu werden? Sowohl die Diagnostik als auch die Infusionstherapie benötigen zusätzliche Räume und Personal. Da summieren sich Kosten auf einen 5-stelligen Jahresbetrag. Bezüglich der Kostenrechnung sind die Angaben für Gedächtnissprechstunden hilfreich (Onur et al., 2022). Für die Praxisorganisation sind Praxen beispielgebend, die bereits früher Innovationen im Bereich der Versorgung von Patienten mit Multipler Sklerose oder Demenzen durchgeführt haben. Dort kann man oft beobachten, wie ärztliche Praxisbetriebe ein hohes Maß an Dynamik und Flexibilität erreichen können.

14.6 Fazit

- Die Anforderungen zur Durchführung von DMT sind hoch. Sie entsprechen zwar einem modernen Facharztstandard und überfordern zunächst nicht. Die Versorgungsrealität ist allerdings merklich davon entfernt, den Anforderungen gerecht zu werden.

- Es sind deshalb erhebliche Anstrengungen notwendig. Vorausgesetzt, man traut es sich fachlich zu, sollte man das wirtschaftliche Risiko für den eigenen Betrieb gut abschätzen.
- Es gibt bisher in Deutschland keine Begleitforschung für Facharztpraxen und keine Folgenabschätzung für Patienten, die nicht von der DMT profitieren können.

14.7 Literatur

Bohlken, J., Köbe, T., Dietz, L.M. et al. (2015). Unterscheiden sich die Einstellungen von MCI-Patienten einer Gedächtnissprechstunde von denen einer Versorgerpraxis? Fortschr Neurol Psychiatr. 83(10), 563–567. https://www.doi.org/10.1055/s-0041-108097

Bohlken, J., Rädke, A., Kohlmann, T. (2020). Versorgungserwartungen von Patienten mit leichten kognitiven Störungen in einer Facharztpraxis. Psychiatr Prax.,47(2), 87–93. https://www.doi.org/10.1055/a-1013-0237

Bohlken, J., Kostev, K., Michalowsky, B. (2025). Alzheimer-Demenz und Antidementiva-Verordnungen 2010–2021 in 357 Hausarzt- und 71 Facharztpraxen. Psychiatr Prax. 52(1), 44–47. https://www.doi.org/10.1055/a-2370-1933

Frimmer, V., Osterloh, F. (2025). Alzheimer-Antikörper Lecanemab. Sorge vor Kollateralschäden. Deutsches Ärzteblatt 121(24), 1556–1557.

Gopalakrishna, G., Brunton, S., Pruzin, J. et al. (2023). Understanding the role of psychiatrists in the diagnosis and management of mild cognitive impairment and mild Alzheimer's disease dementia: a cross-sectional survey. BMC Psychiatry. 23(1), 716 https://www.doi.org/10.1186/s12888-023-05129-5

Juday, TR., Holub, A., Mattke, S. et al. (2024). Real-world diagnostic, referral, and treatment patterns in early Alzheimer's disease among community-based practices in the United States. J Alzheimers Dis. 102(4), 1172–1182. https://www.doi.org/10.1177/13872877241297128

Mattke, S., Tang, Y., Hanson, M. et al. (2024). Current Capacity for Diagnosing Alzheimer's Disease in Germany and Implications for Wait Times. J Alzheimers Dis. 101(4), 1249–1259. https://www.doi.org/10.3233/JAD-240728

Meier, U., Duning, T., Gehring, K. et al. (2025). Alzheimer-Qualitätshandbuch. Praxisinstrument für die Versorgung von Menschen mit Alzheimerdemenz. Neurotransmitter 25; 36(2), 15–21.

Menne, F., Grimmer, T., Schipke, CG. (2023). Comparison of diagnostic routines for suspected Alzheimer's disease patients in US-American and German primary care. Neurodegener Dis Manag. 13(5), 269–280. https://www.doi.org/10.2217/nmt-2023-0023

Michalowsky, B., Hoffmann, W., Riedel-Heller, S. et al. (2025). Rückgang der Demenzdiagnosen im niedergelassenen Bereich. Eine Auswertung von vertragsärztlichen Abrechnungsdaten. Dtsch. Arztebl Int. 122, 373–378. https://www.doi.org/10.3238/arztebl.m2025.0090

Onur, OA., Wolff-Menzler, C., von Arnim, CAF. et al. (2022). Kosten der Diagnostik kognitiver Störungen in deutschen Gedächtnisambulanzen. Fortschr Neurol Psychiatr. 90(7–8), 361–367. https://www.doi.org/10.1055/a-1871-9889

Pruzin, JJ., Brunton, S., Alford, S. et al. (2023). Medical Journey of Patients with Mild Cognitive Impairment and Mild Alzheimer's Disease Dementia: A Cross-sectional Survey of Patients, Care Partners, and Neurologists. J Prev Alzheimers Dis. 10(2), 162–170. https://www.doi.org/10.14283/jpad.2023.21

Rommel A., Gaertner, B., Neuhauser, H. (2025). Dementia – Prevalence, trends and regional patterns in Germany. An analysis based on routine data from the statutory health insurance. J Health Monit. 10(1), e13079. https://www.doi.org/10.25646/13079

Roth, S., Burnie, N., Suridjan, I et al. (2023). Current Diagnostic Pathways for Alzheimer's Disease: A Cross-Sectional Real-World Study Across Six Countries. J Alzheimers Dis Rep. 29;7(1), 659–674. https://www.doi.org/10.3233/ADR230007

Schulz, M., von Stillfried, D., Bohlken, J. (2020). Diagnoseverfahren bei Patienten mit leichten kognitiven Störungen und bei Patienten mit Demenz. Nervenarzt 91(2), 141–147. German. https://www.doi.org/10.1007/s00115-019-00829-4

Shields, LBE., Hust, H., Cooley, SD., et al. (2024). Initial Experience with Lecanemab and Lessons Learned in 71 Patients in a Regional Medical Center. J Prev Alzheimers Dis. 11(6), 1549–1562. https://www.doi.org/10.14283/jpad.2024.159

Stallard, PJE., Ukraintseva, SV., Doraiswamy, PM. (2025). Changing Story of the Dementia Epidemic. JAMA JAMA, *333*(18), 1579–1580. https://doi.org/10.1001/jama.2025.1897

15 Versorgungsperspektive: Gedächtnisambulanzen und universitäre Zentren

Frank Jessen

Zusammenfassung

Gedächtnisambulanzen wurden ab den 1980er Jahren zunächst an Universitätskliniken entwickelt. Heute sind sie oft zentraler Bestandteil der regionalen Versorgung von Menschen mit Demenzerkrankungen. Die Vernetzung der Einrichtungen wird durch das Deutsche Netzwerk Gedächtnisambulanzen (DNG) wesentlich gestärkt. Durch ihre Expertise in der Frühdiagnostik und innovativen Behandlung von Menschen mit Demenz und ihrer spezifischen Beratungskompetenz sind sie im besonderen Maß geeignet, neue Therapien, z. B. mit gegen Amyloid gerichteten Antikörpern, umzusetzen. Aufgrund der hohen Zahl von Patienten müssen Gedächtnisambulanzen allerdings ihre Arbeitsweisen anpassen und eine kostendeckende Finanzierung muss etabliert werden.

15.1 Entwicklung von Gedächtnisambulanzen

Die erste Gedächtnisambulanz in Deutschland wurde in den 1980er Jahren an der Psychiatrischen Klinik der Technischen Universität München eröffnet. Der Hintergrund war die beginnende operationalisierte und strukturierte klinische Forschung zu Demenzen, die u. a. ihren Ursprung in den 1984 publizierten Kriterien der wahrscheinlichen Alzheimer-Krankheit hatte (McKhann et al., 1984). In diesen Zeitraum fallen auch die klinischen Studien für die aktuell verfügbaren symptomatischen Therapien der Alzheimer-Krankheit (Acetylcholinesterase-Hemmer, NMDA-Antagonist). In den 1990er und frühen 2000er Jahren wurden insbesondere in psychiatrischen Abteilungen deutscher Universitätskliniken zahlreiche Ambulanzen mit einer ähnlichen klinisch-wissenschaftlichen Ausrichtung eingerichtet.

Mit der Förderung des Kompetenznetzes Demenzen (KND) durch das Bundesministerium für Bildung und Forschung in den Jahren von 2002–2004 wurde eine erste Netzwerkstruktur von universitären Gedächtnisambulanzen in Deutschland etabliert. In diesem Netzwerk wurden u. a. systematisch neuropsychologischen Konzepten der Früherkennung der Alzheimer-Krankheit, inklusive der Leichten Kognitiven Störung, Magnetresonanz (MR-)Bildgebungstechnologien und Liquor-Biomarker-Messungen harmonisiert und wissenschaftlich evaluiert (u.a. Jessen et al., 2009; Peters et al., 2016; Frölich et al., 2017). Die meisten universitären Gedächtnisambulanzen haben von Beginn an kontinuierlich auch an klinischen Studien mit neuen Medikamenten zur Behandlung der Alzheimer-Krankheit, typischerweise der Phasen II und III, teilgenommen.

Im Jahr 2008 wurde das Deutsche Zentrum für Neurodegenerative Erkrankungen (DZNE) als nationale Forschungseinrichtung gegründet. An den verschiedenen Standorten des DZNE sind jeweils die universitären psychiatrischen und neurologischen Gedächtnisambulanzen assoziiert. In diesem Netzwerk wurde mit der DELCODE-Studie das Konzept der Früherkennung weitergeführt und neue Diagnostikverfahren, wie funktionelle MR-Bildgebung, Amyloid-Positronenemissionstomografie (PET), digitale kognitive Testung und blutbasierte Biomarker evaluiert (u.a. Jessen et al., 2023).

Im Jahr 2020 wurde das Deutsche Netzwerk Gedächtnisambulanzen (DNG) gegründet (https://deutschesnetzwerkgedachtnisambulanzen.clubdesk.com), an dem universitäre und nicht-universitäre Gedächtnisambulanzen aus psychiatrischen, neurologischen und geriatrischen Kliniken teilnehmen. Im DNG wurde das Deutsche Demenzregister etabliert – als eine Struktur, die in standardisierter Form Patienten aus Gedächtnisambulanzen in frühen Stadien der Alzheimer-Krankheit und anderer Demenzformen erfasst. Dieses Register kooperiert mit dem DESCRIBE-Register, in dem Patienten der DZNE-assoziierten Gedächtnisambulanzen erfasst werden. Das DNG hat zusätzlich Harmonisierungs- und Zertifizierungsinitiativen für Gedächtnisambulanzen entwickelt sowie Kosten von Gedächtnisambulanzen kalkuliert und publiziert. Das DNG fördert ferner den wissenschaftlichen Nachwuchs. Aus dem DNG heraus werden Leitlinien für den Einsatz krankheitsmodifizierender Therapien, aktuell für die gegen Amyloid gerichteten Antikörper Lecanemab und Donanemab, entwickelt. Mitglied im DNG können alle Mitarbeiter von Gedächtnisambulanzen werden. Auf einem jährlichen Kongress finden ein intensiver Austausch aller Arbeitsgruppen innerhalb des DNG sowie Fortbildungen statt.

In der Innovationsfondsstudie ENABLE, welche die DZNE- und DNG-assoziierten Gedächtnisambulanzen verbindet, wird der Nutzen der Amyloid-PET-Bildgebung (▶ Kap. 6) in der Demenzdiagnostik untersucht. Durch die Teilnahme an jüngsten klinischen Studien sind viele Gedächtnisambulanzen des DNG und des DZNE mit der Gabe von monoklonalen Antikörpern (z.B. Lecanemab, Donanemab), inkl. des erforderlichen Monitorings mittels MRT, vertraut.

15.2 Arbeitsweise von Gedächtnisambulanzen

Die Zuweisung von Patienten zu universitären und nicht-universitären Gedächtnisambulanzen geschieht typischerweise durch ein lokales Netzwerk, bestehend aus Haus- und Fachärzten. Häufig suchen Patienten auch überregional einzelne Ambulanzen auf. Die Zahl der Neuvorstellungen in Gedächtnisambulanzen pro Jahr variiert zwischen 200 und 1.000 Patienten (Meiberth et al., 2019). Die meisten Gedächtnisambulanzen haben aktuell eine Wartezeit von mehreren Wochen bis zu mehreren Monaten für eine Erstvorstellung.

Typischerweise findet die Diagnostik in einem gestuften Prozess statt, der der S3-Leitlinie Demenzen folgt (DGN & DGPPN, 2025). Er besteht aus einem umfassenden ärztlichen Gespräch, inklusive Gespräch mit Angehörigen, im Regelfall einer ausführlichen neuropsychologischen Testung, insbesondere bei leichten Beeinträchtigungsstadien, einer Blut- und häufig Liquor-Biomarker-basierten ätiologischen Diagnostik sowie der Hinzunahme von MR-Bildgebung, entweder in Form von an anderen Institutionen durchgeführten MRT oder von MRT aus dem Krankenhaus der Gedächtnisambulanz selbst. Eine Amyloid-PET-Bildgebung wird von den gesetzlichen Krankenkassen nicht bezahlt, bei Selbstzahlern aber gelegentlich durchgeführt. In einzelnen Fällen kommen auch andere molekulare Bildgebungsverfahren und genetische Diagnostik zum Einsatz.

Am Ende des diagnostischen Prozesses steht ein Abschlussgespräch, indem die Aufklärung über die Befunde stattfindet. Entweder erfolgt dann eine Weiterbehandlung in der Ambulanz oder eine Rückverweisung an den zuweisenden Arzt mit einer Behandlungsempfehlung. Es besteht oftmals auch die Möglichkeit des Einschlusses in eine klinische Studie. Auch wenn die grundsätzlichen Abläufe in allen Ambulanzen vergleichbar sind und durch das DNG eine zunehmende Harmonisierung angestrebt wird, sind die einzelnen Schritte in den jeweiligen Ambulanzen unterschiedlich ausgestaltet. Einige Ambulanzen bieten zusätzlich Angehörigengruppen und Sozial- und Rechtsberatung an.

Die Kosten für eine Gedächtnisambulanz-basierte Diagnostik wurden im Rahmen einer Arbeitsgruppe des Netzwerks Gedächtnisambulanzen analysiert und publiziert (Onur et al., 2022). Die Vergütungsmodelle sind unterschiedlich. Wird im Rahmen einer psychiatrischen Institutsambulanz abgerechnet, gibt es entweder eine pauschalisierte Vergütung mit variablen Summen oder Einzelleistungsvergütungen. Neurologische und psychiatrische Universitätskliniken haben darüber hinaus die Möglichkeit, über eine Hochschulambulanzpauschale abzurechnen, die ebenfalls zwischen den Standorten variiert. An einigen Standorten kann Bildgebungsdiagnostik über die Großgerätepauschale abgerechnet werden. Wahlleistungspatienten erhalten Rechnungen nach der Gebührenordnung für Ärzte (GOÄ). Im Regelfall ist der Aufwand für die Diagnostik höher als die Erlöse, sodass eine vollständige Kostendeckung meistens nicht erreicht wird und damit eine Ausdehnung der diagnostischen Leistungen oder der Anzahl an Patienten aus wirtschaftlichen Gesichtspunkten nur begrenzt möglich ist.

15.3 Die Rolle der Gedächtnisambulanzen im Rahmen der gegen Amyloid gerichteten Antikörper-Therapien

Die Gedächtnisambulanzen verfügen über alle erforderlichen inhaltlichen und technischen Voraussetzungen, um die gegen Amyloid gerichteten Antikörper-Therapien einzusetzen. Hierzu gehören die syndromale Erkennung der leichten kognitiven Störungen und leichten Demenz und die ätiologische Zuordnung zur Alzheimer-Krankheit mit Biomarkern. Der Standard der Biomarker-Diagnostik ist die ambulante Lumbalpunktion und Liquor-Untersuchung. Amyloid-PET-Bildgebung ist zumindest an allen universitären Standorten verfügbar. Erste universitäre Gedächtnisambulanzen setzen auch blutbasierte Biomarker ein (▸ Kap. 5).

In den Krankenhausstrukturen, an denen universitäre Gedächtnisambulanzen angesiedelt sind, besteht typischerweise die räumliche Möglichkeit, Infusionstherapien anzubieten. Die Infrastruktur für die erforderliche Überwachung und das Management von Nebenwirkungen inklusive Verlaufs-MRT sind an universitären Gedächtnisambulanzen typischerweise gegeben. Das DNG fordert für den Einsatz der gegen Amyloid gerichteten Antikörper-Therapien auch ein interdisziplinäres Board, bei dem verschiedene Fachdisziplinen zusammenkommen und einzelne Fälle in Bezug auf Indikation und Therapieentscheidung bei Nebenwirkungen diskutieren. Universitäre Gedächtnisambulanzen haben oftmals schon interdisziplinäre fallbezogene Konferenzen oder können diese zeitnah zu einem Behandlungs-Board ausbauen. Durch die Erfahrung in klinischen Studien ist auch die Umsetzung von Post-Authorization Safety Studies (PASS) an universitären Gedächtnisambulanzen unproblematisch möglich. Im Rahmen des Zertifizierungsprozesses des DNG werden die erforderlichen strukturellen Voraussetzungen von Gedächtnisambulanzen für die Gaben von gegen Amyloid gerichteten Antikörper-Therapien mittels Selbstauskunft erhoben.

15.4 Herausforderungen für die Gedächtnisambulanzen im Rahmen der gegen Amyloid gerichteten Antikörper-Therapien

Die wesentliche Herausforderung für die Gedächtnisambulanzen ist die Kapazität (▸ Kap. 12). Aktuell gibt es wochen- oder monatelange Wartezeiten für eine Erstvorstellung in einer Gedächtnisambulanz und häufig mehrere Wochen Wartezeit bis zur abschließenden Diagnose. Dies führt zu einem Zeitverlust bei Patienten, der für eine Therapie genutzt werden könnte. Ein zweiter Kapazitätsengpass sind die Infusionsplätze. Die Anzahl von behandelbaren Patienten ist durch die Anzahl der zur Verfügung stehenden Infusionsplätze begrenzt. Dies wird dazu führen, dass mittelfristig Patienten, die für die Therapie grundsätzlich in Frage kommen, diese in Gedächtnisambulanzen aus Kapazitätsgründen nicht erhalten können. Ob der Ausbau von Kapazitäten in Gedächtnisambulanzen möglich ist, hängt von der Wirtschaftlichkeit der Gabe der Therapien ab. Inwiefern sich im Rahmen der gegen Amyloid gerichteten Antikörper-Therapien ein positives wirtschaftliches Ergebnis für die Kliniken, an denen die Gedächtnisambulanzen angesiedelt sind, realisieren lässt, wird sich in der Zukunft zeigen.

In Bezug auf die Zuweisungen ist es erforderlich, eine bessere Vorfilterung von Patienten zu den Gedächtnisambulanzen zu realisieren, um die diagnostischen Kapazitäten auf die Patienten zu fokussieren, die eventuell für eine Behandlung infrage kommen. Dies bedeutet, dass z. B. Patienten, die keine objektivierbaren kognitiven Störungen haben, oder Patienten mit bereits mittelgradiger oder schwerer Demenz, idealerweise im Vorfeld entsprechend erkannt werden und gar nicht in den diagnostischen Prozess der Gedächtnisambulanz eingeschleust werden (▸ Kap. 13). Dies gilt natürlich nur, wenn die Frage nach einer gegen Amyloid gerichteten Therapie der wesentliche Vorstellungsgrund ist.

Um eine Verbesserung der Zuweisungssystematik zu erreichen, finden aktuell verschiedene Projekte statt. In Köln gibt es beispielhaft ein Vernetzungsprojekt (ALFI) von Hausärzten (▸ Kap. 13), Fachärzten (▸ Kap. 14), Gedächtnisambulanzen und Beratungsstellen (▸ Kap. 11) über eine digitale Plattform, bei der schnelle diagnostische Entscheidungen getroffen werden, Doppeldiagnostik vermieden und die Zuweisung der Patienten zu der Gedächtnisambulanz optimiert werden soll. Das Innovationsfondprojekt (VERF-AK) arbeitet mit einer vorgeschalteten neuropsychologischen diagnostischen Schnittstelle, die evaluiert, ob Patienten potenziell für eine gegen Amyloid gerichtete Antikörper-Therapie geeignet sind. Weitere Projekte beschäftigen sich mit der Zuhilfenahme digitaler kognitiver Testung, um Patienten ohne kognitive Beeinträchtigung zu identifizieren und eine Weiterleitung dieser Patenten in die Gedächtnisambulanz zu vermeiden.

Auch wenn die Filterung der Zuweisung der Patienten zu den Gedächtnisambulanzen optimiert wird, bleibt aber der diagnostische Druck hoch. Aufgrund der spezifischen Geschichte der Gedächtnisambulanzen mit der Entwicklung aus einer wissenschaftsbasierten umfassenden Diagnostik bei kleinen Patientenzahlen heraus, muss ein Umdenken stattfinden: hin zu einer beschleunigten Diagnostik, die größeren Fallzahlen gerecht wird. Hierfür sind Optimierungen und Verkürzungen diagnostischer Schritte erforderlich. Potenziale bieten hier möglicherweise auch die Erfassung von Patientendaten im Vorfeld der Vorstellung, Unterstützung durch digitale Tests mit Verkürzung neuropsychologischer Untersuchungen, telemedizinische Ansätze und der Einsatz blutbasierter Biomarker. Die Voraussetzung für eine erhöhte diagnostische Tätigkeit ist grundsätzlich eine kostendeckende Finanzierung.

15.5 Ausblick

Gedächtnisambulanzen sind als Exzellenzzentren in bester Weise qualifiziert, geeignete Patienten für die gegen Amyloid gerichteten Antikörper-Therapien zu identifizieren, sie adäquat aufzuklären und die Behandlung umzusetzen. Sie können als regionale Knotenpunkte in der Diagnostik und Behandlung dieser Patientengruppe dienen und auch Fort- und Ausbildungsfunktionen innerhalb einer Region übernehmen. Um der großen Aufgabe gerecht zu werden, müssen Gedächtnisambulanzen ihre eigenen Prozesse effizienter gestalten, um eine schnelle Diagnostik zu ermöglichen. Um die Ressourcen der Gedächtnisambulanzen zielgerecht einzusetzen, ist darüber hinaus eine bessere Steuerung der Zuweisung, auch unter Zuhilfenahme digitaler Möglichkeiten erforderlich. Aufgrund der zentralen Rolle, die Gedächtnisambulanzen in der Versorgung einnehmen und die durch keine niedergelassene Berufsgruppe in gleicher Form abgebildet werden kann, ist eine adäquate Finanzierung erforderlich.

15.6 Fazit

- Gedächtnisambulanzen sind die Expertenzentren für die Diagnostik der frühen Alzheimer-Krankheit und den Einsatz neuer Behandlungen wie die gegen Amyloid gerichteten Antikörper-Therapien.
- Die Zuweisung zu Gedächtnisambulanzen und die Abläufe innerhalb von Gedächtnisambulanzen müssen den neuen Anforderungen angepasst werden.
- Die Finanzierung von Gedächtnisambulanzen muss kostendeckend sein.

15.7 Literatur

Frölich, L., Peters, O., Lewczuk, P., et al. (2017). Incremental value of biomarker combinations to predict progression of mild cognitive impairment to Alzheimer's dementia. Alzheimers Research & Therapy, 9(1), 84. https://www.doi.org/10.1186/s13195-017-0301-7

Jessen, F., Gür, O., Block, W., et al. (2009). A multicenter (1)H-MRS study of the medial temporal lobe in AD and MCI. Neurology, 72(20), 1735–1740. https://www.doi.org/10.1212/WNL.0b013e3181a60a20

Jessen, F., Wolfsgruber, S., Kleineindam, L., et al. (2023). Subjective cognitive decline and stage 2 of Alzheimer disease in patients from memory centers. Alzheimers & Dementia, 19(2), 487–497. https://www.doi.org/10.1002/alz.12674

McKhann, G., Drachman, D., Folstein, M., et al. (1984). Clinical diagnosis of Alzheimer's disease: report of the NINCDS-ADRDA Work Group under the auspices of Department of

Health and Human Services Task Force on Alzheimer's Disease. Neurology, 34(7), 939–944. https://www.doi.org/10.1212/wnl.34.7.939

Meiberth, D., Rapp, M.A., Jessen, F. (2019). Gedächtnisambulanzstrukturen in Deutschland – Ergebnisse einer Klinikbefragung, Psychiatrische Praxis, 46(4), 213–216. https://www.doi.org/10.1055/a-0825-9049

Onur, O.A., Wolff-Menzler, C., von Arnim, C.A.F., et al. (2022). Kosten der Diagnostik kognitiver Störungen in deutschen Gedächtnisambulanzen. Fortschritte der Neurologie Psychiatrie, 90(7–08), 361–367. https://www.doi.org/10.1055/a-1871-9889

Peters, O., Heuser, I., Frölich, L., et al. (2016). Das Kompetenznetz Demenzen. Erfolge und Ausblicke. Bundesgesundheitsblatt Gesundheitsforschung Gesundheitsschutz, 59(4), 438–443. https://www.doi.org/10.1007/s00103-016-2314-y

S3-Leitlinie Demenzen. (2025). DGN e.V. & DGPPN e.V. (Hrsg.)., Version 5.1., 28.03.2025. https://register.awmf.org/de/leitlinien/detail/038-013

16 Eine Perspektive der Versorgungskliniken

Fabian Fußer

Zusammenfassung

(Geronto-)Psychiatrische Kliniken haben eine zentrale Bedeutung in der (Früh-) Diagnostik, Therapie und der psychosozialen Versorgung von Menschen mit Demenz und deren Angehörigen. Mit der Zulassung der ersten krankheitsmodifizierenden Therapie der Alzheimer-Krankheit im April 2025, dem Amyloid-Antikörper Lecanemab, stellt sich auch für die Versorgungskliniken die Frage, inwieweit sie diese komplexen und ressourcenintensiven Therapien anbieten werden. Das Kapitel bietet einen ersten Überblick, welche Herausforderungen bedacht werden müssen und welche Voraussetzungen für eine Umsetzung erforderlich sind.

16.1 Die Rolle (geronto-)psychiatrischer Versorgungskliniken in der Diagnostik und Behandlung von Menschen mit Demenz

16.1.1 Was ist eine Versorgungsklinik?

Die regionale Pflichtversorgung ist ein zentrales Element der psychiatrischen Versorgung in Deutschland. Sie zeichnet sich durch wohnortnahe stationäre Angebote und die Einbindung in gemeindenahe Versorgungsstrukturen aus (DGPPN, 2024). Doch auch 50 Jahre nach der Psychiatrie-Enquete, wo eine gemeindenahe Pflichtversorgung gefordert wurde (Ziereis et al., 2020), kann diese nicht eindeutig begrifflich gefasst werden, wodurch eine Perspektive der Versorgungskliniken eine Näherung bleibt. Grund hierfür ist letztlich die fehlende einheitliche Begriffsdefinition dieser Versorgungspflicht und ihre unterschiedliche regionale Umsetzung.

Rund drei Viertel der Fachkliniken für Psychiatrie und Psychotherapie sowie psychiatrischen Kliniken an Allgemeinkrankenhäusern nehmen an der regionalen Pflichtversorgung teil. Kernaufgaben sind die Aufnahmeverpflichtung rechtlich untergebrachter Patienten, die 24/7-Notfallversorgung und die Versorgung von Patienten mit besonders schweren Erkrankungen, zu denen auch die Demenzen gehören. Hinzu kommt die Zuständigkeit für eine Region, die neben vollstationären Angeboten auch teilstationäre sowie ambulant-aufsuchende umfassen kann, wie z. B. die stationsäquivalente Behandlung (StäB) oder andere Zuhause-Behandlungsformen in Modellprojekten nach § 64b SGB V (vgl. Frisch et al., 2025). Eine Operationalisierung der regionalen Versorgungspflicht und der damit verbundenen Ressourcenzuteilung wird von der Deutschen Gesellschaft für Psychiatrie, Psychotherapie, Psychosomatik und Nervenheilkunde gefordert (DGPPN, 2024), sodass es zukünftig zu einer angemessenen Zuteilung von (Personal-)Ressourcen kommen soll, und damit perspektivisch rein elektiv aufnehmende Kliniken, wie dies beispielsweise bei Universitätskliniken der Fall sein kann, die Ausnahme bilden sollen.

16.1.2 Herausforderungen einer Versorgungsklinik

Schon jetzt ist es für viele Versorgungkliniken eine Herausforderung, der regulären Pflichtversorgung nachzukommen: Grund hierfür ist nicht zuletzt, dass es an einer bedarfsgerechten Personalausstattung mangelt. Zudem kann sich in Abhängigkeit von der Region (städtischer Raum vs. ländliches Versorgungsgebiet) der zunehmende Fachkräftemangel je nach Berufsgruppe entscheidend auf das Behandlungsangebot auswirken, sodass es vielen Kliniken schwerfällt, Personalmindestvorgaben zu erfüllen. Hierdurch ist eine an aktuellen Leitlinien orientierte Diagnostik und Behandlung schon jetzt bisweilen eine Herausforderung. Mit der umstrittenen, 2020 eingeführten PPP-RL ist der Orientierungspunkt immer noch eine psychiatrische Diagnostik und Behandlung von 1990, als die stationäre Durchschnittsverweildauer in der Gerontopsychiatrie 61 Tage betrug (vergl. DGGPP, 2019, 2023) – zum Vergleich: In Rheinland-Pfalz betrug 2024 die durchschnittliche Verweildauer 25,1 Tage, in Modellvorhaben nach § 64b SGB V konnte sie noch weiter deutlich reduziert werden (Holzberger et al., 2025; Frisch et al., 2025). Nicht zu unterschätzen ist auch der Zuwachs an medizinischem Wissen sowie an Behandlungsmöglichkeiten in den vergangenen 35 Jahren: Im Zuge eines besseren Verständnisses von Demenzursachen wurden in diesem Zeitraum erstmals Kriterien für die *leichte kognitive Störung* (Mild Cognitive Impairment, MCI) als Prodrom einer Alzheimer-Demenz definiert (Petersen, 2004; Albert et al., 2011). Ferner wurde die *subjektive kognitive Störung* (Subjective Cognitive Decline, SCD) (Jessen et al., 2020) ab 2014 als mögliche weitere Entität im Alzheimer-Kontinuum beschrieben, wobei parallel immer besser verstanden wurde, dass eine Veränderung von Biomarkern der klinischen Entwicklung um Jahre vorausgeht (Aisen et al., 2017; Jack et al., 2024). Empfehlungen zu einer leitliniengerechten Frühdiagnostik unter Einbeziehung von Biomarkern fanden daher seit der ersten S3-Leitlinie »Demenzen« 2010 eine immer größere Bedeutung.

Eine zeitgerechte frühe Diagnostik findet bei kognitiven Störungen immer noch in zu geringem Maße statt. Selbst in den Industrienationen erhalten geschätzt 50–80 % der Menschen mit Demenz (MmD) keine formale Demenz-Diagnose (Eichler et al., 2016). Eine korrekte Diagnose wird oft zu spät gestellt, nicht selten erst mit dem Zusammenbruch der häuslichen Versorgungssituation oder bei herausforderndem Verhalten und einer damit verbundenen Hospitalisierung. Die Patienten werden dann, oftmals mit psychischen und Verhaltenssymptomen (*Behavioral and Psychological Symptoms of Dementia*, BPSD), lediglich mit der Syndrom-Diagnose Demenz zur »medikamentösen Einstellung« in eine Versorgungsklinik eingewiesen.

16.1.3 Sind krankheitsmodifizierende Therapien in einer Versorgungsklinik umsetzbar?

Vor dem Hintergrund der genannten Herausforderungen ist zu erwarten, dass (geronto)psychiatrische Kliniken mit Versorgungsauftrag eher zurückhaltend auf die Einführung einer solch komplexen Therapie wie der Amyloid-Antikörper-Therapie (AAT) reagieren werden. Nur wenige werden Erfahrungen mit einer Antikörper-Therapie haben, hinzu kommt der hohe Ressourcenaufwand für Diagnostik und wiederkehrende Infusionsbehandlungen, dem Management von möglichen Nebenwirkungen – insbesondere den Amyloid-Related Imaging Abnormalities (ARIA) (▶ Kap. 3, ▶ Kap. 7) – und die noch ungeklärte Finanzierung dieses Mehraufwands (vgl. hierzu den Vorschlag zur OPS 2025; BfArM, 2025). Gleichzeitig wird die überwiegende Anzahl von spezialisierten Gedächtnissprechstunden in Deutschland von psychiatrischen, insbesondere gerontopsychiatrischen Kliniken, angeboten, sodass hier mit den meisten für diese Therapien in Frage kommenden Patienten zu rechnen ist (vergl. Masanneck et al., 2023).

In der Stellungnahme der Deutschen Gesellschaft für Gerontopsychiatrie und -psychotherapie e.V (DGGPP) vom 20.12.2024 wird zwar die Einführung kausaler Therapien wie Lecanemab ausdrücklich begrüßt und mit dem Aufruf nach einer verbesserten (Früh-)Diagnostik verbunden, jedoch eingewandt, dass die für eine AAT in Frage kommende Patientengruppe (frühe Alzheimer-Erkrankung im Stadium der MCI bzw. leichten Alzheimer-Demenz) dennoch nur einen kleinen Teil der behandelten Patienten ausmachen wird (s. u.). Vielmehr sollten zunächst die frühzeitige differenzialdiagnostische Abklärung sowie der Einsatz bereits verfügbarer medikamentöser und nicht-medikamentöser Behandlungsmöglichkeiten bei leichter kognitiver Störung und beginnender Demenz verbessert werden (DGGPP, 2024).

Zudem werden vielerorts Zweifel an dem Nutzen-Risiko-Verhältnis der krankheitsmodifizierenden Therapien formuliert. Zwar konnte die Verlangsamung des kognitiven Abbaus sowohl für Lecanemab als auch für Donanemab gezeigt werden (▶ Kap. 2), doch sind die klinischen Effekte noch gering und Langzeitdaten fehlen. Hinzu kommt die Möglichkeit vergleichsweise häufiger leichter und selten schwerwiegender Nebenwirkungen, den ARIAs (▶ Kap. 3, ▶ Kap. 7), sodass der klinische Wert insgesamt kontrovers diskutiert wird (Liu et al., 2023; Tarawneh & Pankratz, 2024; Tonegawa-Kuji et al., 2025). Dies spiegelt sich letztlich auch in dem ungewöhnlich langen Zulassungsprozess von Lecanemab wider (Pressemeldung des Deutschen Netzwerks Gedächtnisambulanzen; DNG 2025).

16.1.4 Welcher Anteil der Patienten in einer Versorgungsklinik kommt potenziell für eine Antikörpertherapie in Frage?

Die Zahl der Patienten, die für eine AAT an einer Versorgungsklinik in Frage kommen, kann nur geschätzt werden: In einer Klinikbefragung in Deutschland hielten 132 Einrichtungen ein Angebot zur Früherkennung von Demenzerkrankungen vor. Hiervon hatten 89 % einen Versorgungsauftrag, 72 % waren reine Versorgungskliniken, weitere 17 % hatten neben dem Versorgungsauftrag auch Forschungsinteressen. Etwas mehr als die Hälfte der nicht nach Fachrichtung differenzierten Kliniken führte die Diagnostik in einer Spezialambulanz durch. Von durchschnittlich 358 neuen Patienten pro Jahr und Einrichtung wurde bei 27 % eine leichte kognitive Störung und bei 46 % eine Demenz diagnostiziert, wobei keine Aussage über die Ätiologie gemacht wurde und leichte (Alzheimer-)Demenzen nicht gesondert kodiert werden. Liquor-Diagnostik wurde bei 81 % der Patienten durchgeführt (Meiberth et al., 2019). Auch wenn in dieser Untersuchung gezeigt wurde, dass fast 60 % der Kliniken eine Frühdiagnostik bei kognitiven Störungen anbieten bzw. ein Angebot planen, fehlt bisher eine Standardisierung der diagnostischen Abläufe, nicht nur in Gedächtnisambulanzen (vgl. Hausner et al., 2021). Diese unterschieden sich beispielsweise durch die eingesetzten testpsychologischen Verfahren (vgl. Schild et al., 2023), was zu einer nicht unerheblichen Varianz der Diagnosegüte und somit eingeschränkten Vergleichbarkeit beiträgt (vgl. Rapp et al., 2021).

Selbst in spezialisierten Gedächtnisambulanzen (▶ Kap. 15) scheint die Zahl der geeigneten Patienten für eine AAT jedoch gering zu sein: Bei einer Kohorte einer irischen Gedächtnisambulanz lag diese bei 5,9 % (Connolly et al., 2024), ein Anteil der auch bei deutlich größeren Kohorten nahezu identisch repliziert wurde (Eignung von 6 % aller untersuchten Patienten, siehe Vigneswaran et al., 2025) bzw. Initiierung einer AAT bei 5,9 % aller untersuchten Patienten, Paczynski et al., 2025).

Ob die krankheitsmodifizierenden Therapien zu einer erhöhten Nachfrage in den Versorgungskliniken führen, wird bleibt abzuwarten. Es ist aber durchaus denkbar, dass Menschen durch Informationen zu den krankheitsmodifizierenden Therapien, beispielsweise in der Presse, früher zur diagnostischen Abklärung von kognitiven Störungen in die Klinik bzw. Gedächtnissprechstunde kommen.

16.2 Organisatorische Voraussetzungen einer Amyloid-Antikörper-Therapie

16.2.1 Diagnostik und individuelle Nutzen-Risiko-Beurteilung

Welche Voraussetzungen sind nun nötig, dass eine AAT – auch an einer Versorgungsklinik – umgesetzt werden kann? Zunächst muss jede Klinik entscheiden, ob sie die organisatorischen Voraussetzungen erfüllen kann (Adler, 2024). Dies beginnt bei der Diagnostik: Geeignete Patienten stellen sich fast ausnahmslos ambulant, beispielsweise in einer Gedächtnissprechstunde, vor, wo gemäß den Empfehlungen der aktuellen S3-Leitlinie Demenzen (DGN/DGPPN, 2025) die Diagnostik von kognitiven Störungen erfolgen soll. Mit der klinischen Diagnose einer MCI oder leichten Demenz, der Objektivierung der kognitiven Defizite mittels geeigneter Testpsychologie (in der Regel CERAD-Testbatterie) und dem Nachweis von Biomarkern (derzeit zumeist noch mittels Liquor-Diagnostik), insbesondere von Amyloid (Aβ42 bzw. Aβ42/Aβ40-Ratio sowie phosphoryliertem Tau-Protein (p-tau) muss eine symptomatische Alzheimer-Erkrankung (A+T+N+/-) gesichert werden (Dubois et al., 2024; ▸ Kap. 5, ▸ Kap. 3). Die fachlich-personellen Ressourcen mit einem geeigneten Team aus erfahrenen (Geronto-)Psychiatern bzw. Neurologen sowie Neuropsychologen sind ebenso Voraussetzung für die Identifizierung geeigneter Patienten wie eine geeignete Infrastruktur für die wiederkehrenden Infusionsbehandlungen. Trotz erster Ansätze (vgl. BfArM, 2025) ist aktuell jedoch noch unklar, wie dieser Mehraufwand finanziert werden kann, sodass jede Klinik sorgfältig überlegen wird, ob und in welchem Maße sie Ressourcen über die bestehende Versorgungsverpflichtung hinaus für eine AAT zur Verfügung stellen kann.

Essenziell ist die Kooperation mit einer (neuro)radiologischen Abteilung für die MRTs zum Ausschluss von Kontraindikationen vor und dem Monitoring von ARIAs während der Behandlung. Falls MR-Kapazitäten nicht in der Klinik vorgehalten werden können, empfiehlt sich – auch aufgrund der unklaren Finanzierung – eine Kooperation mit einer externen Praxis. Diese muss für die zentrale Aufgabe im Assessment von Kontraindikation und ARIAs geeignet sein, etwa durch ein einheitliches Mess-Protokoll vor und während der AAT (▸ Kap. 3) sowie spezifische Schulung der Radiologen für ARIAs. Darüber hinaus ist eine 24/7-Erreichbarkeit mit Möglichkeiten für Notfall-MRTs Voraussetzung. Ebenso kann die erforderliche ApoE-ε4-Testung ambulant erfolgen.

Die Behandlung mit Amyloid-Antikörpern erfordert eine umfassende und individualisierte Nutzen-Risiko-Bewertung. Nach Abschluss der Diagnostik sollte die Indikationsstellung für eine AAT gemäß aktuellen Empfehlungen idealerweise im Rahmen einer multidisziplinären Abstimmung erfolgen. Vergleichbar einem Tumorboard sollte in einem solchen wöchentlich stattfindenden »Alzheimer-Board« neben einem Facharzt für Psychiatrie oder Neurologie, idealerweise mit Vorerfahrungen in der Amyloid-Antikörpertherapie, auch ein Neuropsychologe und insbesondere ein (Neuro)Radiologe teilnehmen, um das individuelle Risiko für ARIAs abzuschätzen (▶ Kap. 7) (Villain et al., 2025; Bregmann, 2025).

Zusammen mit dem Patienten (und seinen Angehörigen) müssen erwarteter Nutzen und Risiken vor dem Hintergrund des individuellen Risikoprofils durch Alter, Geschlecht, MR-Befund, ApoE-Status, Komorbiditäten und Begleitmedikation ausführlich besprochen werden. Auch wenn die EU-Zulassung für Lecanemab auch für heterozygote ApoE-ε4-Träger gilt, eine Zulassung von Donanemab nach der Empfehlung des CHMP am 25.07.2025 nun auch für ApoE-ε4-heterozygote Patienten erteilt wurde, ist eine Risikominimierung dadurch denkbar, dass in Versorgungkliniken nur ApoE-ε4-negative Patienten behandelt werden, heterozygote dagegen an spezialisiertere Zentren verwiesen werden. Als weitere Maßnahmen zur Risikominimierung bzw. um die Awareness für ARIAs zu stärken und ein frühes Erkennen dieser Nebenwirkung sicherzustellen, stehen behördlich genehmigte Schulungsmaterialen i. S. eines Leitfadens zur Verringerung von Arzneimittel- und Anwendungsrisiken für Angehörige von Heilberufen sowie eine Patientenkarte mit Sicherheitsinformationen, die der Patient immer bei sich tragen sollte, zur Verfügung. Des Weiteren wurde an die EU-Zulassung von Lecanemab und Donanemab zur Minimierung des Patientenrisikos ein Programm für den kontrollierten Zugang (Controlled Access Programme, CAP) geknüpft, um die Sicherheit und wirksame Anwendung sicherzustellen. Hierfür müssen sich einerseits Behandler zentral registrieren, ebenso müssen die Patienten vor Behandlungsbeginn im CAP erfasst werden, was einen nicht unerheblichen Mehraufwand nach sich zieht. Mit Stand August 2025 ist eine Teilnahme einer Post Access Safety Study (PASS) nicht mehr verpflichtend.

16.2.2 Infusionstherapie, Monitoring und Notfallmanagement

Ähnlich wie eine Study Nurse in klinischen Studien hat sich ein pflegerischer Koordinator als Ansprechpartner für Patienten als sinnvoll erwiesen, der einerseits die Infusionstherapie begleitet und in Ergänzung zur ärztlichen Aufklärung individuell Patienten zum Ablauf der AAT schult, insbesondere zu möglichen Nebenwirkungen oder zu Ansprechpartnern im Notfall (Bregmann et al., 2025). Die Infusionstherapie erfolgt je nach Präparat im Abstand von 2 Wochen (Lecanemab) bzw. 4 Wochen (Donanemab) (vergl. Fachinformation Lecanemab bzw. Appropriate Use Recommendations: Cummings, 2023; Rabinovici et al., 2025; ▶ Kap. 4). Da Infusionsreaktionen bei Lecanemab bei gut einem Drittel der Patienten innerhalb der ersten 24 Stunden zu Beginn der Therapie beschrieben wurden, empfiehlt sich die Applikation der ersten drei Gaben unter (teil-)stationären Bedingungen (Cummings et al., 2023; Shields et al., 2024). Neben einer hausinternen standardisierten Vorgehensweise (SOP) bei Infusionsreaktionen muss insbesondere das Vorgehen bei ARIAs mit und ohne neurologische Symptomatik definiert sein. Zum einen sollten infrastrukturelle Voraussetzungen, wie eine 24/7-Notaufnahme mit Ressourcen zur Beurteilung vermuteter oder bekannter ARIAs sowie MR-Messmöglichkeiten auch für außerplanmäßige Scans von symptomatischen Patienten mit in der Erkennung und Interpretation von ARIAs erfahrenen (Neuro-) Radiologen, vorhanden sein, zum anderen sollte eine neurologische Abteilung oder Klinik zur kurzfristigen stationären Überwachung und Behandlung von Hirnödemen oder symptomatischen Blutungen sowie möglichen Komplikationen wie epileptischen Anfällen verfügbar sein (vergl. Adler, 2024). Nicht zuletzt wegen der Notfallversorgung im Falle von schweren ARIAs empfiehlt sich eine Kooperation der (gerontopsychiatrischen) Versorgungsklinik mit einer Klinik für Neurologie. Ein klar definierter klinischer Versorgungspfad mit festgelegten Protokollen zum Erkennen und zur Behandlung von ARIAs sollte einheitlich hinterlegt und alle Beteiligten sollten darin ausreichend geschult sein. Hierfür sind ein funktionierendes Schnittstellenmanagement und Kommunikationswege zwischen Dienstarzt, (ggf. externer) Neuroradiologie und falls erforderlich neurologischer Station unerlässlich. Ebenso sollten Patienten und ihre Angehörigen Informationsmaterial erhalten, als Medikamentenpass und/oder per Smartphone, in dem die möglichen Symptome von ARIAs sowie Ansprechpartner und Notfallmaßnahmen beschrieben sind (vergl. Villain et al., 2025). Erste Real-World-Daten aus Ländern, in denen Lecanemab schon zugelassen wurde, demonstrieren die Umsetzbarkeit und Sicherheit dieser komplexen Therapie, wenn die genannten organisatorischen Voraussetzungen, insbesondere die personellen und infrastrukturellen Ressourcen, erfüllt sind. Allerdings handelt es sich hierbei um Gedächtnisambulanzen bzw. neurologische Zentren (vergl. Shields et al., 2024; Villain et al., 2025; Bregman et al., 2025; Paczynski et al., 2025).

16.3 Diskussion

Zusammenfassend stellt sich die Frage, ob eine krankheitsmodifizierende Therapie überhaupt in (geronto-)psychiatrischen Versorgungskliniken angeboten werden sollte. Zum gegenwärtigen Zeitpunkt (August 2025) werden viele, wenn nicht die Mehrzahl der Versorgungskliniken aufgrund der o. g. Herausforderungen zurückhaltend sein, insbesondere wegen des für eine solch komplexe Therapie erforderlichen Aufwands bzw. den organisatorischen Voraussetzungen sowie der ungeklärten Finanzierung. Anders könnten dies Kliniken bewerten, die schon jetzt eine Gedächtnisambulanz vorhalten und somit Erfahrungen in der Frühdiagnostik haben. Für Patienten, die in der Versorgungsklinik aus den genannten strukturellen Gründen jedoch nicht behandelt werden können, empfiehlt sich eine Kooperation mit spezialisierten Behandlungszentren, beispielsweise die Überweisung an ein (universitäres) Zentrum mit Gedächtnisambulanz.

Auch wenn die krankheitsmodifizierenden Therapien nur für eine kleine Patientengruppe geeignet sein werden, lohnt es sich bei entsprechenden Voraussetzungen schon jetzt, auch in (geronto)psychiatrischen Versorgungskliniken Erfahrungen zu sammeln. Diese Kliniken begleiten Menschen mit Demenz und ihre Angehörigen über den gesamten Verlauf der Erkrankung. Die Versorgung der psychologischen und sozialen Herausforderungen mit Voranschreiten der Demenz ist schon jetzt eine Kernaufgabe, insbesondere die symptomatische Behandlung von psychischen und Verhaltenssymptomen (BPSD) einerseits, aber auch die Beratung und Unterstützung von Angehörigen. Die medizinischen Behandlungsmöglichkeiten sind bisher begrenzt, die Wirksamkeit von psychosozialen Interventionen im Umfeld des Patienten immer noch unterschätzt (vergl. Frisch & Fußer, 2023). In Zukunft sollte eine zeitgerechte, frühe Diagnostik und eine biologische, krankheitsmodifizierende Therapie, insbesondere bei der Alzheimer-Erkrankung, genauso zum Angebot von Versorgungskliniken gehören, auch wenn diese Therapien erst am Anfang stehen.

16.4 Fazit

- (Geronto)Psychiatrische Versorgungskliniken, insbesondere deren Gedächtnisambulanzen, spielen eine zentrale Rolle in der (Früh-)Diagnostik, Behandlung und psychosozialen Versorgung von Menschen mit Demenz im gesamten Krankheitsverlauf.
- Die Implementierung einer Amyloid-Antikörper-Therapie erfordert neben fachlichen, personellen und infrastrukturellen Voraussetzungen eine enge Zusammenarbeit mit einer (Neuro)Radiologie bzw. einer neurologischen Klinik, um das Management von möglichen Nebenwirkungen zu gewährleisten und somit das Patientenrisiko zu reduzieren.
- Vor dem Beginn einer Amyloid-Antikörper-Therapie müssen mit Patienten (und Angehörigen) Nutzen und Risiken möglicher Nebenwirkungen (insbes. Infusionsreaktionen sowie ARIAs) vor dem Hintergrund des individuellen Risikoprofils durch Alter, Geschlecht, MR-Befund, ApoE-Status, Komorbiditäten und Begleitmedikation ausführlich besprochen werden.
- Trotz möglicherweise knappen Ressourcen und hohem organisatorischen Aufwand, kann es für (geronto-)psychiatrische Versorgungskliniken bei entsprechenden Voraussetzungen schon jetzt sinnvoll sein, erste Erfahrungen mit den neuen Amyloid-Antikörper-Therapien zu sammeln. Mittel- und langfristig sollte diese Behandlung zum Standard qualifizierter (geronto-)psychiatrischer Zentren gehören.

Danke an Dr. Stefan Frisch für hilfreiche Anregungen zum Manuskript.

16.5 Literatur

Adler, G. (2024). Die Behandlung der Alzheimer-Krankheit mit Amyloid-Antikörpern. Nervenheilkunde, 43(7/8), 406–412. https://doi.org/10.1055/a-2318-5718

Aisen, P. S., Cummings, J., Jack, C. R., et al. (2017). On the path to 2025: Understanding the Alzheimer's disease continuum. Alzheimer's Research & Therapy, 9(1), 60. https://doi.org/10.1186/s13195-017-0283-5

Albert, M. S., DeKosky, S. T., Dickson, D., et al., (2011). The diagnosis of mild cognitive impairment due to Alzheimer's disease: Recommendations from the National Institute on Aging-Alzheimer's Association workgroups on diagnostic guidelines for Alzheimer's disease. Alzheimer's & Dementia: The Journal of the Alzheimer's Association, 7(3), 270–279. https://doi.org/10.1016/j.jalz.2011.03.008

Bregman, N., Nathan, T., Shir, D., et al. (2025). Lecanemab in clinical practice: Real-world outcomes in early Alzheimer's disease. Alzheimer's Research & Therapy, 17, 119. https://doi.org/10.1186/s13195-025-01763-1

Bundesinstitut für Arzneimittel und Medizinprodukte (BfArM) (2025). OPS 2025. (https://multimedia.gsb.bund.de/BfArM/downloads/klassifikationen/ops/vorschlaege/vorschlaege2025/ops2025-150-lecanemab.pdf, Zugriff am 23.06.2025).

Connolly, E., O'Connor, A., Dolphin, et al. (2024). Projected Annual Lecanemab Treatment Eligibility in an Irish Regional Specialist Memory Clinic. International Journal of Geriatric Psychiatry, 39(10), e6157. https://doi.org/10.1002/gps.6157

Cummings, J., Apostolova, L., Rabinovici et al. (2023). Lecanemab: Appropriate Use Recommendations. The Journal of Prevention of Alzheimer's Disease, 10(3), 362–377. https://doi.org/10.14283/jpad.2023.30

Deutsche Gesellschaft für Psychiatrie und Psychotherapie, Psychosomatik und Nervenheilkunde e. V. (DGPPN) (2024). Versorgung weitergedacht – Weiterentwicklung der psychiatrisch-psychotherapeutischen Versorgung durch das Krankenhaus. (https://www.dgppn.de/_Resources/Persistent/5e4a4c12fa547441b1be3adbad82b57dac17a9d9/20241107_DGPPN_Versorgungsmodell.pdf, Zugriff am 08.06.2025).

Deutsche Gesellschaft für Gerontopsychiatrie und -psychotherapie e.V. (DGGPP) (2019) Stellungnahme der Deutschen Gesellschaft für Gerontopsychiatrie und -psychotherapie e.V. (DGGPP) zum Beschlussentwurf des G-BA über eine Erstfassung der Richtlinie zur Personalausstattung Psychiatrie und Psychosomatik. (https://dggpp.de/wp-content/uploads/2024/02/DGGPP_Stellungnahme_G_BA_RL_Personalbemessung_062019.pdf, Zugriff am 08.06.2025).

Deutsche Gesellschaft für Gerontopsychiatrie und -psychotherapie e.V. (DGGPP) (2023) Stellungnahme der Deutschen Gesellschaft für Gerontopsychiatrie und -psychotherapie e.V. (DGGPP) zu den Empfehlungen der Regierungskommission zur Krankenhausreform. (https://dggpp.de/wp-content/uploads/2024/01/DGGPP-STN-8.Empf-Regierungskomm-KHReform-3.Fassung.pdf, Zugriff am 08.06.2025).

Deutsche Gesellschaft für Gerontopsychiatrie und -psychotherapie e.V. (DGGPP) (2024) Stellungnahme der DGGPP zur Immuntherapie der Alzheimer-Krankheit. (https://dggpp.de/wp-content/uploads/2024/12/DGGP_STN_LEQ_2025_fin.pdf, Zugriff am 08.06.2025).

Deutsches Netzwerk Gedächtnisambulanzen (DNG) (2025) Europäische Zulassung für Lecanemab zur Behandlung der frühen Alzheimer Erkrankung erteilt. Pressemeldung des Deutschen Netzwerks Gedächtnisambulanzen. (https://deutschesnetzwerkgedachtnisambulanzen.clubdesk.com/clubdesk/fileservlet?type=file&id=1000039&s=djEtlEh5zwFVcyM84ry99SJFpTk4wxQREqfw5fezE6F6Dh0=, Zugriff am 14.06.2025).

DGN e. V. & DGPPN e. V. (Hrsg.), 2025: S3-Leitlinie Demenzen, Version 4.1, verfügbar unter: https://register.awmf.org/de/leitlinien/detail/038-013 (Zugriff am 23.06.2025).

Dubois, B., Villain, N., Schneider, L., et al., (2024). Alzheimer Disease as a Clinical-Biological Construct-An International Working Group Recommendation. JAMA Neurology, 81(12), 1304–1311. https://doi.org/10.1001/jamaneurol.2024.3770

Eichler, T., Hoffmann, W., Teipel, S. & Thyrian, R. (2016). Demenzdiagnostik: Hilfe für die Früherkennung. Dtsch Arztebl; 113(37): A-1598/B-1349/C-1325.

Frisch, S.E., Ehrhardt, D., Berton, R. et al., (2025). Modellvorhaben Pfalzklinikum in der Gerontopsychiatrie. Ein Zwischenstand, Nervenheilkunde, 44(03), 126–131. https://doi.org/10.1055/a-2449-1533

Frisch, S., & Fußer, F. (2023). Demons of the past—Signs of childhood trauma reflected in psychosis due to vascular cognitive disorder? Psychiatry Research Case Reports, 2(2), 100184. https://doi.org/10.1016/j.psycr.2023.100184

Hausner, L., Frölich, L., von Arnim, C.A.F. et al. Gedächtnisambulanzen in Deutschland – strukturell-organisatorische Voraussetzungen und Aufgabenfelder. Nervenarzt 92, 708–715 (2021). https://doi.org/10.1007/s00115-020-01007-7

Holzberger, M. L., Fußer, F., Martin, K. et al. (2025). Multiprofessionelles Clearing in einem Modellvorhaben nach § 64b SGB V am Beispiel der Gerontopsychiatrie [Multi-professional Clearing in a Model Project based on § 64b SGB V by the Example of Geriatric Psychiatry]. Psychiatrische Praxis, *52*(2), 103–106. https://doi.org/10.1055/a-2495-8328

Jack, C. R., Andrews, J. S., Beach, T. G., et al. (2024). Revised criteria for diagnosis and staging of Alzheimer's disease: Alzheimer's Association Workgroup. Alzheimer's & Dementia: The Journal of the Alzheimer's Association, 20(8), 5143–5169. https://doi.org/10.1002/alz.13859

Jessen, F., Amariglio, R. E., Buckley, R. F., et al. (2020). The characterisation of subjective cognitive decline. The Lancet. Neurology, 19(3), 271–278. https://doi.org/10.1016/S1474-4422(19)30368-0

Liu, K. Y., Villain, N., Ayton, S., et al. (2023). Key questions for the evaluation of anti-amyloid immunotherapies for Alzheimer's disease. Brain Communications, 5(3), fcad175. https://doi.org/10.1093/braincomms/fcad175

Masanneck, L., Butryn, M., Nelke, C., et al. (2023). A Study of the Geographic Accessibility of Outpatient Memory Clinics in Germany. Deutsches Ärzteblatt, 120(35–36): 597–598. https://doi.org/10.3238/arztebl.m2023.0149

Meiberth, D., Rapp, M. A., & Jessen, F. (2019). Gedächtnisambulanzstrukturen in Deutschland – Ergebnisse einer Klinikbefragung. Psychiatrische Praxis, 46(4), 213–216. https://doi.org/10.1055/a-0825-9049

Paczynski, M., Hofmann, A., Posey, Z., et al. (2025). Lecanemab Treatment in a Specialty Memory Clinic. JAMA Neurology. https://doi.org/10.1001/jamaneurol.2025.1232

Petersen, R. C. (2004). Mild cognitive impairment as a diagnostic entity. Journal of Internal Medicine, 256(3), 183–194. https://doi.org/10.1111/j.1365-2796.2004.01388.x

Rabinovici, G. D., Selkoe, D. J., Schindler, S.E. et al. (2025). Donanemab: Appropriate use recommendations. The Journal of Prevention of Alzheimer's Disease, 12(5), 100150. https://doi.org/10.1016/j.tjpad.2025.100150

Rapp, M., Tschorn, M., Supprian, T. et al. Potenziale und Grenzen von Alternskohortenstudien für die Gerontopsychiatrie. Nervenarzt 92, 219–227 (2021). https://doi.org/10.1007/s00115-020-01035-3

Schild, A.K., Meiberth, D., Frommann, I., et al., Deutsches Netzwerk Gedächtnisambulanzen e.V. (2023). Neuropsychologische Demenzdiagnostik: Umfrage zum klinischen Standardvorgehen im Rahmen des Deutschen Netzwerks Gedächtnisambulanzen e.V. Zeitschrift für Neuropsychologie (2023), 34 (4), 183–202 https://econtent.hogrefe.com/doi/pdf/10.1024/1016-264X/a000382

Shields, L. B. E., Hust, H., Cooley, S. D., et al. (2024). Initial Experience with Lecanemab and Lessons Learned in 71 Patients in a Regional Medical Center. The Journal of Prevention of Alzheimer's Disease, 11(6), 1549–1562. https://doi.org/10.14283/jpad.2024.159

Tarawneh, R., & Pankratz, V. S. (2024). The search for clarity regarding »clinically meaningful outcomes« in Alzheimer disease clinical trials: CLARITY-AD and Beyond. Alzheimer's Research & Therapy, 16(1), 37. https://doi.org/10.1186/s13195-024-01412-z

Tonegawa-Kuji, R., Hou, Y., Hu, B., et al. (2025). Efficacy and safety of passive immunotherapies targeting amyloid beta in Alzheimer's disease: A systematic review and meta-analysis. PLoS Medicine, 22(3), e1004568. https://doi.org/10.1371/journal.pmed.1004568

Vigneswaran, S., Vijverberg, E. G. B., Barkhof, F., et al., (2025). »Real-world« eligibility for anti-amyloid treatment in a tertiary memory clinic setting. *Alzheimer's & Dementia:* The Journal of the Alzheimer's Association, 21(6), e70375. https://doi.org/10.1002/alz.70375

Villain, N., Planche, V., Lilamand, M., et al. (2025). Lecanemab for early Alzheimer's disease: Appropriate use recommendations from the French federation of memory clinics. The Journal of Prevention of Alzheimer's Disease, 12(4), 100094. https://doi.org/10.1016/j.tjpad.2025.100094

Ziereis, M., Günther, S., Baghai, T. C., & Rupprecht, R. (2020). Regionale Pflichtversorgung in der stationären Psychiatrie und Psychotherapie: Ein alternativer Ansatz zur Operationalisierung des Begriffs. Nervenheilkunde, 39(03), 167–176. https://doi.org/10.1055/a-0952-7171

V Ausblick

17 Ein Blick in die Zukunft der krankheitsmodifizierenden Alzheimer-Therapien

Christoph Hock, Kevin Meyer, Fabian Buller, Jan Grimm, Stefan Moese und Roger M. Nitsch

Zusammenfassung

Mit der klinischen Einführung der neuen Antikörpertherapien hat sich die Entfernung der toxischen Amyloid-Aggregate im Gehirn als entscheidender erster Schritt krankheitsmodifizierender Therapien der Alzheimer-Krankheit erwiesen. Sie bildet die Grundlage für künftige Behandlungsstrategien. Mit dem Ziel, die Wirksamkeit dieser Therapien zu beschleunigen sowie Verträglichkeit und Patientenfreundlichkeit zu verbessern, könnten darauf aufbauend neue Generationen von Amyloid-Depletern dazu beitragen, die Bluthirnschranken-Gängigkeit von Anti-Amyloid-Antikörpern zu optimieren. Auch die Erforschung von Kombinationstherapien, die neben der Amyloid-Pathologie zusätzlich Tau-Pathologie und Neuroinflammation bekämpfen oder Kopathologien wie Alpha-Synuklein, TDP-43 und vaskuläres Amyloid targetieren, könnte in Zukunft zu einer Verbesserung der Behandlungserfolge beitragen. Langfristig besteht die Hoffnung, durch frühzeitige Intervention – noch vor dem Auftreten erster Symptome – das Fortschreiten der Erkrankung im Sinne einer Primär- oder Sekundärprävention aufzuhalten und die voll ausgeprägte klinische Manifestation der Alzheimer-Krankheit zu verhindern.

17.1 Reduktion der Amyloid Plaques als zentrales therapeutisches Ziel

Die Reduktion der toxischen Amyloid-Aggregate im Gehirn ist ein zentraler Angriffspunkt bei der Entwicklung von Therapien der Alzheimer-Krankheit. Unabhängige klinische Studien mit über 6.000 Patienten haben gezeigt, dass die signifikante Reduktion von Amyloid das klinische Voranschreiten der Demenz bei Patienten im Frühstadium der Alzheimer-Krankheit verlangsamen kann. Die monoklonalen Antikörper Aducanumab, Donanemab und Lecanemab sind gegen aggregierte Formen von Beta-Amyloid gerichtet und konnten in Patienten über einen Zeitraum von 12 bis 18 Monaten Behandlung die klinische Symptomatik um 22–29 % verlangsamen (Sevigny et al., 2016; Budd Haeberlein et al., 2022; Swanson et al., 2021; Lowe et al., 2021; Van Dyck et al., 2023; Sims et al., 2023; ▶ Kap. 2). Bei einer großen Gruppe von Patienten konnte mittels Positronen-Emissions-Tomografie (PET) eine weitgehende Entfernung von Amyloid im Gehirn nachgewiesen werden, was die Annahme unterstützt, dass die Reduktion der Amyloid-Aggregate mit einer Verbesserung der neuronalen und synaptischen Funktionen einhergeht (Selkoe, 2024). Die Antikörper Lecanemab und Donanemab erhielten eine Zulassung der FDA, und werden derzeit in den USA in die klinische Praxis eingeführt, Lecanemab wurde zusätzlich kürzlich auch in der EU zugelassen, nach längerer und kritischer Diskussion des Nutzen/Risiko-Profils, schließlich unter Ausschluss von homozygoten ApoE-ε4-Patienten. Unter denselben Voraussetzungen wurde kurze Zeit später die EU-Zulassung für Donanemab ausgesprochen. Die Behandlungen mit Anti-Amyloid-Antikörpern sind potenziell mit Nebenwirkungen verbunden und erfordern sorgfältige Indikationsstellung sowie engmaschige medizinische Kontrollen (▶ Kap. 4, ▶ Kap. 4): Häufig werden Amyloid-assoziierte Bildgebungsanomalien (Amyloid-Related Imaging Abnormalities, ARIA) beobachtet, was in den frühen Phasen der Therapie wiederholte Sicherheits-MRTs erforderlich macht. Zu den möglichen Nebenwirkungen gehören Hirnschwellungen (ARIA-E) und Hirnblutungen (ARIA-H; ▶ Kap. 7). Diese waren in den meisten Fällen asymptomatisch, in selten Fällen jedoch mit schweren Symptomen und der Notwendigkeit von Hospitalisierung und medizinischer Intervention verbunden. Im Zusammenhang mit den Phase-3-Studien von Lecanemab und Donanemab wurden einzelne Todesfälle berichtet (▶ Kap. 2). Weitere mögliche Nebenwirkungen sind Kopfschmerzen und (immunologische) Infusionsreaktionen (▶ Kap. 4).

Aufgrund der Risiken, insbesondere bei Patienten mit homozygotem ApoE-ε4-Genotyp, wurden strikte Empfehlungen zum angemessenen Einsatz der Anti-Amyloid-Antikörper von Expertengruppen erarbeitet, sie bieten Leitlinien für die sorgfältige Abwägung von Eignung, Nutzen-Risiko-Profilen sowie zur Fortsetzung der Behandlung während ARIA-Episoden (Hampel et al., 2023; J. Cummings et al., 2022, 2023; Rabinovici et al., 2025). Aufgrund der anhaltenden Nutzen/Risiko-Diskussion und der vielen Kriterien, die ein Patient erfüllen muss, um für die Therapie geeignet zu sein, verbunden mit hohen Belastungen aufgrund mehrfacher Infusionstermine und zahlreicher Sicherheits-MRTs, erfolgte die Markteinführung bislang eher zögerlich.

Basierend auf den ersten klinischen Erfahrungen mit Anti-Amyloid-Antikörpern und dem aktuellen Stand des Wissens in Bezug auf die Komplexität der Pathogenese der Alzheimer-Krankheit, ergeben sich verschiedene Forschungsfelder zur Verbesserung des therapeutischen Erfolgs. Zu nennen sind hier der frühere Einsatz der Antikörper im Sinne der Primär- oder Sekundärprävention, die Modifikation der Bluthirnschranken-Gängigkeit und Reduktion der ARIA-assoziierten Nebenwirkungen sowie die Kombination mit Therapien, die sich gegen weitere Targets wie Tau oder die Neuroinflammation richten.

17.2 Verbesserung der Bluthirnschranken-Gängigkeit von Anti-Amyloid-Antikörpern

Keine der bisher getesteten Anti-Amyloid-Therapien konnte das Voranschreiten der Alzheimer-Krankheit vollständig zum Stillstand bringen, und einmal verloren gegangene kognitive Fähigkeiten und Funktionen können nach aktuellem Stand des Wissens nicht wiederhergestellt werden. Korrelationsanalysen aggregierter Daten mehrerer Studien zeigten jedoch, dass eine Reduktion von Amyloid mit einer klinisch relevanten Verlangsamung des Krankheitsverlaufs einhergeht (Chen et al., 2024). Insbesondere eine Amyloid-Reduktion unterhalb der Schwelle für Amyloid-Positivität – 25 Centiloids im Amyloid-PET (▶ Kap. 6) – führt zu einer klinisch bedeutsamen Verlangsamung des kognitiven Abbaus. Im Gegensatz dazu blieben Behandlungseffekte aus, wenn keine substanzielle Amyloid-Entfernung erreicht wurde (▶ Abb. 17.1) (Budd Haeberlein et al., 2022; Chen et al., 2024; Zhu et al., 2022; Belder et al., 2024; Swanson et al., 2021; Mintun et al., 2021; Salloway et al., 2014; Bateman et al., 2023; Honig et al., 2018).

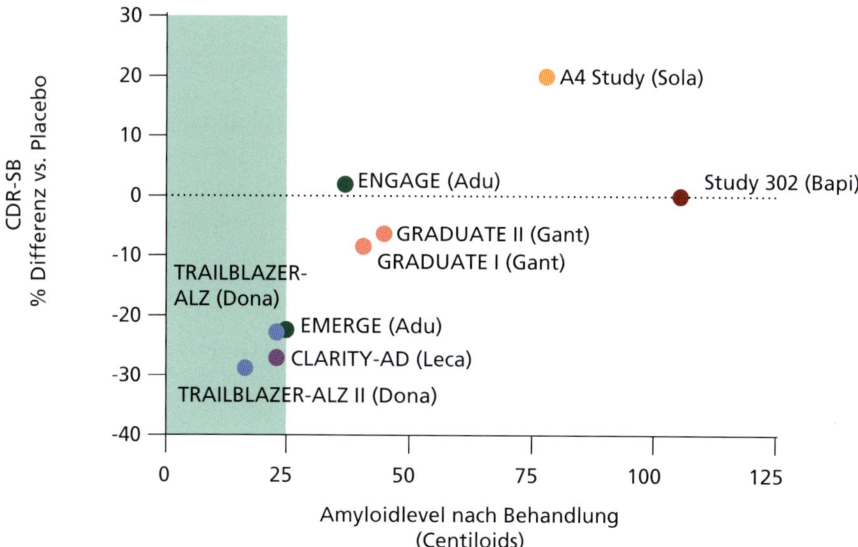

Abb. 17.1: Erhebliche Amyloid-Reduktionen führten zu einem klinischen Nutzen. Der grüne Bereich markiert auf der x-Achse die Grenze von 25 Centiloid für verbliebenes Amyloid und die gestrichelte Linie auf der y-Achse die Linie ohne Unterschied gegenüber Placebo in der CDR-SB (Abbildung in veränderter Form übernommen aus Hock et al., Im Druck).
(Adu) = Aducanumab; (Bapi) = Bapinezumab; (Dona) = Donanemab; (Gant) = Gantenerumab; (Leca) = Lecanemab; (Sola) = Solanezumab.

Die ersten Zulassungen krankheitsmodifizierender Therapien bei der Alzheimer-Krankheit haben die Entwicklung von Amyloid-Depletern der nächsten Generation angestoßen – mit dem Ziel, die Wirksamkeit zu beschleunigen und die Verträglichkeit sowie die Patientenfreundlichkeit zu verbessern (J. Cummings et al., 2024; Heneka et al., 2024). Ein neuer innovativer Ansatz ist, die Blut-Hirn-Gängigkeit der Antikörper zu verbessern. Derzeit werden bi-spezifische Anti-Amyloid-Antikörper entwickelt, welche durch die Bindung an Transferrinrezeptoren, die auf der Oberfläche von Kapillarendothelzellen im Gehirn exprimiert werden, aktiv über die Blut-Hirn-Schranke »transportiert« werden. Am weitesten in der Entwicklung ist der bi-spezifische Antikörper Trontinemab, der von Gantenerumab abgeleitet wurde und ein zusätzliches Bindungsmodul mit Spezifität für den Transferrinrezeptor integriert (Grimm et al., 2023). Erste klinische Studiendaten stützen die Hypothese, dass eine verbesserte Penetration von Antikörpern ins Gehirn zu einer schnelleren Amyloid-Reduktion führen kann. In einer ersten klinischen Studie wurde eine beschleunigte Entfernung von Amyloid Plaques bis hin zu Amyloid-negativen PET-Werten beobachtet, begleitet von deutlich geringeren Raten Amyloid-assoziierter Bildgebungsanomalien (ARIA) (Kulic, 2024, 2025). Das verbesserte Nebenwirkungsprofil, soweit es sich in größeren klinischen Studien bestätigen lässt, wird auf einen anderen Eintrittsmechanismus der bi-spezifischen Antikörper zurückgeführt, welcher zu einer homogeneren Antikörper-Verteilung im Gehirn und zu einer geringeren Akkumulation von Antikörpern an vaskulärem Amyloid (CAA) führt.

Weitere bi-spezifische Immuntherapien mit verbesserter Durchdringung der Blut-Hirn-Schranke befinden sich in den frühen Phasen der präklinischen und klinischen Entwicklung (Zuchero et al., 2016; Kariolis et al., 2020; Stocki et al., 2021; Shin et al., 2022; Edavettal et al., 2022; Chew et al., 2023; Pizzo et al., 2024; Khoury et al., 2025).

17.3 Zusätzliche Wirkmechanismen und Kombinationstherapien

Aufgrund der komplexen Pathobiologie der Alzheimer-Krankheit ist die Entfernung von Amyloid möglicherweise notwendig, aber allein nicht ausreichend, um das Fortschreiten der Erkrankung vollständig zu stoppen. Neurofibrilläre Tangles (NFTs), die aus paarweise verdrillten Filamenten hyperphosphorylierter Tau-Proteinen (p-tau) bestehen, spielen eine wichtige Rolle und korrelieren positiv mit dem Demenzschweregrad bei Alzheimer-Patienten (Zhang et al., 2024; ▶ Kap. 1). Die Pathologie beginnt typischerweise im entorhinalen Kortex und im Hippocampus und breitet sich in einem stereotypen Muster aus (Braak et al., 2006). Vorstufen der NFTs und Neuropilfäden treten Jahrzehnte vor dem Auftreten erster Symptome im Gehirn auf. Die Entwicklung von Therapien gegen Tau – entweder allein oder in Kombination mit Amyloid-Entfernung – ist seit langem ein Ziel der Forschung. In klinischen Studien scheiterten jedoch vier Anti-Tau-Antikörper daran, Tau zu eliminieren oder Krankheitssymptome zu verbessern (Congdon et al., 2023). Diese Antikörper richteten sich gegen das N-terminale Ende des Proteins. Nachfolgende Daten zeigten, dass ein Großteil des extrazellulären Taus kein N-terminales Ende besitzt, was die Wirksamkeit der Behandlung potenziell beeinträchtigt. Daher richtet sich die Mehrzahl der derzeit untersuchten Tau-Antikörper gegen die zentrale Mikrotubuli-Bindungsregion (MTBR), da diese eine entscheidende Rolle bei der Aggregation von Tau spielt und möglicherweise an der Ausbreitung der Tau Pathologie (Seeding) im Gehirn beteiligt ist. Ebenfalls werden Antisense-Oligonukleotide und kleine gegen Tau gerichtete Moleküle entwickelt, und könnten die Translation beziehungsweise die Aggregation oder Tau-Phosphorylierung hemmen (Mummery et al., 2023; J. L. Cummings, Zhou et al., 2025). Neben der Tau-Pathologie treten bei der Alzheimer-Krankheit häufig auch zusätzliche Proteinopathien auf, darunter Ablagerungen von Alpha-Synuklein, wie sie bei der Lewy-Körper-Erkrankung beobachtet werden, TDP-43-Aggregate, die auch in der frontotemporalen Demenz vorkommen, sowie vaskuläre Amyloid-β-Ablagerungen, wie sie bei der zerebralen Amyloidangiopathie (CAA) charakteristisch sind. Diese Kopathologien sind insbesondere bei älteren Patienten und Patientinnen verbreitet, können die kognitive Symptomatik verschärfen und die Krankheitsprogression sowie das Ansprechen auf Therapien beeinflussen. Eine zukünftige Behandlungsstrategie könnte davon profitieren, nicht nur Amyloid Plaques und Tau-Pathologien, sondern auch Kopathologien wie Alpha-Synuklein, TDP-43 und vaskuläres Amyloid gezielt zu adressieren.

Neue Erkenntnisse unterstreichen auch die zentrale Rolle immunologischer Prozesse als weitere beitragende Faktoren in der Pathogenese der Alzheimer-Krankheit, wobei sowohl das angeborene als auch das adaptive Immunsystem beteiligt sind. Die phagozytische Aktivität von Mikroglia kann durch viele der mit der Alzheimer-Krankheit assoziierten Gene beeinflusst werden, darunter TREM2. TREM2-agonistische Antikörper und niedermolekulare Verbindungen mit agonistischer Wirkung befinden sich der Entwicklung und könnten in naher Zukunft mit Amyloid-Depletern in Kombination untersucht werden (Colonna and Holtzman, 2025; Van Lengerich et al., 2023). Neben der Aktivierung von Mikroglia könnte auch die spezifische Unterdrückung von neuroinflammatorischen Prozessen für die Therapie sinnvoll sein. Derzeit wird in den EVOKE- & EVOKE+-Studien mit mehr als 3.800 teilnehmenden Patienten untersucht, ob der GLP-1-Rezeptor-Agonist Semaglutid den Krankheitsverlauf in frühen Stadien verlangsamen kann (J. L. Cummings, Atri et al., 2025). GLP-1-Rezeptor-Agonisten haben eine potenziell anti-inflammatorische Wirkung in der Behandlung der Alzheimer-Krankheit, in präklinischen Modellen induzierte Semaglutid die Umwandlung von Mikroglia von einem pro-inflammatorischen M1-Phänotyp in einen protektiven M2-Phänotyp. Weitere anti-inflammatorische Ansätze, darunter die Inhibition von Zytokinen oder die spezifische Stimulation von regulatorischen T-Zellen, werden in frühen klinischen Studien untersucht (J. L. Cummings, Zhou et al., 2025). Ziel ist es, eine schädliche Immun-Aktivierung zu dämpfen und neuroinflammatorische Kaskaden frühzeitig zu unterbrechen. Auch diese Strategien könnten künftig in Kombination mit amyloid- oder taugerichteten Therapien eingesetzt werden, um die Krankheitsprogression effektiver zu verlangsamen oder zu verhindern.

17.4 Prävention

Die Alzheimer-Krankheit zu stoppen, bevor sie sich klinisch manifestiert, ist das übergeordnete Ziel bei der Entwicklung von Behandlungen. Die präklinischen, oft jahrzehntelangen Stadien der Krankheit lassen sich heute durch Biomarker diagnostizieren und eröffnen ein Zeitfenster für frühzeitige Interventionen – mit dem Ziel, das Fortschreiten der Erkrankung aufzuhalten, bevor erste Symptome auftreten. Amyloid-β beginnt sich bereits in diesen frühen Stadien im Gehirn anzureichern und stellt das früheste nachweisbare Krankheitszeichen dar. Diese Ablagerungen können eine pathologische Kaskade auslösen, die Entzündungen, Tau-Pathologie, vaskuläre Schäden und schließlich Neurodegeneration umfasst. Daher gilt die frühe Amyloid-Reduktion als vielversprechende Strategie zur Prävention (► Abb. 17.2).

Die Durchführung präventiver Studien ist jedoch anspruchsvoll, da sie eine Identifikation asymptomatischer Personen mit erhöhtem Amyloid erfordert, eine Behandlungsdauer von mehreren Jahren umfasst und quantifizierbare kognitive Endpunkte voraussetzt. Aktuell laufen zwei große Studien mit Amyloid-entfernenden Antikörpern bei asymptomatischen Personen: In der AHEAD-3–45-Studie wird Lecanemab untersucht, in der TRAILBLAZER-ALZ-3-Studie Donanemab (Eisai Inc., 2020; Eli Lilly and Company, 2021). Beide Studien evaluieren über mehrere Jahre, ob der Krankheitsbeginn verzögert werden kann.

Neben Antikörpern werden auch aktive Impfstoffe als potenziell kosteneffiziente Präventionsstrategie weiterentwickelt. Trotz Herausforderungen wie dem Risiko von Autoimmunreaktionen oder verminderter Immunantworten im Alter bleibt die aktive Immunisierung bei entsprechender Sicherheit und Wirksamkeit eine vielversprechende Option zur Verhinderung des Krankheitsausbruchs.

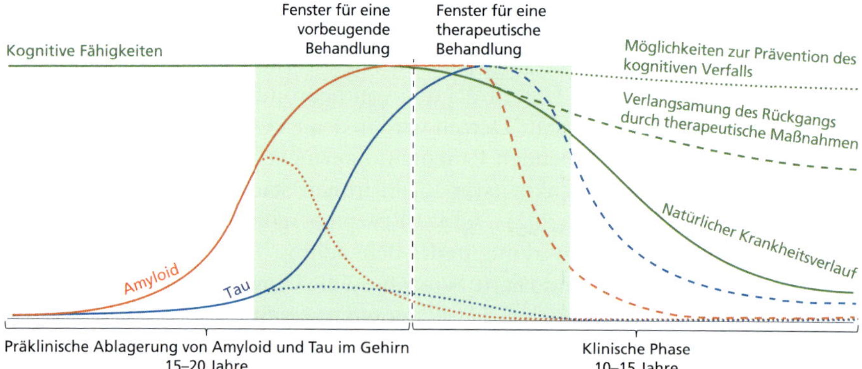

Abb. 17.2: Illustrative Krankheitsverläufe einschließlich Kognition (grün), Hirnamyloid (rot) und Tau Pathologie (blau), die entweder durch eine präventive Amyloid-β-Immuntherapie (gepunktete Linien) oder eine therapeutische Amyloid-β-Immuntherapie (gestrichelte Linien) beeinflusst werden könnten. Der natürliche Krankheitsverlauf mit kognitivem Verfall ist in Grün dargestellt (Abbildung in veränderter Form übernommen aus Hock et al., Im Druck).

17.5 Fazit

- Der Blick in die Zukunft der Alzheimer-Therapie ist von vorsichtigem Optimismus geprägt.
  - Die Entfernung von Amyloid hat sich als entscheidender erster Schritt erwiesen und bildet die Grundlage für künftige Behandlungsstrategien.
  - Neue Generationen von Amyloid-Depletern versprechen eine verbesserte Wirksamkeit und ein günstigeres Sicherheitsprofil.
  - Auf dieser Basis kann sich das Feld weiterentwickeln, um Kombinationstherapien zu erforschen, die zusätzlich Tau-Pathologie und Neuroinflammation gezielt behandeln.
- Langfristig besteht die Hoffnung, dass durch frühzeitige Intervention – noch vor dem Auftreten erster Symptome – das Fortschreiten der Erkrankung aufgehalten und die voll ausgeprägte klinische Manifestation der Alzheimer-Krankheit verhindert werden kann.

17.6 Literatur

Bateman, R. J., Smith, J., Donohue, M. C. et al. (2023). Two Phase 3 Trials of Gantenerumab in Early Alzheimer's Disease. New England Journal of Medicine, 389(20), 1862–1876. https://doi.org/10.1056/NEJMoa2304430

Belder, C. R. S., Boche, D., Nicoll, J. A, R. et al. (2024). Brain Volume Change Following Anti-Amyloid β Immunotherapy for Alzheimer's Disease: Amyloid-Removal-Related Pseudo-Atrophy. The Lancet Neurology, 23(10), 1025–1034. https://doi.org/10.1016/S1474-4422(24)00335-1

Braak, H., Alafuzoff, I., Arzberger, T. et al. (2006). Staging of Alzheimer Disease-Associated Neurofibrillary Pathology Using Paraffin Sections and Immunocytochemistry. Acta Neuropathologica, 112(4), 4. https://doi.org/10.1007/s00401-006-0127-z

Budd Haeberlein, S., Aisen, P.S., Barkhof, F. et al. (2022). Two Randomized Phase 3 Studies of Aducanumab in Early Alzheimer's Disease. The Journal of Prevention of Alzheimer's Disease, 9(2), 197–210. https://doi.org/10.14283/jpad.2022.30

Chen, T., Hutchison, R.M., Rubel, C. et al. (2024). A Statistical Framework for Assessing the Relationship between Biomarkers and Clinical Endpoints in Alzheimer's Disease. The Journal of Prevention of Alzheimer's Disease, 11(5), 1228–1240. https://doi.org/10.14283/jpad.2024.126

Chew, K. S., Wells, R. C., Moshkforoush A. et al. (2023). CD98hc Is a Target for Brain Delivery of Biotherapeutics. Nature Communications, 14(1), 5053. https://doi.org/10.1038/s41467-023-40681-4

Colonna, M., Holtzman, D. M. (2025). Rethinking TREM2 as a Target for Alzheimer's Disease after the INVOKE-2 Trial Failure. Nature Medicine, ahead of print, July 2. https://doi.org/10.1038/s41591-025-03816-2

Congdon, E. E., Ji, C., Tetlow, A. M. et al. (2023). Tau-Targeting Therapies for Alzheimer Disease: Current Status and Future Directions. Nature Reviews. Neurology, 19(12), 12. https://doi.org/10.1038/s41582-023-00883-2

Cummings, J., Apostolova, L., G. D. Rabinovici et al. (2023). Lecanemab: Appropriate Use Recommendations. The Journal of Prevention of Alzheimer's Disease, 10(3), 362–377. https://doi.org/10.14283/jpad.2023.30

Cummings, J., Leisgang Osse, A. M., Kinney, J. W. et al. (2024). Alzheimer's Disease: Combination Therapies and Clinical Trials for Combination Therapy Development. CNS Drugs, 38(8), 613–624. https://doi.org/10.1007/s40263-024-01103-1

Cummings, J., Rabinovici, G. D., Atri, A. et al. (2022). Aducanumab: Appropriate Use Recommendations Update. The Journal of Prevention of Alzheimer's Disease, 9(2), 221–230. https://doi.org/10.14283/jpad.2022.34

Cummings, J. L., Atri, A., Feldman, H. H. et al. (2025). Evoke and Evoke+: Design of Two Large-Scale, Double-Blind, Placebo-Controlled, Phase 3 Studies Evaluating Efficacy, Safety, and Tolerability of Semaglutide in Early-Stage Symptomatic Alzheimer's Disease. Alzheimer's Research & Therapy, 17(1), https://doi.org/10.1186/s13195-024-01666-7

Cummings, J. L., Zhou, Y., Lee, G. et al. (2025). Alzheimer's Disease Drug Development Pipeline: 2025. Alzheimer's & Dementia: Translational Research & Clinical Interventions, 11(2), https://doi.org/10.1002/trc2.70098

Edavettal, S., Cejudo-Martin, P., Dasgupta, B. et al. (2022). Enhanced Delivery of Antibodies across the Blood-Brain Barrier via TEMs with Inherent Receptor-Mediated Phagocytosis. Med, 3(12), 860–882.e15. https://doi.org/10.1016/j.medj.2022.09.007

Eisai Inc. (2020). AHEAD 3–45 Study: A Study to Evaluate Efficacy and Safety of Treatment With Lecanemab in Participants With Preclinical Alzheimer's Disease and Elevated Amyloid and Also in Participants With Early Preclinical Alzheimer's Disease and Intermediate Amyloid. July 9. https://clinicaltrials.gov/study/NCT04468659

Eli Lilly and Company (2021). A Donanemab (LY3002813) Study in Participants With Preclinical Alzheimer's Disease (TRAILBLAZER-ALZ 3). August 27. https://clinicaltrials.gov/study/NCT05026866?term=NCT05026866&rank=1

Grimm, H. P., Schumacher, V., Schäfer, M. et al. (2023). Delivery of the Brainshuttle™ Amyloid-Beta Antibody Fusion Trontinemab to Non-Human Primate Brain and Projected Efficacious Dose Regimens in Humans. mAbs, 15(1), 2261509. https://doi.org/10.1080/19420862.2023.2261509

Hampel, H., Elhage, A., Cho, M. et al. (2023). Amyloid-Related Imaging Abnormalities (ARIA): Radiological, Biological and Clinical Characteristics. Brain, 146(11), 4414–4424. https://doi.org/10.1093/brain/awad188

Heneka, M. T., Morgan, D., Jessen, F. (2024). Passive Anti-Amyloid β Immunotherapy in Alzheimer's Disease—Opportunities and Challenges. The Lancet, 404(10468), 2198–2208. https://doi.org/10.1016/S0140-6736(24)01883-X

Hock, C., Meyer, K., Buller, F. et al. (Im Druck). Immunotherapy of Alzheimer's Disease. In Pathobiology of Alzheimer's Disease. Springer.

Honig, L. S., Vellas, B., Woodward, M. et al. (2018). Trial of Solanezumab for Mild Dementia Due to Alzheimer's Disease. New England Journal of Medicine, 378(4), 321–330. https://doi.org/10.1056/NEJMoa1705971

Kariolis, M. S., Wells, R. C., Getz, J. A. et al. (2020). Brain Delivery of Therapeutic Proteins Using an Fc Fragment Blood-Brain Barrier Transport Vehicle in Mice and Monkeys. Science Translational Medicine, 12(545), eaay1359. https://doi.org/10.1126/scitranslmed.aay1359

Khoury, N., Pizzo, M.E., Discenza, C. B. et al. (2025). Fc-Engineered Large Molecules Targeting Blood-Brain Barrier Transferrin Receptor and CD98hc Have Distinct Central Nervous System and Peripheral Biodistribution. Nature Communications, 16(1), 1822. https://doi.org/10.1038/s41467-025-57108-x

Kulic, L. (2024). Latest Interim Results from the BRAINSHUTTLE AD Study, a Phase Ib/IIa Study of Trontinemab in People with Alzheimer's Disease. CTAD 2024, Madrid, October 30.

Kulic, L. (2025). Trontinemab – from Early Preclinical Groundwork to the Clinical Validation of the Brainshuttle TM Platform. ADPD 2025, Vienna. https://medically.roche.com/global/en/neuroscience/adpd-2025/medical-material/ADPD-2025-presentation-kulic-trontinemab-from-early-preclinical-groundwork-pdf.html

Lowe, S. L., Willis, B. A., Hawdon, A. et al. (2021). Donanemab (LY3002813) Dose-escalation Study in Alzheimer's Disease. Alzheimer's & Dementia: Translational Research & Clinical Interventions, 7(1), e12112. https://doi.org/10.1002/trc2.12112

Mintun, M. A., Lo, A. C., Duggan Evans, C. et al. (2021). Donanemab in Early Alzheimer's Disease. New England Journal of Medicine, 384(18), 1691–1704. https://doi.org/10.1056/NEJMoa2100708

Mummery, C. J., Börjesson-Hanson, A., Blackburn, D. J. et al. (2023). Tau-Targeting Antisense Oligonucleotide MAPTRx in Mild Alzheimer's Disease: A Phase 1b, Randomized, Placebo-Controlled Trial. Nature Medicine, 29(6), 6. https://doi.org/10.1038/s41591-023-02326-3

Pizzo, M. E., Plowey, E. D., Khoury, N. et al. (2024). Engineering Anti-Amyloid Antibodies with Transferrin Receptor Targeting Improves Brain Biodistribution and Mitigates ARIA. Preprint, Neuroscience, July 26. https://doi.org/10.1101/2024.07.26.604664

Rabinovici, G.D., Selkoe, D.J., Schindler, S. E. et al. (2025). Donanemab: Appropriate Use Recommendations. The Journal of Prevention of Alzheimer's Disease, March, 100150. https://doi.org/10.1016/j.tjpad.2025.100150

Salloway, S., Sperling, R., Fox, N. C. et al. (2014). Two Phase 3 Trials of Bapineuzumab in Mild-to-Moderate Alzheimer's Disease. New England Journal of Medicine, 370(4), 322–333. https://doi.org/10.1056/NEJMoa1304839

Selkoe, D. J. (2024). The Advent of Alzheimer Treatments Will Change the Trajectory of Human Aging. Nature Aging, 4(4), 453–463. https://doi.org/10.1038/s43587-024-00611-5

Sevigny, J., Chiao, P., Bussière, T. et al. (2016). The Antibody Aducanumab Reduces Aβ Plaques in Alzheimer's Disease. Nature, 537(7618), 50–56. https://doi.org/10.1038/nature19323

Shin, J.-W., An, S., Kim, D. et al. (2022). Grabody B, an IGF1 Receptor-Based Shuttle, Mediates Efficient Delivery of Biologics across the Blood-Brain Barrier. Cell Reports Methods, 2(11), 100338. https://doi.org/10.1016/j.crmeth.2022.100338

Sims, J. R., Zimmer, J. A., Evans, C. D. et al. (2023). Donanemab in Early Symptomatic Alzheimer Disease: The TRAILBLAZER-ALZ 2 Randomized Clinical Trial. JAMA, 330(6), 512. https://doi.org/10.1001/jama.2023.13239

Stocki, P., Szary, J., Rasmussen, C. L. M. et al. (2021). Blood-brain Barrier Transport Using a High Affinity, Brain-selective VNAR Antibody Targeting Transferrin Receptor 1. The FASEB Journal, 35(2), https://doi.org/10.1096/fj.202001787R

Swanson, C. J., Zhang, Y., Dhadda, S. et al. (2021). A Randomized, Double-Blind, Phase 2b Proof-of-Concept Clinical Trial in Early Alzheimer's Disease with Lecanemab, an Anti-Aβ Protofibril Antibody. Alzheimer's Research & Therapy, 13(1), 80. https://doi.org/10.1186/s13195-021-00813-8

Van Dyck, C. H., Swanson, C. J., Aisen, P. et al. (2023). Lecanemab in Early Alzheimer's Disease. New England Journal of Medicine, 388(1), 9–21. https://doi.org/10.1056/NEJMoa2212948

Van Lengerich, B., Zhan, L., Xia, D. et al. (2023). A TREM2-Activating Antibody with a Blood–Brain Barrier Transport Vehicle Enhances Microglial Metabolism in Alzheimer's Disease Models. Nature Neuroscience, ahead of print, January 12. https://doi.org/10.1038/s41593-022-01240-0

Zhang, X., Wang, J., Zhang, Z. et al. (2024). Tau in Neurodegenerative Diseases: Molecular Mechanisms, Biomarkers, and Therapeutic Strategies. Translational Neurodegeneration, 13(1), 1. https://doi.org/10.1186/s40035-024-00429-6

Zhu, H., Mehta, M., Huang, S.-M. et al. (2022). Toward Bridging Unmet Medical Need in Early Alzheimer's Disease: An Evaluation of Beta-Amyloid (Aβ) Plaque Burden as a Potential Drug Development Tool. Clinical Pharmacology & Therapeutics, 111(4), 728–731. https://doi.org/10.1002/cpt.2536

Zuchero, Y. J. Y., Chen, X., Bien-Ly, N. et al. (2016). Discovery of Novel Blood-Brain Barrier Targets to Enhance Brain Uptake of Therapeutic Antibodies. Neuron, 89(1), 70–82. https://doi.org/10.1016/j.neuron.2015.11.024

VI Verzeichnisse

Verzeichnis der Autorinnen und Autoren

Arlt, Sören, Prof. Dr. med.
Chefarzt, Facharzt für Psychiatrie und Psychotherapie
Albertinen Krankenhaus, Psychiatrie und Psychotherapie
Süntelstraße 11a, 22457 Hamburg
soenke.arlt@immanuelalbertinen.de

Barthel, Henryk, Prof. Dr. med.
Chefarzt, Klinik für Nuklearmedizin
Städtisches Klinikum Dessau
Auenweg 38, 06847 Dessau-Roßlau
henryk.barthel@klinikum-dessau.de

Bohlken, Jens, Dr. med. Dr. phil
Institut für Sozialmedizin, Arbeitsmedizin und Public Health
Universitätsklinikum Leipzig
Philipp-Rosenthal-Str. 55, Haus W, 04103 Leipzig
dr.j.bohlken@gmx.net

Buller, Fabian, PhD.
CBO, Neurimmune AG
Wagistraße 18, 8952 Schlieren-Zürich
Schweiz
fabian.buller@neurimmune.com

Drzezga, Alexander, Univ.-Prof. Dr. med.
Direktor, Klinik und Poliklinik für Nuklearmedizin
Universitätsklinikum Köln & Forschungszentrum Jülich, INM-2 & DZNE Bonn/Köln
Kerpener Str. 62, 50937 Köln
nuk-med-sekretariat@uk-koeln.de

Fiebach, Jochen B., Prof. Dr. med.
Radiologe & Neuroradiologe, CSB Neuroradiologie
Center for Stroke Research Berlin
Charité-Universitätsmedizin
Hindenburgdamm 30, 12203 Berlin
jochen.fiebach@charite.de

Finkh, Ulrich, PD Dr. med.
Facharzt für Humangenetik in der Niederlassung
Eurofins Sprechstunde für Humangenetik
Kampstraße 45, 44237 Dortmund
finu@dr-finckh.de

Frölich, Lutz, Prof. Dr. med.
Facharzt für Psychiatrie – Psychotherapie, Gastwissenschaftler Abteilung Gerontopsychiatrie
Zentralinstitut für Seelische Gesundheit
J 5, 68159 Mannheim
lutz.froelich@zi-mannheim.de

Fußer, Fabian, Dr. med.
Chefarzt, Klinik für Gerontopsychiatrie, Psychosomatik und Psychotherapie
Pfalzklinikum für Psychiatrie und Neurologie AdöR
Weinstraße 100, 76889 Klingenmünster
fabian.fusser@pfalzklinikum.de

Gläser, Eva, M. Sc.
Wissenschaftliche Mitarbeiterin, AG Patienten-berichtete Outcomes & Gesundheitsökonomie
Deutsches Zentrum für Neurodegenerative Erkrankungen (DZNE)
Standort Rostock/Greifswald
Ellernholzstraße 1–2, 17489 Greifswald
eva.glaeser@dzne.de

Grimm, Jan, PhD.
CSO, Neurimmune AG
Wagistraße 18, 8952 Schlieren-Zürich
Schweiz
jan.grimm@neurimmune.com

Hansen, Niels, Prof. Dr. med., MHBA
Oberarzt, Klinik für Psychiatrie und Psychotherapie
Universitätsmedizin Göttingen
Von-Siebold-Strasse 5, 37075 Göttingen
niels.hansen@med.uni-goettingen.de

Hausner, Lucrezia, Dr. med.
Oberärztin Gerontopychiatrie, Kommis. Leitung Abt. Gerontopsychiatrie
Klinik für Psychiatrie und Psychotherapie
Zentralinstitut für Seelische Gesundheit Mannheim
Quadrat I5, 68159 Mannheim
lucrezia.hausner@zi-mannheim.de

Hock, Christof, Prof. Dr. med. emer., MD.
CMO & Director, Neurimmune AG
Wagistraße 18, 8952 Schlieren-Zürich
und
Institut für Regenerative Medizin (IREM)
Universität Zürich
Schweiz
christoph.hock@neurimmune.com

Jessen, Frank, Prof. Dr. med.
Klinik und Poliklinik für Psychiatrie und Psychotherapie
Uniklinik Köln, Medizinische Fakultät
Kerpener Straße 62, 50937 Köln
frank.jessen@uk-koeln.de

Landgraf, Irmgard, Dr. med.
Fachärztin für Innere Medizin/Hausärztin
Lehrärztin und Gastwissenschaftlerin der Charité
Stellvertretende Vorsitzende des Hausärzteverbandes Berlin und Brandenburg
Stellvertretende Sprecherin der hausärztlichen Internisten der DGIM
Vorstandsmitglied der Ärztekammer Berlin
Hausarztpraxis Dres. Bajohr und Landgraf
Paulsenstraße 5, 12163 Berlin
irmgard@drlandgraf.com

Mattke, Sören, Prof. Dr. med Dr. sc
Research Professor of Economics,
Director, The USC Brain Health Observatory
USC Dornsife
635 Downey Way #505N, Los Angeles, CA 90089
USA
mattke@usc.edu

Meyer, Kevin D., PhD.
Business Development Manager, Neurimmune AG
Wagistraße 18, 8952 Schlieren-Zürich
Schweiz
kevin.meyer@neurimmune.com

Michalowsky, Bernhard, PD. Dr. rer. pol. Dr. rer. med. habil.
Leitung, AG Patienten-berichtete Outcomes & Gesundheitsökonomie
Deutsches Zentrum für Neurodegenerative Erkrankungen (DZNE)
Standort Rostock/Greifswald
Ellernholzstraße 1–2, 17489 Greifswald
bernhard.michalowsky@dzne.de

Moese, Stefan, PhD.
VP Research & Technology, Neurimmune AG
Wagistraße 18, 8952 Schlieren-Zürich
Schweiz
stefan.moese@neurimmune.com

Nitsch, Roger, Prof. Dr. med. emer., MD.
President & CEO, Neurimmune AG
Wagistraße 18, 8952 Schlieren-Zürich
Schweiz
roger.nitsch@neurimmune.com

Pantel, Johannes, Prof. Dr. med.
Leiter Arbeitsbereich Altersmedizin, Institut für Allgemeinmedizin
Goethe-Universität Frankfurt
Theodor-Stern-Kai 7, 60590 Frankfurt am Main
pantel@allgemeinmedizin.uni-frankfurt.de

Perry, Julia, Dr. disc. pol.
Wissenschaftliche Mitarbeiterin, Universitätsmedizin Göttingen, Institut für Ethik und Geschichte der Medizin
Humboldtallee 36, 37073 Göttingen
julia.perry@medizin.uni-goettingen.de

Sandbrink, Rupert, Dr. rer. nat.
Facharzt für Klinische Pharmakologie
Sandbrink Drug Development Consulting & Clinical Services
Berlin

Saxl-Reisen, Susanna
Stellv. Geschäftsführung, Deutsche Alzheimer Gesellschaft e.V. Selbsthilfe Demenz
Keithstraße 41, 10787 Berlin
susanna.saxl@deutsche-alzheimer.de

Schicktanz, Silke, Prof. Dr. rer. nat.
Institutsleitung, Universitätsmedizin Göttingen, Institut für Ethik und Geschichte der Medizin
Humboldtallee 36, 37073 Göttingen
sschick@gwdg.de

Teipel, Stefan, Prof. Dr. med.
Deutsches Zentrum für Neurodegenerative Erkrankungen (DZNE), Rostock/Greifswald und
Sektion für Gerontopsychosomatik und demenzielle Erkrankungen der Klinik für Psychosomatik und Psychotherapeutische Medizin, Universitätsmedizin Rostock
Gehlsheimer Str. 20, 18147 Rostock
stefan.teipel@med.uni-rostock.de

Thyrian, Jochen René, Prof. Dr. rer. med., Dipl.-Psych.
Deutsches Zentrum für Neurodegenerative Erkrankungen (DZNE)
Standort Rostock/Greifswald
Ellernholzstr. 1–2, 17489 Greifswald
rene.thyrian@dzne.de

Wegehöft, Jana, M.A.
Wissenschaftliche Mitarbeiterin, Universitätsmedizin Göttingen, Institut für Ethik und Geschichte der Medizin
Humboldtallee 36, 37073 Göttingen
jana.wegehoeft@med.uni-goettingen.de

Weiß, Saskia
Geschäftsführung, Deutsche Alzheimer Gesellschaft e.V. Selbsthilfe Demenz
Keithstraße 41, 10787 Berlin
saskia.weiss@deutsche-alzheimer.de

Wiltfang, Jens, Univ.-Prof. Dr. med.
Direktor, Klinik für Psychiatrie und Psychotherapie
Universitätsmedizin Göttingen
Von-Siebold-Strasse 5, 37075 Göttingen
jens.wiltfang@med.uni-goettingen.de

Sachwortregister

A

B

C

D

E

F

G

H

I

K

L

M

N

P

Q

R

S

T

U

V

W

Z